不正经的科学

奇妙人体

的另类研究

[英] 克里斯·范·塔勒肯 Chris Van Tulleken [英] 桑德·范·塔勒肯 Xand Van Tulleken [英] 安德鲁·科恩 Andrew Cohen◎著

张赫 汪晓东◎译

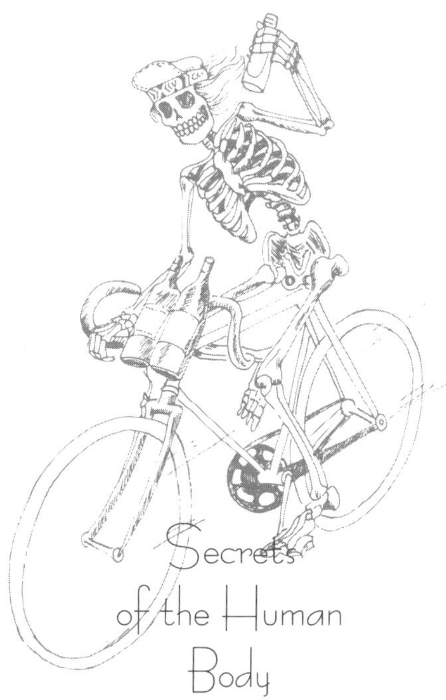

人 民 邮 电 出 版 社

北 京

图书在版编目（CIP）数据

不正经的科学. 奇妙人体的另类研究 / (英) 克里斯·范·塔勒肯 (Chris Van Tulleken), (英) 桑德·范·塔勒肯 (Xand Van Tulleken), (英) 安德鲁·科恩 (Andrew Cohen) 著 ; 张赫, 汪晓东译. -- 北京 : 人民邮电出版社, 2022.6
ISBN 978-7-115-58618-6

Ⅰ. ①不… Ⅱ. ①克… ②桑… ③安… ④张… ⑤汪… Ⅲ. ①科学知识－普及读物②人体－普及读物 Ⅳ. ①Z228②R32-49

中国版本图书馆CIP数据核字(2022)第019722号

◆ 著　[英]克里斯·范·塔勒肯（Chris Van Tulleken）
[英]桑德·范·塔勒肯（Xand Van Tulleken）
[英]安德鲁·科恩（Andrew Cohen）
译　张　赫　汪晓东
责任编辑　赵　轩
责任印制　陈　犇

◆ 人民邮电出版社出版发行　北京市丰台区成寿寺路 11 号
邮编　100164　电子邮件　315@ptpress.com.cn
网址　https://www.ptpress.com.cn
大厂回族自治县聚鑫印刷有限责任公司印刷

◆ 开本：880×1230　1/32
印张：8.75　2022 年 6 月第 1 版
字数：342 千字　2022 年 6 月河北第 1 次印刷
著作权合同登记号　图字：01-2019-3994 号

定价：69.90 元

读者服务热线：(010)81055410　印装质量热线：(010)81055316
反盗版热线：(010)81055315
广告经营许可证：京东市监广登字 20170147 号

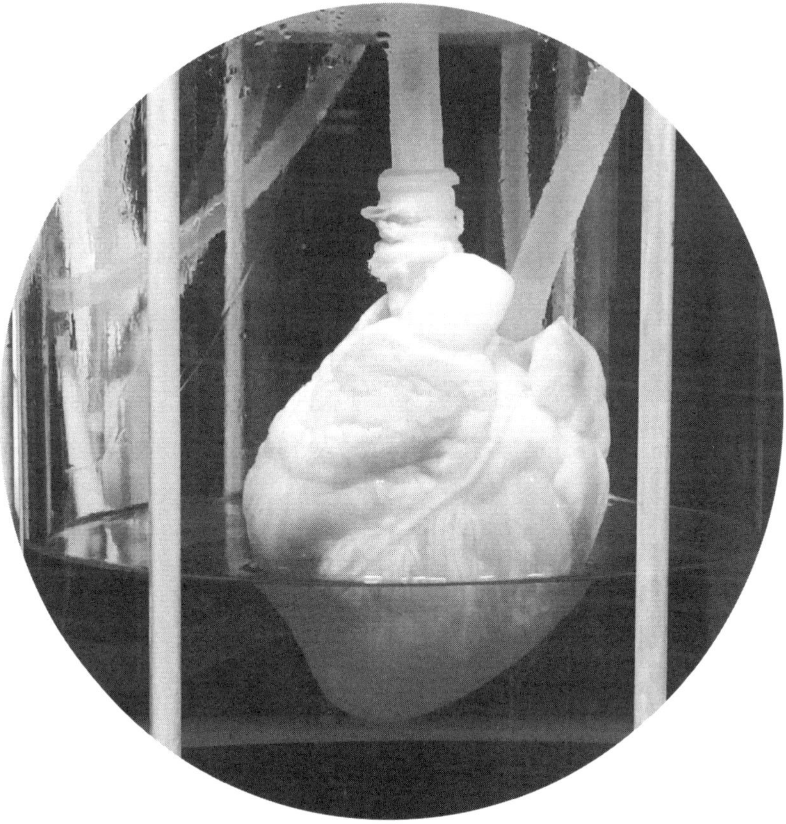

目录

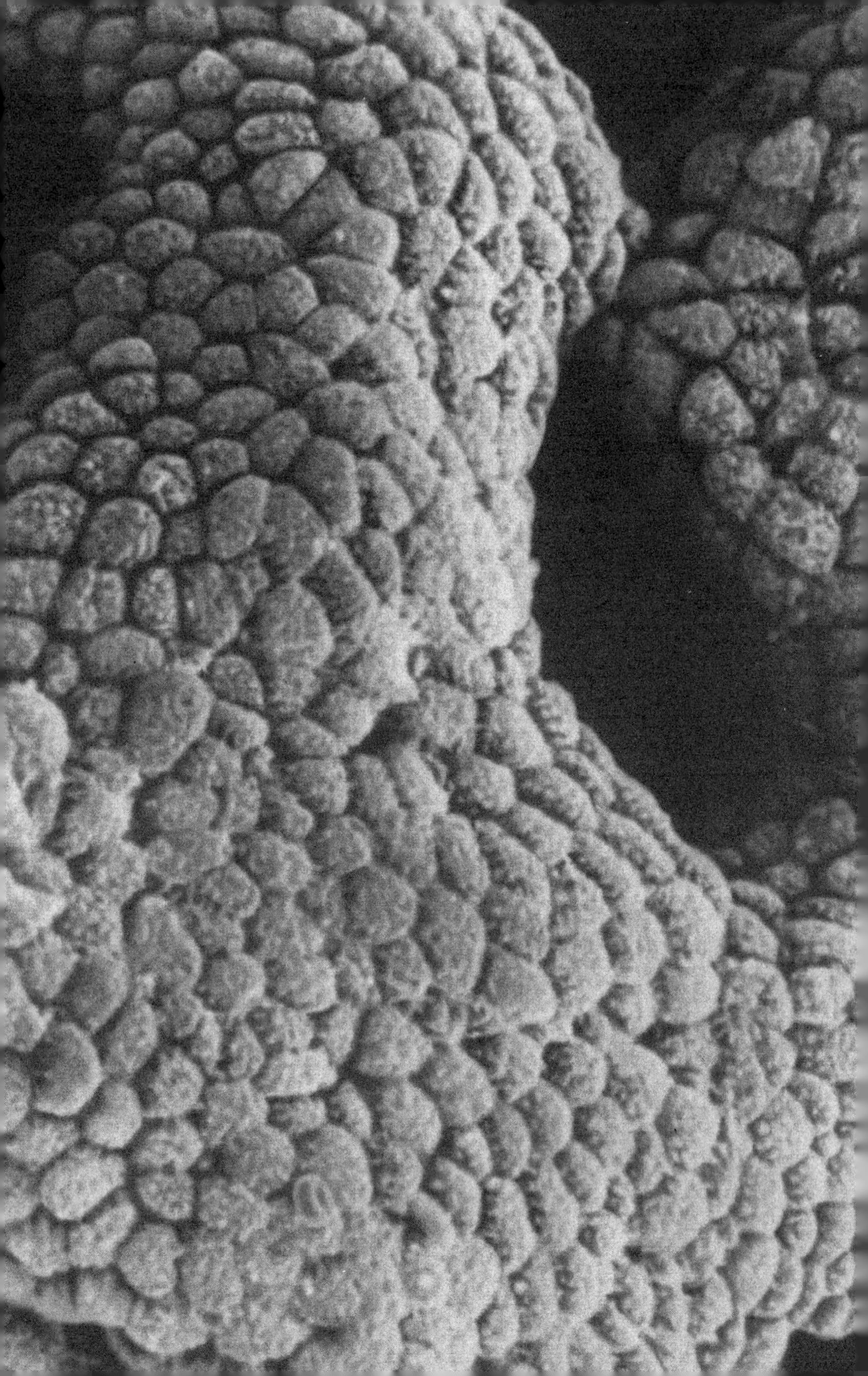

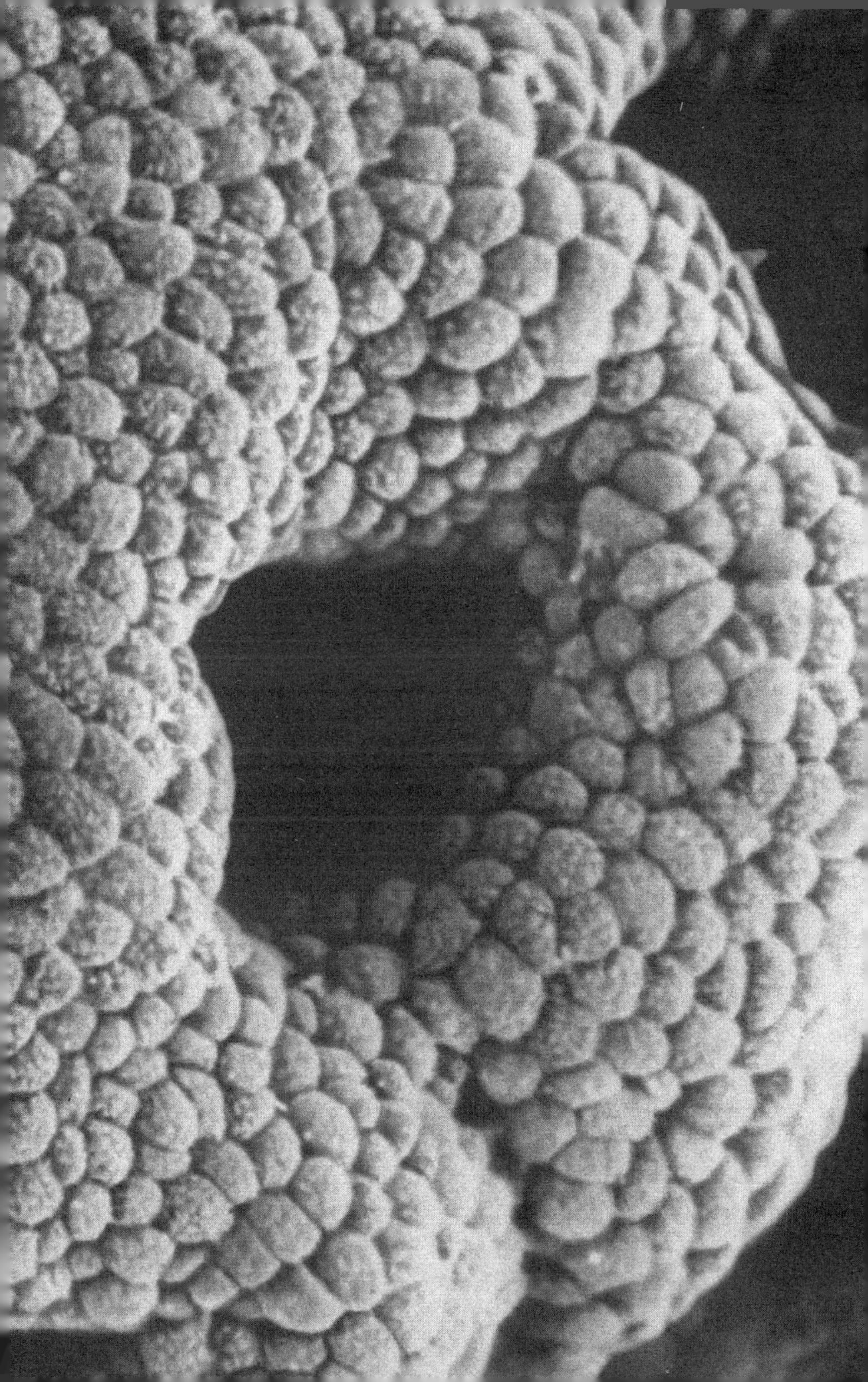

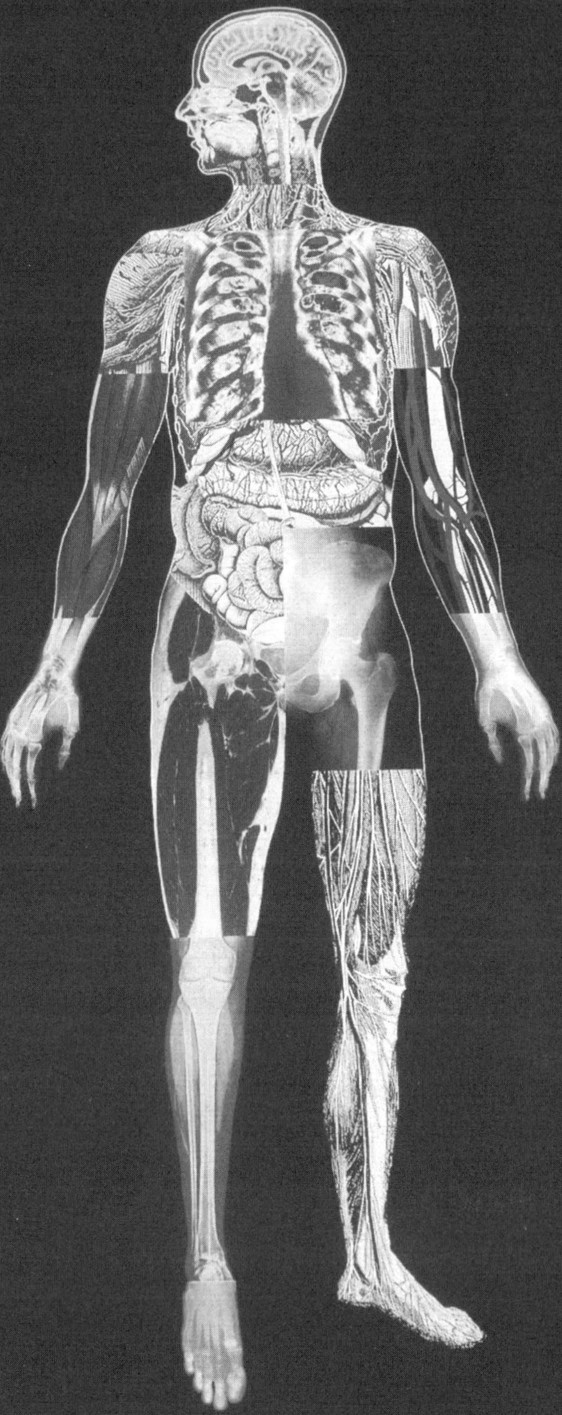

绪论
人体的秘密

人体的“职责”就是保守秘密，在医学院学习的第一年，我在解剖室就明显地体会到了这一点。我们这群学生被划分成一个个小组，每组 6 人，每个小组都分到一具遗体——这是对死者的委婉称呼。这些遗体保守了多少秘密啊。他们的名字和故事不为人知（但如果我们愿意，实验之后可以去参加他们的葬礼）。给遗体拍摄照片是不被允许的，并且只有医学院学生和工作人员才可以进入存放遗体的房间，但其他人，不管他们有多么好奇，都不行。我们要对这些遗体保持尊重。尽管课堂上的气氛常常很热烈，但我们并不是真在探索一片未知的“土地”，毕竟解剖学已经没有多少需要发掘的了，至少没有

第 6 和第 7 页图：胃黏膜表面的扫描电子显微镜照片，显示了胃小凹。这些凹陷的结构中有多种细胞，可以产生消化道分泌液，其中包含黏液、盐酸、酶和内因子等物质。

第 8 页图：使用不同技术和方法获得的人体解剖结构的合成图像，包括磁共振成像（MRI）、X 射线（射线照相术）、解剖以及艺术创作。

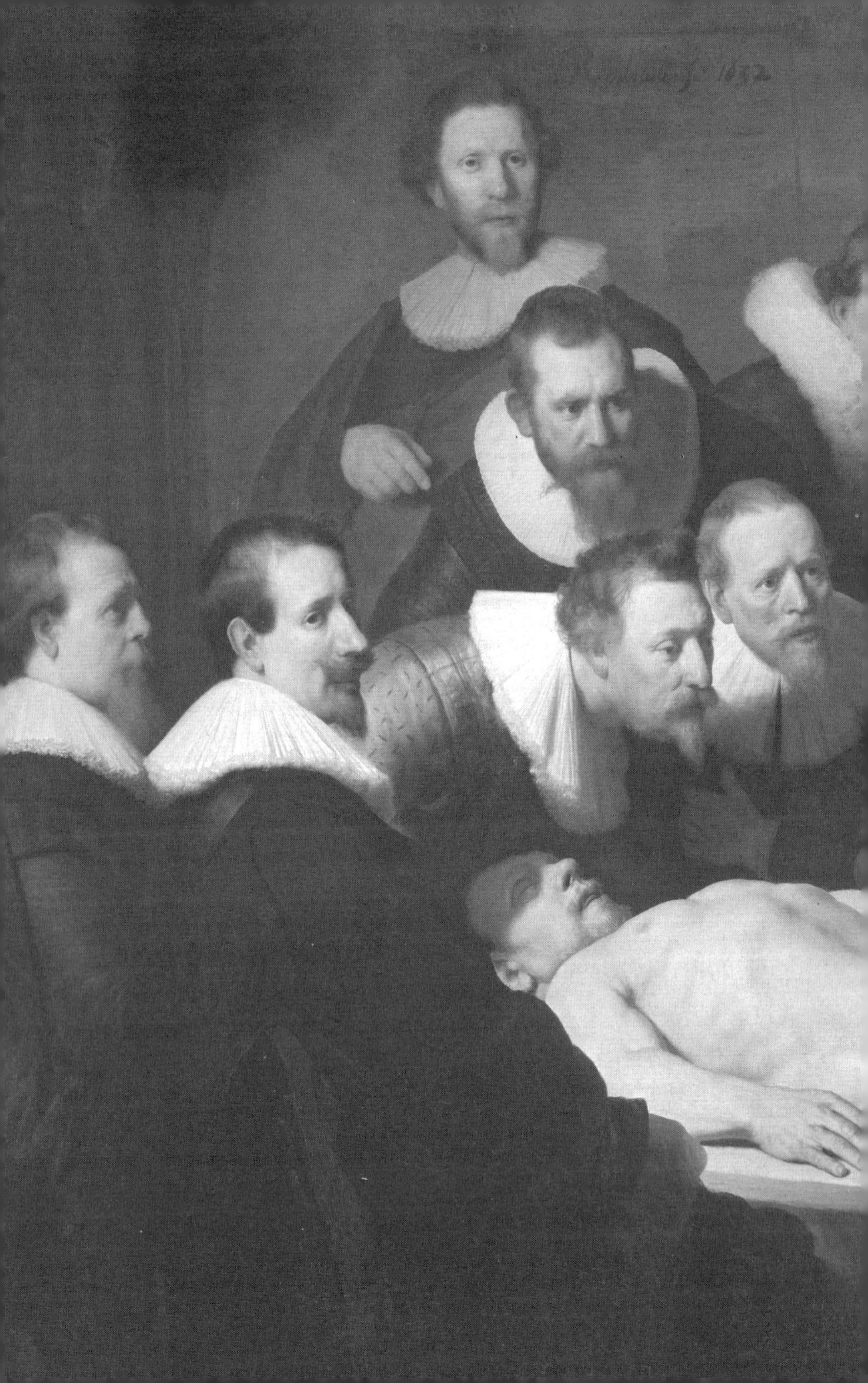

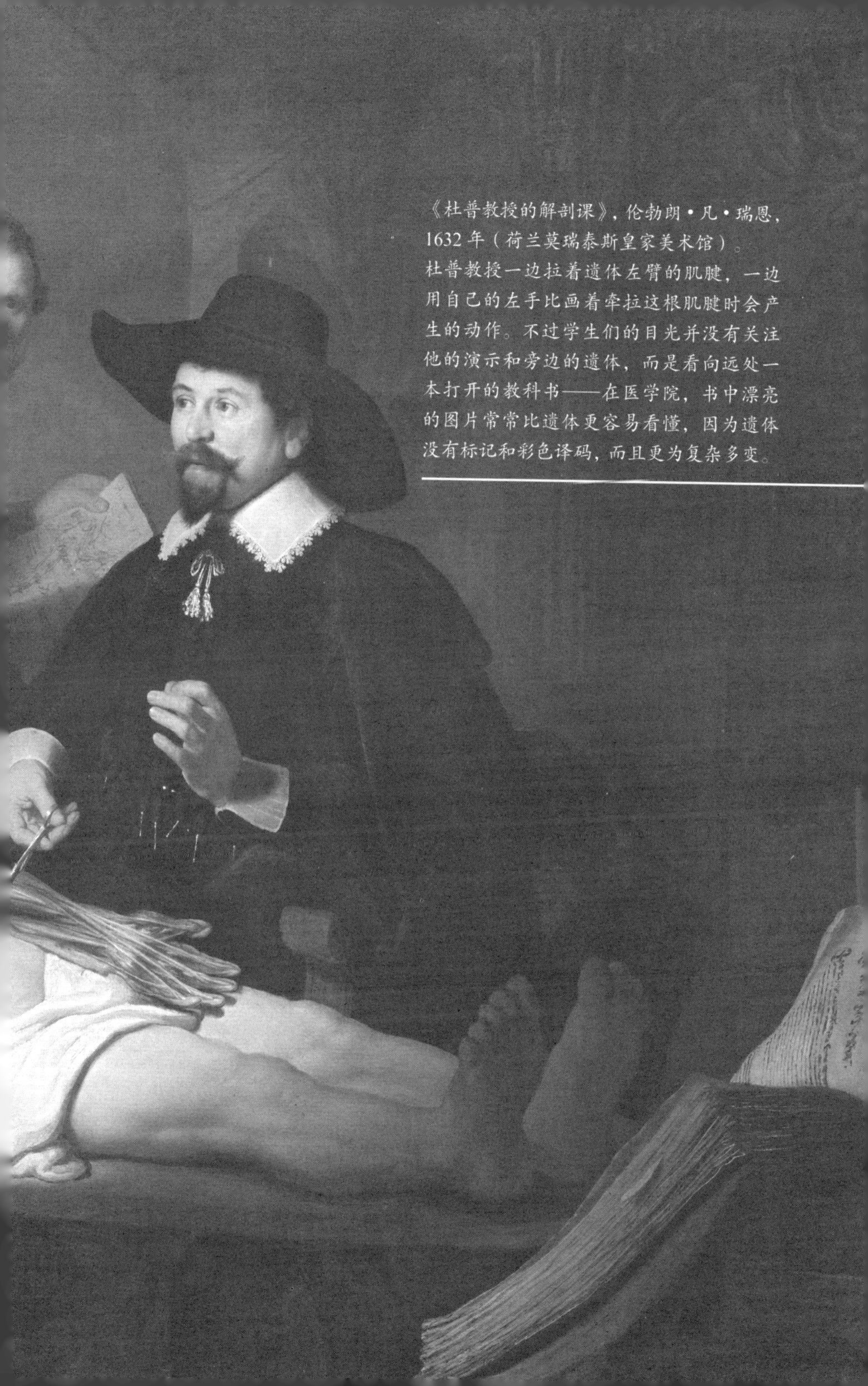

《杜普教授的解剖课》，伦勃朗·凡·瑞恩，1632年（荷兰莫瑞泰斯皇家美术馆）。
杜普教授一边拉着遗体左臂的肌腱，一边用自己的左手比画着牵拉这根肌腱时会产生的动作。不过学生们的目光并没有关注他的演示和旁边的遗体，而是看向远处一本打开的教科书——在医学院，书中漂亮的图片常常比遗体更容易看懂，因为遗体没有标记和彩色译码，而且更为复杂多变。

什么是我想用剪刀和镊子去发掘的。我们更像一群游客，在一本指南和一位导游（也就是我们的导师）的引导下，试着去了解一座新的小城。不过，我们确实在试图揭开人体的秘密，我们看到了很少有人能够看到的人的遗体。对于大多数人来说，一生中的多数时间里，身体都是对他人保密的。又有多少人看过人体里面的样子——那些解剖学上的各种不规则的形态？也许没有人见过，也许外科医生见过。当你剖开人体时——活着的（手术）或者死去的（解剖），你或许会产生一种感觉，一种如入无人之境的感觉，一种揭开了一个秘密的感觉。

我所在的小组发现，我们获得的这具遗体的假牙被留下来了，假牙上面还刻了名字，我猜这是为了避免假牙与其他牙齿混淆。当这颗牙齿与其他原生牙齿共存时，这一做法就显得尤为必要了。此外，我们还发现了这个无名男子的文身。这些信息都提示着我们，他身上还有很多我们尚未知晓的秘密。

我们习惯了这里的气味（特别是福尔马林的气味，这种物质可以防止遗体腐烂或降解），我们也不再对软骨组织、胃内容物以及大量的凝固脂肪感到恶心。我还记得，当教授看到我总是无法找准臂神经丛的各个部分时，他会愤怒地用沾着遗体组织的手抚弄自己的头发。当时我想，我不情愿真正地投入学习，也不想在离开解剖室时有一些遗体组织还留在头发上，也许正说明了我的愚昧，你不可能在对遗体感到恶心的同时成为一名解剖课上的好学生。

我们渐渐习惯了直面赤裸的人体。医学研究要求人们脱去衣服，暴露身体的不同部位。我们尽最大努力去保护患者的羞怯之心，但如果你想要知道人体内发生的事情，你就需要直接观察它。这里有两个重要的准则。一是如果你需要检查某位患者的腹部，最好让患者暴露“乳头到膝盖”的部位，以免错过胸部和大腿上与腹部相关的病变。二是“如果你不把手指放进去，就要把脚放进去”。这句话的意思是，我们不应该对直肠指诊这样的检查感到不好意思，因为这样做只是为了揭开一些特定人群人体的秘密，虽然这会让人觉得比较难办、不体面，也不舒服。而遗体解剖的入门课程，能让我们适应检查和诊断时会出现的“亲密”行为。

而我一直不能习惯的，则是人体解剖的极高的复杂性。虽然我通过了期末考试，甚至在剑桥大学教授了一个学期的解剖课程，但我仍在感叹，前人进行人体解剖时是多么艰难啊！也许你会说，那些人体就像医生办公室里的塑料模型，但其实它们根本不是那个样子的。真正的人体有一堆令人迷惑的血管和肌肉。对于我来说，问题已不再是“身体是怎样被组装起来的”，而是“为什么它会被这样组装”。

早期的解剖学家，比如意大利学者欧斯达丘司、维萨里、马尔比基等，需要在不知道肝是做什么的或者某根神经有什么用处的情况下去解剖、观察和划分遗体组织，这也许相当于去寻找太阳系的边界。然而天体物理学家既不需要闻腐烂遗体的气味，也不需要了解获取研究材料的合法性。而只有真正去解剖了，才能更加真实地体会那种揭开秘密的感觉。

达·芬奇，可能是世界上最伟大的画家以及最伟大的思想家之一。他曾尝试从各种角度去观察人体，然而他最终也没有完全弄明白心脏和循环系统是怎样运行的。心脏可能是唯一可以用最简单的人类足部的舟状骨——它就像位于足弓顶部的楔石，如同一艘小船，这也是它名字的由来。

显微镜来观察并理解的人体器官。从某种程度上来说，人去世后，心脏仍然可以工作。如果你从屠宰场买回一个牛的心脏，然后通过水管将其与水龙头相连并往里注水，通过挤压，它仍然可以沿正确的方向泵出液体。但是，即使是达·芬奇，也没有弄明白其中由复杂的纤维肌肉组织所构成的血管和腔室。

用遗体进行解剖学的学习，更像是在上一堂地理课。身体中的“河流”和“山脉”都被打上标签，它们相互联系，因此这是一门信息量很大的学科。举个例子，人的脚上共有 26 块骨头，如果把这些骨头单独拿出来，放在手上，你会发现它们就像沙滩上的一块块碎石。这样的结构令人完全看不出来它们能发挥什么特别的作用。但是一旦它们被组装在一起，你就会惊奇地发现，一座“石桥”形成了。在你的脚上有一块非常

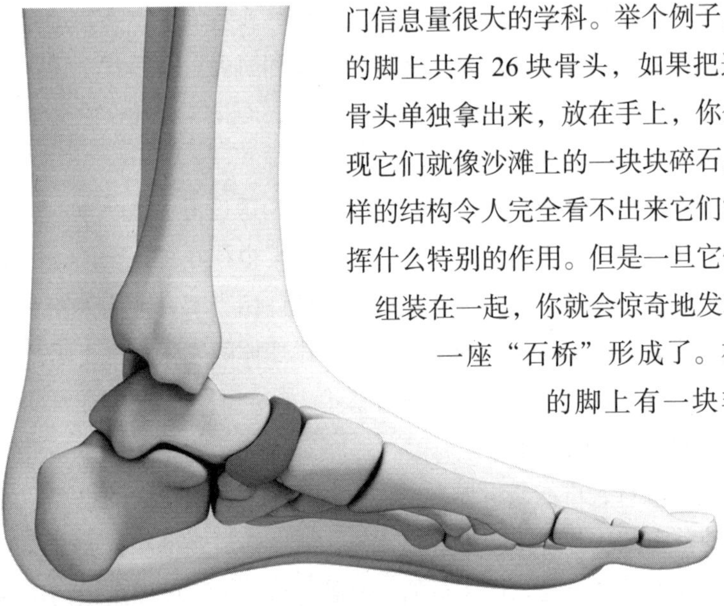

关键的骨头，名为舟状骨。这块骨头的“设计”是生物学中令人叹为观止的奇迹之一。在医学院学习的第一年，我觉得自己知道了很多秘密，而且是用希腊文和拉丁文描述的秘密，这使得它们显得愈发神秘。我开始讲一种我的非医学院的朋友们听不懂的语言。

如果你可以正确地画出心脏的腔室及其连接着的大血管，并且标明其血流方向，就像大部分普通中学生可以做到的那样，那么你就已经超越了 17 世纪佛罗伦萨最聪明的人。在学习解剖学时，你会觉得自己正在了解关于人体的一切秘密：就像如果你知道了家乡的每一条街道、街道上的每一栋房子，以及当地所有的名胜，那么你就觉得自己了解了家乡，是这样是吗？当然不是，这之中仍然有一些秘密被掩藏着。

这本书并不是一本解剖学图书：我们更感兴趣的事情在更深处。你的身体正忙着对抗病毒、真菌、寄生虫、更强的捕食者，以及一些会威胁到你的人。这些事物一直在试探着你的身体，寻找可乘之机。

研究人体的科学家们并不是单纯的观察者或者人体“地图”绘制员，也并不只是极尽细致地绘制出人体中的每一个特点和维度的人。他们需要抱有侦探、间谍或者小报记者的心态；他们需要挖掘出被故意隐瞒的事情，挖掘出生存和死亡的细节，而这些，对于保守秘密者以及揭示秘密者都很重要。这使得本书中的故事如此有趣，因为这些是我们本不能知道的事情。医学上的重要科学发现既令人感到新鲜，如同娱乐圈的八卦新闻；又具有国家机密般的分量，类似于核潜艇舰队的位置这样的信息。

如果你想揭示一个秘密，有两件事你必须理解。

第一，这个秘密是已知的，但知道的人很少。秘密并不单纯是我们无法解释的事情，它们还可能是模糊的事实，或者是太复杂的令人无法理解的事情。它们被小心地掩藏着，但它们是可以被知晓的。

第二，在真相中有一个漏洞，这个漏洞就是秘密。它是拼图中被弄丢的那一块，当我们找不到那块拼图的时候，就是我们意识到秘密存在的时候，它是一个无法解释的事件，是一个讲不通的故事。

比如，大多数人在胎儿成长至12周之前，几乎不会告诉任何人这个消息。但是为了保守这个秘密，除了守口如瓶，还必须隐藏或者解释你习惯上的改变。如果人们近距离地观察你，再考虑到你的年龄、状态、最近的体重增加，以及在公司聚餐中拒绝饮酒，他们很容易就可以找到那块“被弄丢的拼图”。为了保守秘密，你要么撒谎，要么千方百计隐瞒事实。而任何想要挖掘秘密的人都可以考虑这样做：尽可能多地收集证据，直到看清真相。

人体因为上述原因保守着自己的秘密。而你，作为个体，也保守着自己的秘密，因为我们生活在一个充满竞争的环境中。大部分情况下这种竞争是指谁把谁“吃掉”，有时候是指谁“吃掉”了什么。这听起来似乎不可思议。我们看起来好像并没有与我们吃的东西产生竞争，或者面临任何被“吃掉”的风险。但事实上，我们每个人的身体都有一系列的防御机制，预防我们被“吃掉”或者被利用。有些防御机制是非常复杂的，比如免疫系统通过抗体和自然杀伤细胞在细胞层面发挥作用。如果没有它们持续地发挥作用，我们很快就会被“吃掉”。

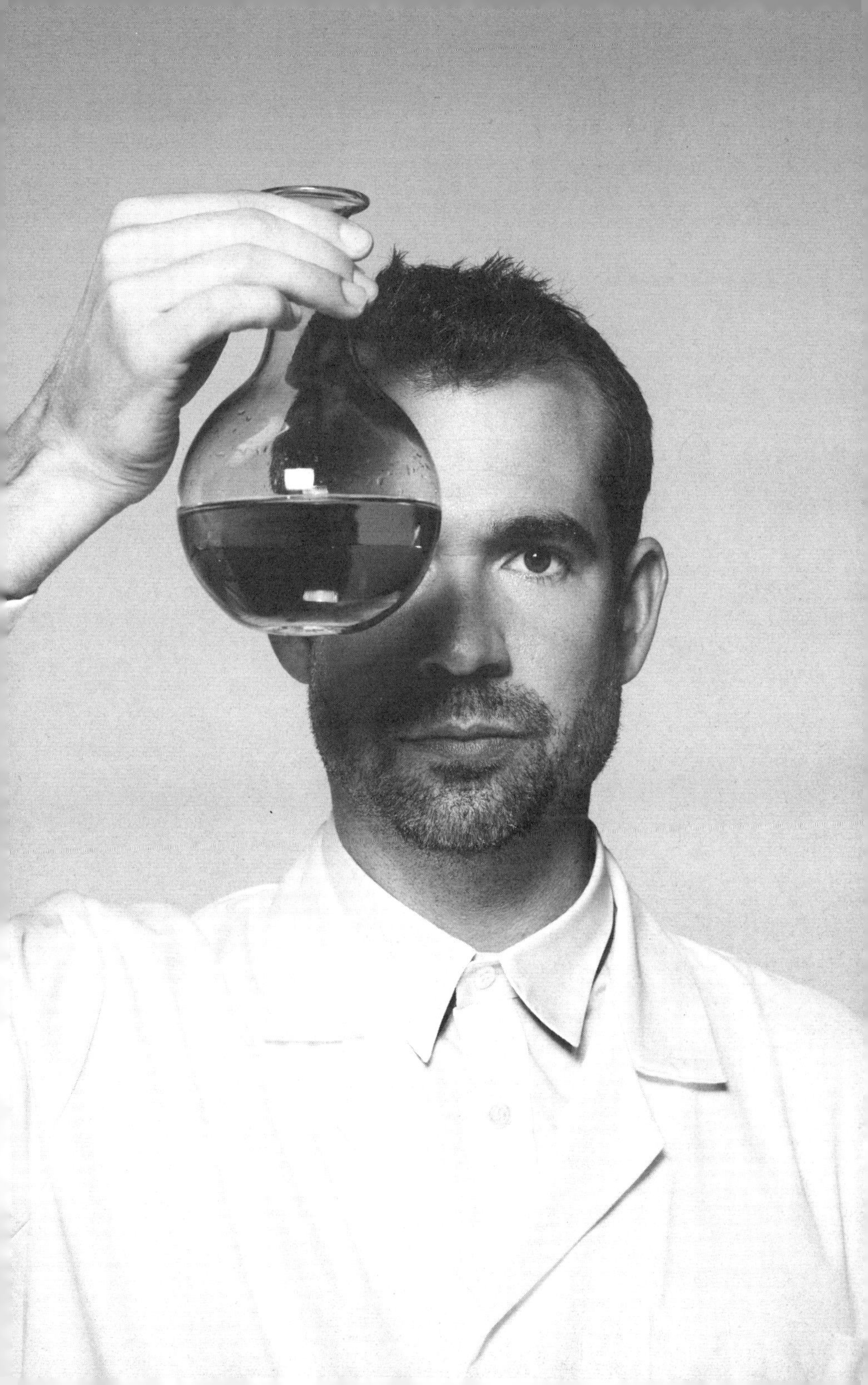

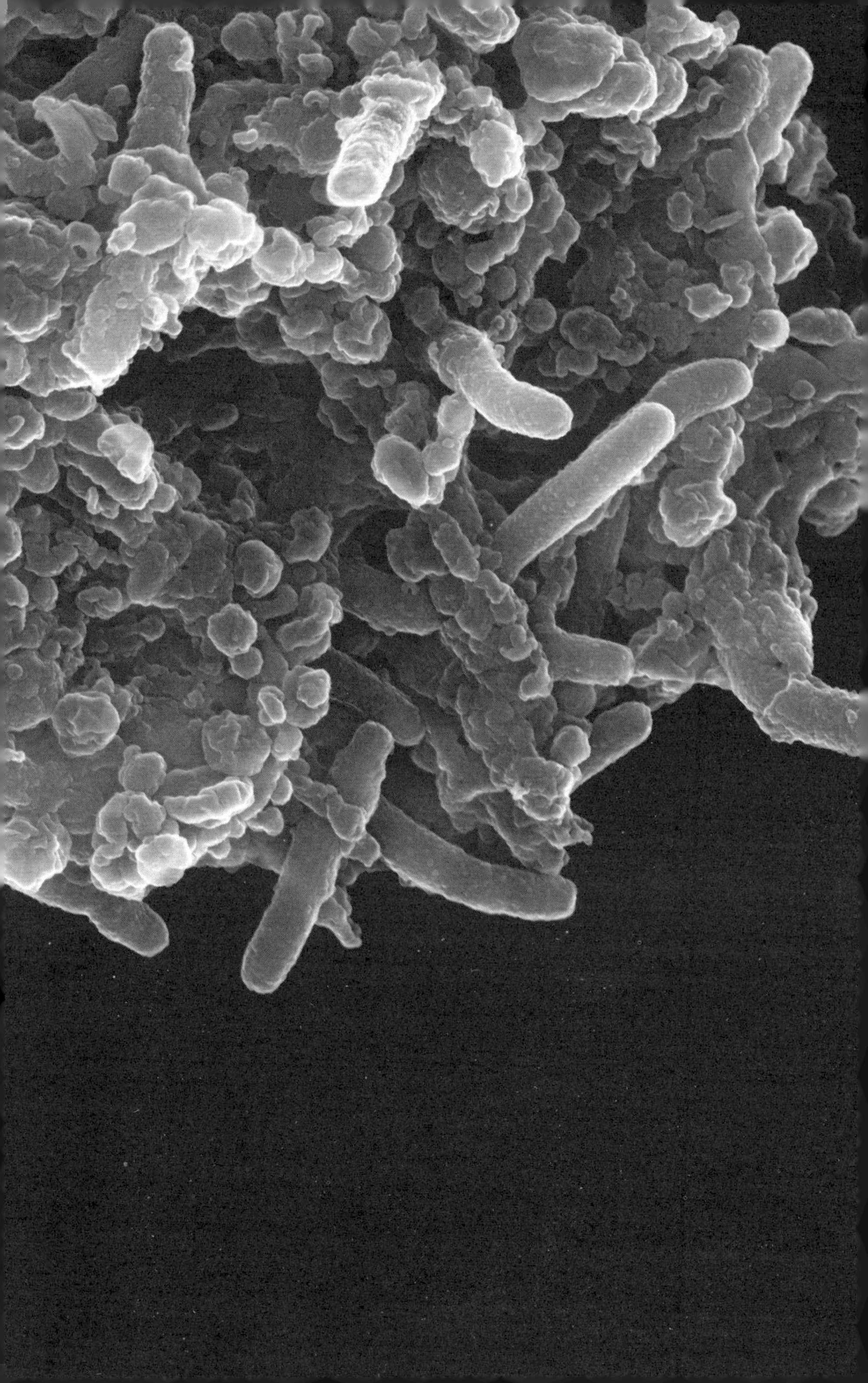

我曾在医院的骨髓移植中心工作，为了给白血病患者换上新的骨髓，医生必须先用放射线或者化疗药物破坏患者原本的骨髓，这几乎会完全破坏患者的免疫系统，让他们无法产生抗体和白细胞。在没有免疫系统的状态下，生命只能维持很短的一段时间。为此，患者将被安置在正压房间里，避免接触人群，并且只能吃无菌食物。即便如此，他们仍然常常被感染所“打败”，并且几乎离不开抗生素和抗真菌药物。对于一个经验不足的年轻医生来说，这类患者是最令人头疼的了。

当一个人死亡的时候，我们也可以看到身体面对攻击时它会束手无策。一旦停止斗争，身体就开始被吞噬，也就几小时的时间，遗体就开始腐烂，这一切都是因为细胞层面上的免疫系统已经“打点行装离家出走”，而细菌开始“掌管一切”。这时，身体已经丧失保护自身安全的行为能力，比如逃离危险的能力。一些以人类遗体为食的生物也开始享受这“饕餮盛宴”，它们一直在等待这样的机会。

我们呼吸的每一口空气都充满了病毒、真菌、细菌，甚至在世界上的很多地方还存

第 17 页图：克里斯•范•塔勒肯，2014 年 10 月 4 日。这是一张我手中拿着装有 500 毫升食用色素的烧瓶的照片。我们很少在我的实验室中使用这种培养基。

第 18 页图：结核分枝杆菌和巨噬细胞的扫描电子显微镜照片。结核分枝杆菌在多种细胞内都具有很强的生存能力。迄今为止，它每年仍会在全球范围内造成约 200 万人死亡。

在线虫（肠道蠕虫之类的东西）的卵。你触碰的物体的每一寸，其表面都覆盖着其他的生物，每一滴海水中都含有数量庞大的病毒。你的身体在打“持久战”，你生命中的每一秒都在抵御一波又一波的攻击。

因此，身体是一台具有抵御外界侵害功能的机器，对于那些想要利用它的生物来说，它表现得难以理解、无法预测。在整个人类演化史中，我们一直被那些想要了解我们的生物轮番轰炸：基因限制我们跑步的速度；抗体状态展示了我们所拥有的具有重要价值的信息；配偶想知道我们有多健康，以及我们能活多久。如果其他生物知道人类可以跳得多远或跑得多快，或者在人类的免疫系统中识别到了某种细胞的表面分子，那么战胜人类就变成了一件简单直接的事情。不过多数时候，这些信息都被隐藏了起来。

很多用来在分子和基因层面研究人体的工具，都是人类从其他生物体中“偷来”的。分子生物学实验室看起来非常高端，拥有各种高科技的设备，开展大量精准的现代基因工程项目。但事实上，人们用来进行 DNA 测序的工具，用来筛选细胞表面分子标记物的工具，或者用来发现不同细胞中的不同生物分子的工具，完全依赖古老的生物材料：抗体、酶和基因片段。我们现在能够去开展基因工程项目的唯一原因，就是细菌和病毒已经花费了数百万年的时间去了解如何操纵和利用人类的细胞，以帮助它们进行自身繁衍，它们才是最初的基因工程的“工程师“。我们永远无法自己设计出一个 DNA 聚合酶——它在遗传与演化过程中具有重要作用。我们已经选择了细菌和病毒作为我们的“左膀右臂”，以使自己变得更加强大。

为了探寻人体的秘密，我们还需要克服其他障碍。如果我们发现了一个现象，并且它可以与人类现有的知识结合形成一个完整的故事，那么挖掘其中的秘密时就可以走一条常规路线：理解目前已知的，然后把空缺的补上。但是在人体中，这些故事是很难连起来的，因为它们是在漫长的历史进程中缓慢发生的。人体中的某些基因有上百万年的历史，而让人体进化的环境早已不存在。所以我们很难理解，为什么自己会有如此活跃的抗寄生虫系统。在众多的“侵略者”中，人体选择了肠道蠕虫、肝吸虫和疟原虫。你只有了解了一种疾病，才能够理解在抵御这种疾病时身体产生的适应力。确实，人体的任何秘密都只能通过人类上百万年间生存的环境去揭示，包括人类的食物供给者、竞争者、捕食者以及环境中存在的危险。我们曾经生存的世界中的大部分威胁如今已经消失了，现在我们面临着新的威胁：老龄化、车祸、高热量饮食和久坐的生活方式等。我们的身体被“设计”出来去抵御以往的威胁。人体这支“军队”所制定的战略、进行的伪装和手中的武器，总是针对上一场“战争”，而不是未来的“战争”。我们的遗传物质通过突变和筛选，在上百万年间不断改变。每一种改变都为我们的“遗传密码”增添了新的说明。因此，如果不考虑发生改变的具体环境，就无法理解改变的合理性。

如果我们想理解人体，就必须把它放到进化史中去理解。这听起来很简单：如果你能逃脱一头长着尖牙的老虎的追赶，或者至少比你后面那个人跑得快，你就有机会将自己的基因遗传下去。然而，事实上，进化的过程是由一种更加日常和普遍的现象驱动的。我们在生存的每一方土地上，为生态资源（也可以等同于食物和营

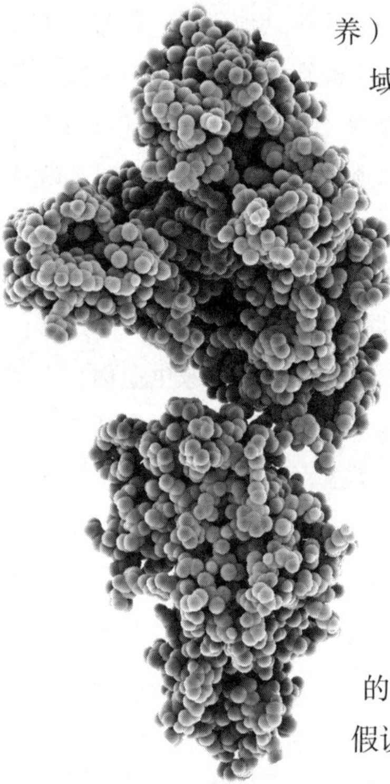

在“海底热液”喷口这种高温环境中生活的细菌体内含有热稳定性酶，这些酶在分子生物学中有着广泛的应用。其中最为著名的是耐热性 DNA 聚合酶（图中是其结构模型），由于这种酶的存在，扩增和测序 DNA 的聚合酶链反应才得以正常进行。

养）与其他生物做斗争。地球上某个区域的生态资源的数量是固定的，但整个地球上生态资源的分布不均，有的地方多，有的地方少。比如，赤道附近的雨林有着丰富的土地资源和全年充足的日照，因此它比北冰洋和南极拥有更多的生态资源。这就意味着，每一种生命形态，从单细胞生物到脊椎动物，都在持续不断地进化，以得到更多的生态资源。为了生存，人类也必须这么做。我们不仅仅要打败同类，还要紧随其他物种的步伐，不断进化，这就是“红皇后假说”。

人类的进化，不仅仅是为了与其他物种做斗争。2014 年，《自然》杂志发表了一篇文章，标题很有吸引力——《KRAB 锌指蛋白 ZNF91/93 与 SVA/L1 逆转座子之间的进化军备竞赛》。我们可以从这篇文章中看出人体的复杂程度。当然，你可能要问，逆转座子（又称反转录转座子）是什么？在我们的基因组中，存在着一个可以移动的 DNA 片段，名为逆转座子，与逆转座子

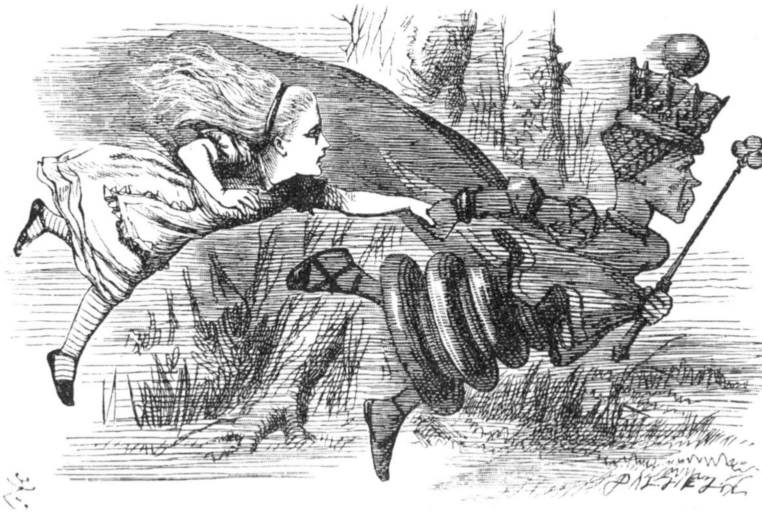

原理类似的古老病毒——逆转录病毒非常高效地将它们的基因组插入人类的基因组。这些片段遗传了下来。但我们的身体不能免费帮这些病毒进行基因复制，否则，我们岂不是成了行走的“病毒工厂”？

病毒的危害在于，你给它们一寸地，它们就能占一里地。如果任凭它们肆虐，短短一段可移动的 DNA 片段便足以摧毁我们自己的有用基因组。因此人体进化出了一种锌指蛋白基因，这种基因可以结合到逆转座子 DNA 上，从而阻止它们的复制行为。目前看来，一切都很好。但是，请记住，这些逆转座子一直在适应并尝试破坏锌指蛋白。经过几代的进化之后，它们又发现了新的复制方法。而锌指蛋白的功能进一步扩展，继

在刘易斯·卡罗尔写的《爱丽丝梦游仙境》一书中，约翰·坦尼尔绘制了一幅红皇后比赛插图。书中写道：“一个缓慢的国家！”红皇后说，“现在，在这里，你看，为了保持待在原地，你需要竭尽所能地奔跑。如果你想到别的地方，你必须以比它快至少两倍的速度奔跑！”这段话便是利·范·瓦伦的“红皇后假说”的来源。该假说描述的是有机体之间的持续竞争，有机体都在不断进化，没有一个物种能真正领先。

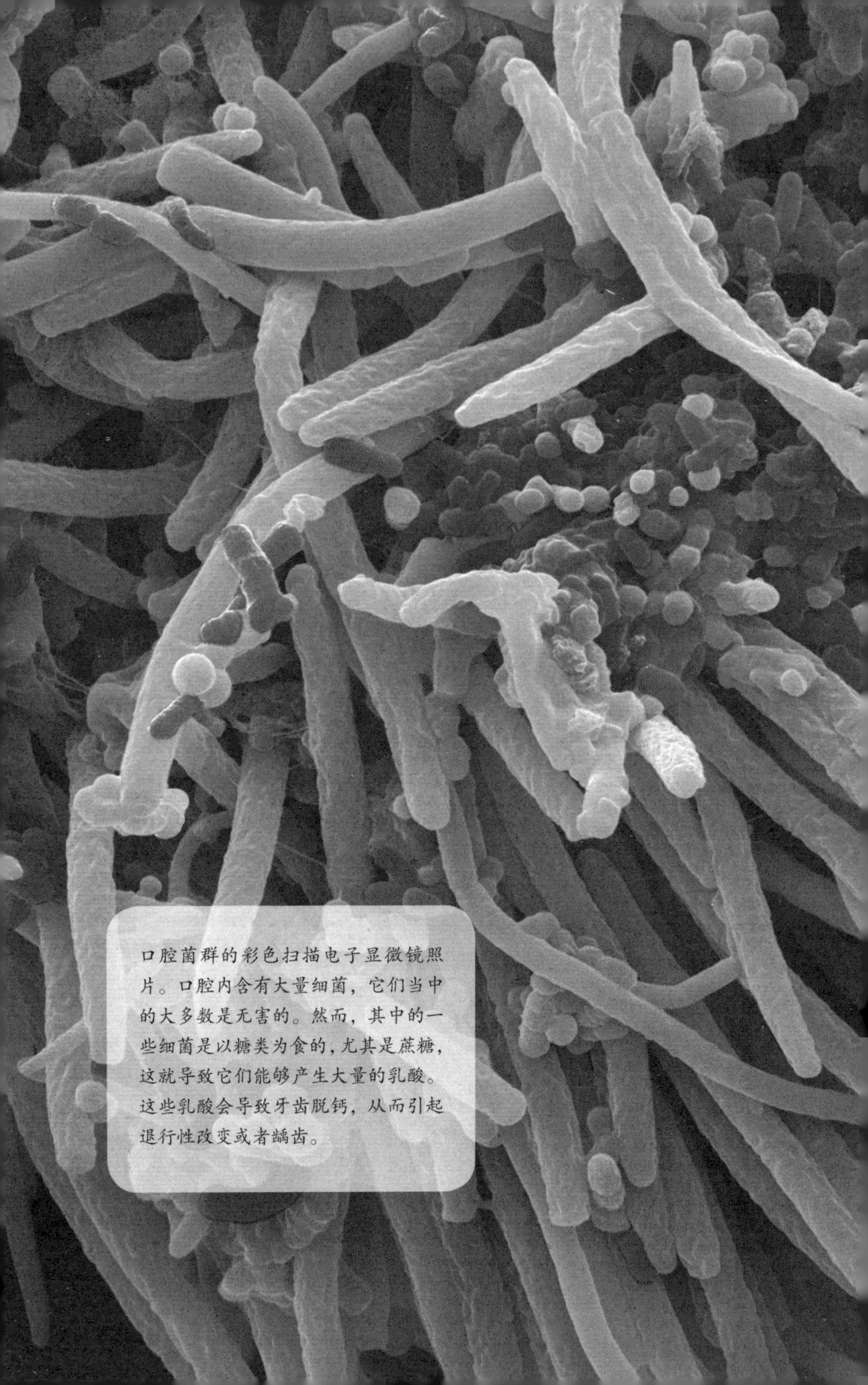

口腔菌群的彩色扫描电子显微镜照片。口腔内含有大量细菌，它们当中的大多数是无害的。然而，其中的一些细菌是以糖类为食的，尤其是蔗糖，这就导致它们能够产生大量的乳酸。这些乳酸会导致牙齿脱钙，从而引起退行性改变或者龋齿。

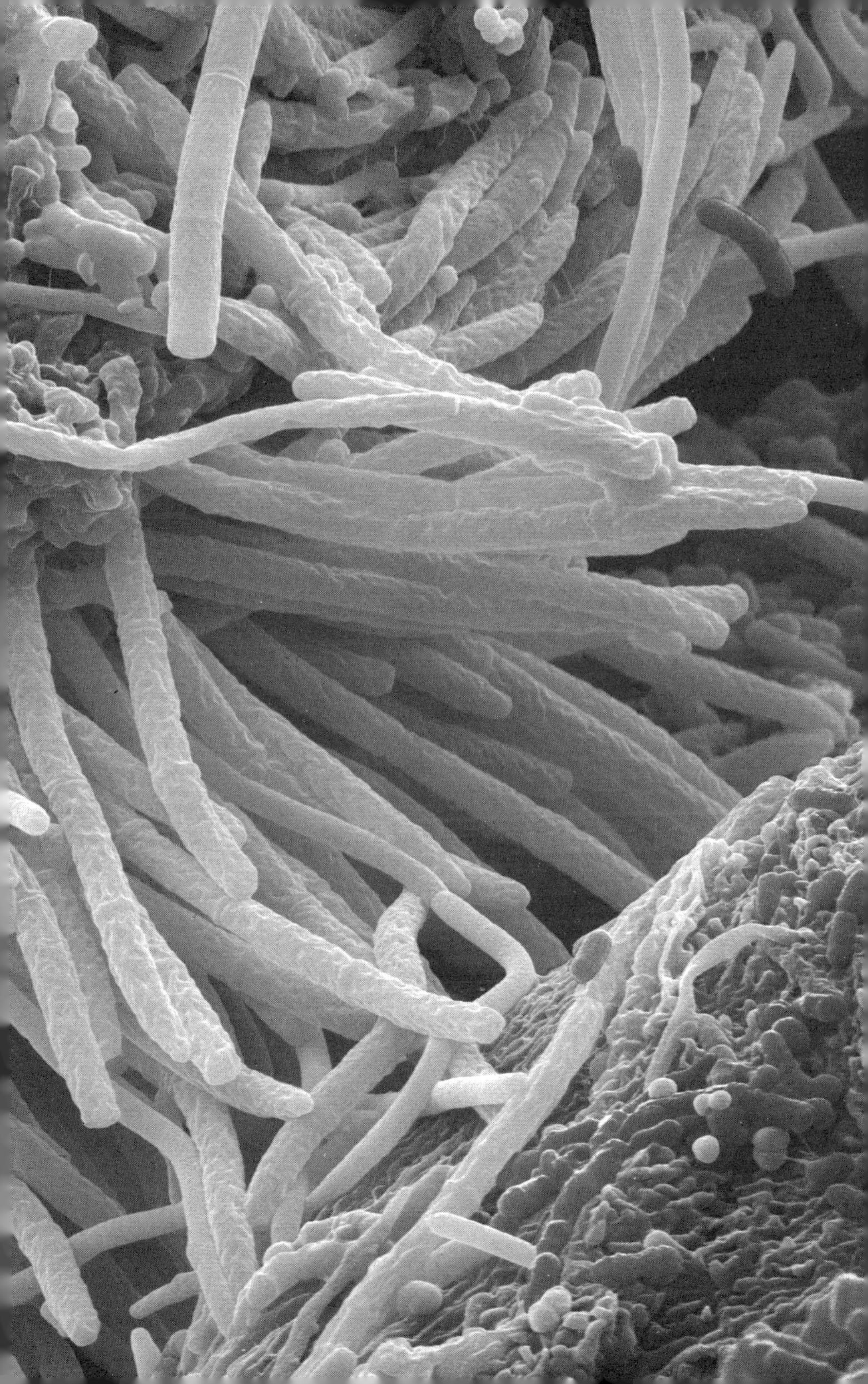

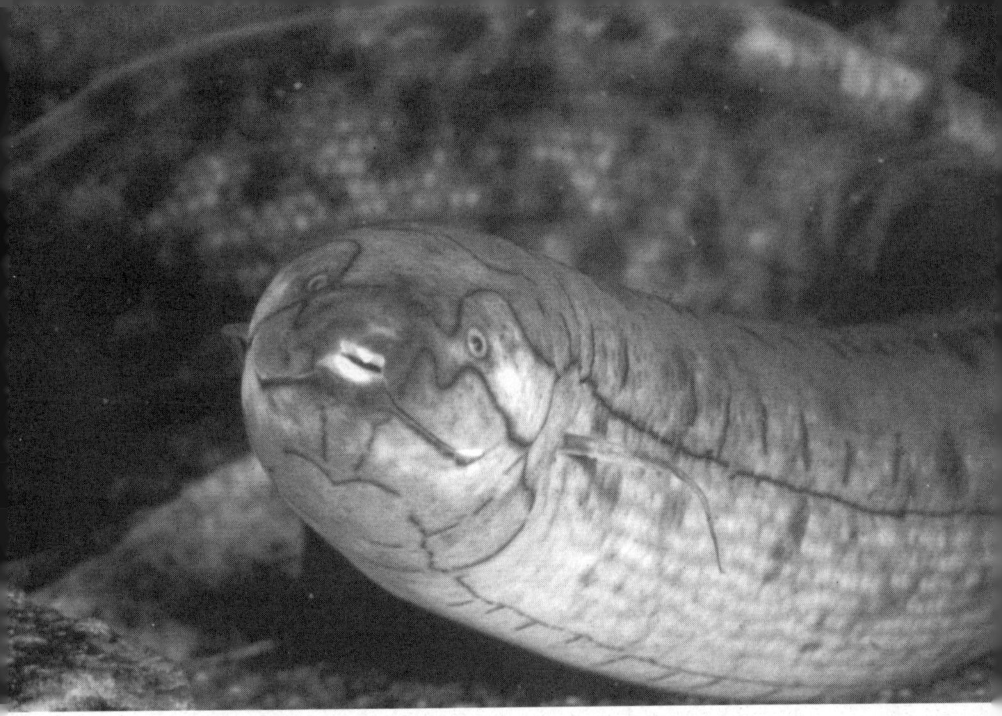

美洲肺鱼(*Lepidosiren paradoxus*)。肺鱼在泥盆纪和石炭纪时代(距今4亿～3亿年)是一种很常见的生物，但现在濒临灭绝。它们是一群类似两栖类、能够呼吸空气的鱼，被认为是陆地脊椎动物的祖先。美洲肺鱼有一对肺，位于喉咙两侧，它们能够离开湖泊或者河流生活很长一段时间。

续阻止它们。这就像猎豹为了捕获羚羊而跑得更快，下一代的羚羊为了躲避猎豹也跑得更快。这种竞争看似残酷，但也有其可爱的一面，那就是，我们研究出来的用于抑制逆转座子的技术，也让我们的基因组发挥了其他作用。这就好像本用于军事的航空和雷达技术也在民用领域获得发展。我们身体内部的“战争”，让我们变得更加强大。

这个例子不仅包含了人类如此多的过去，而且燃起了“战争的硝烟”。复杂性是保守秘密的非常有用的方式。

在后文中，我们详细解释了 DNA 和基因组的特性。当对基因组解码时，我们以为自己已经站在了新时代科学的前沿，我们终于拿到了通往神秘的生命王国的钥匙，但事实上，还有更多的秘密正等着我们去挖掘。

基因组在大小上的差异令人惊讶：肺鱼，一种特别原始的脊椎动物，却有着比我们大 40 倍的基因组。为什么我们的基因组这么小？我们尚未找到答案。我们也应该问一问，为什么肺鱼有远超自身所需的如此之大的基因组？人类体内有大量的遗传物质并不编码蛋白质，它们看起来似乎并没有什么用。但我们有理由相信，这些序列可能具有某些功能，尽管目前这仍然是一个秘密。（译者注：非编码 RNA 的功能是近年来非常热门的研究领域。）

> 我们的身体中携带着爬行动物和鱼类的基因。而我们的身体生成的大部分酶，有着跟鱼类制造的酶一样的配置。
>
> ——大野乾

大野乾的思想几乎奠定了现代遗传学至少一半的基础。因为在遗传学方面的巨大贡献，生前，他拿奖拿到手软。他的才华出众是毫无疑问的，并且他似乎还有点儿古灵精怪的幽默感。他半开玩笑地使用了“垃圾 DNA”这个词，然而事实上，他相信，有一些秘密仍然被锁在我们的基因中，只有以某种不同寻常的方式才能够揭示它们。

1986 年，他在接受采访时谈到，他曾尝试将人类的基因密码转化成音乐的形式，这样，基因编码中大量的重复序列就可以用新的方式来探索。无论这种尝试能否真的对揭秘基因组有所帮助，它都确实可以促使我们去感受生命密码的节奏和韵律。而我们也不得

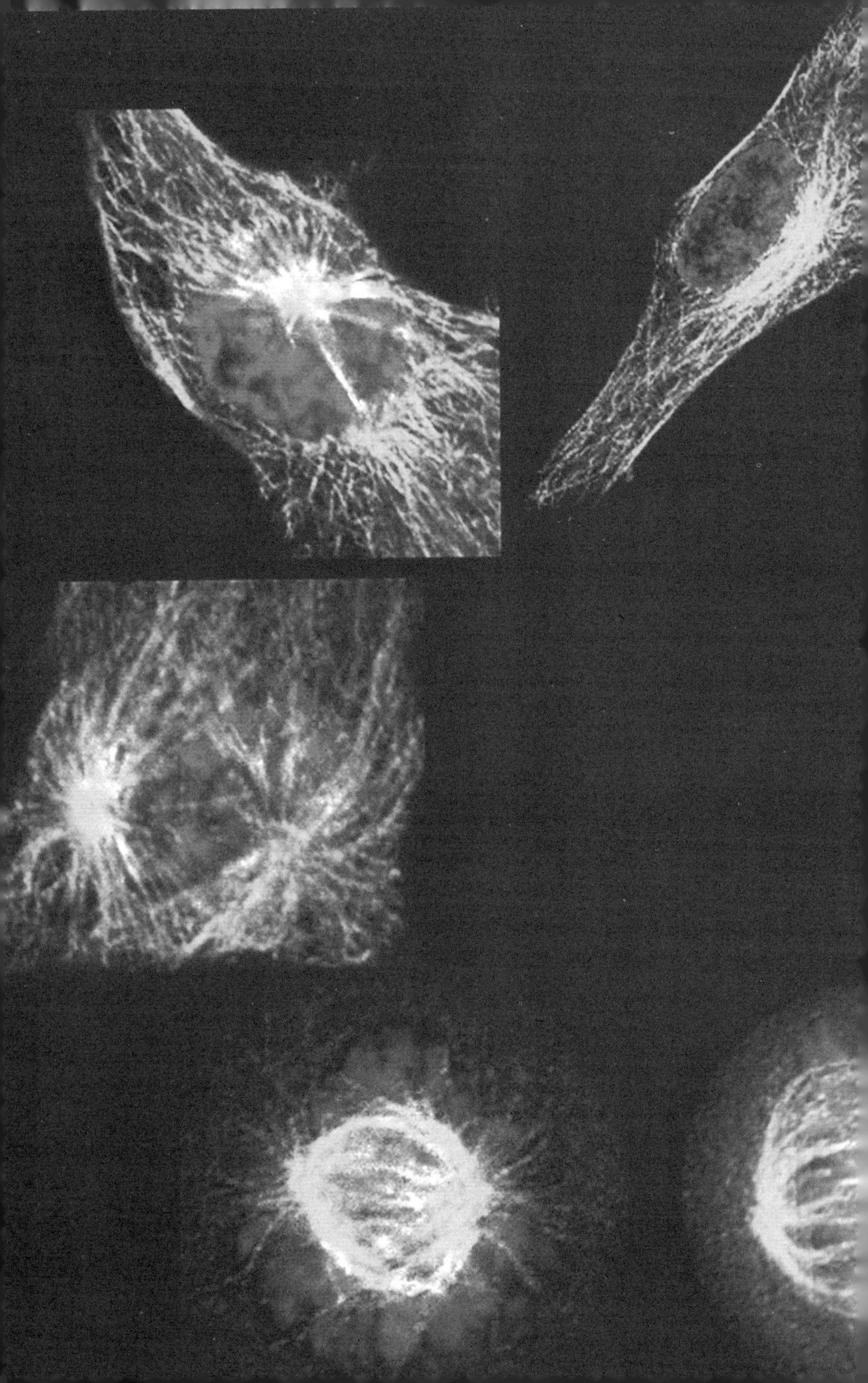

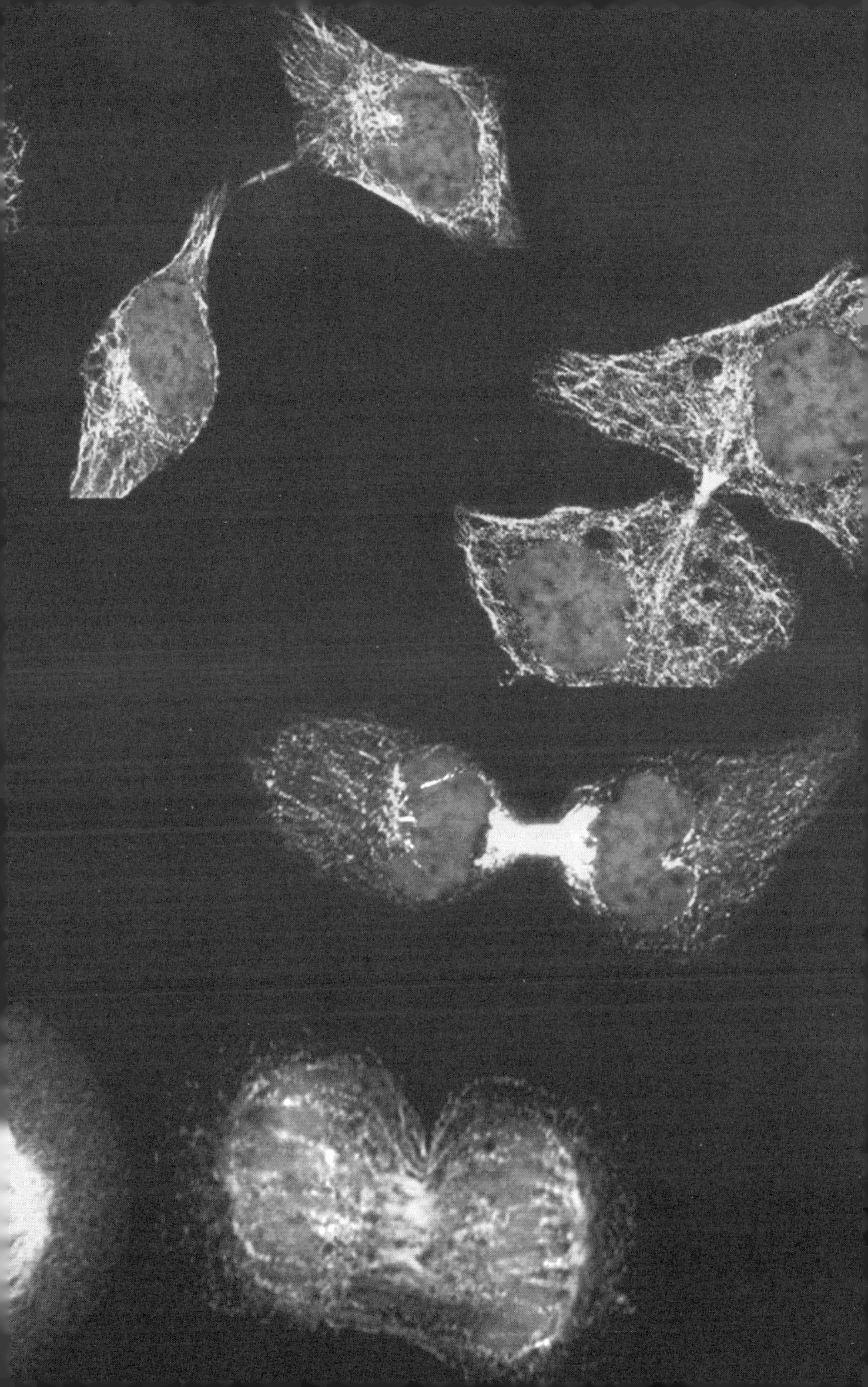

第 28 和第 29 页图：在生长的瞬间分裂的细胞。

不承认，这么做确实有一种超现实的美感。在同一采访中，他说道：“令人惊讶的是，我们的古老基因常常是不表达的。我猜想婴儿有时可能会带着尾巴出生，只是我们的外科医生把它剪掉了，所以我们从未听说有这样的事情发生……

事实上，这是来自一名德高望重的科学家的玩笑。我们的基因组更像是一本构建人体的指南。

所以，这些不编码蛋白质的 DNA 并不是垃圾，这些参与了复杂进化过程的 DNA 保守着人类过往的秘密。即使现在我们已经知晓了整个人类基因组的编码序列，但是对于它们的功能，我们仍然几乎完全不理解。

这本书围绕着成长、认知和生存展开。人体的每个方面都是为了实现某些目的而塑造的。人体，如同其他的有机体一样，有一个核心的目的，那就是保证自己的基因能够存活下去。而成长、认知和生存对于实现这一目的是非常重要的。与常识相反的一点是，它们有时甚至比生殖更为重要。生殖，对于基因的存活来说非常有用，但它并不是必需的。只是生殖可以让你的基因产生更多的复制品，以此让基因存活下去。如果你的亲人生存下去并繁衍后代，你的基因同样得到了优化，因为你的亲人比非亲人，与你有更多共同的基因。对于你的家庭来说，如果你没有学会成长、认知和生存，你就没有任何用处。每天我们都在面对成千上万的试图“杀死”我们的事物，所以我们必须掌握相关技能，才能好好活着，这就是人体的秘密。

成长、认知和生存是相互联系的，是推动人体发展和产生力量的复杂网络的组成部分，这种发展和力量决定了我们是谁。成长、认知和生存不能各自独立发生，当我们具备了在各种威胁中学会了从生态环境中获得最大利益时，我们的身体才能够更好地成长和生存。

认知并不是单纯地获得事实和记忆。在“认知”这一章，我们将讲述人类自身与社会物质环境的关系——这是文化的体现。

我们自身与世界之间并没有明确的界限：不管我们走到哪里，我们的身体都会留有记忆，而我们的生活也已经融入我们的生命。我们在塑造这个世界，就如同世界也在改变我们。我们的大脑通过一层覆盖在神经上的油乎乎的髓鞘，来记录我们的经历。在“认知”这一章，我们将看到，记忆已经可以被科学家观察到——那些将记忆写入大脑的蛋白质在神经元之间穿梭，以储存和提取记忆；我们还将看到，科学家如何追踪短时记忆和长时记忆产生的时间与位置。我们的身体其实是由我们的经历构成的。身体在不断地学习，从而适应未知世界。比如，骨骼就被我们所承受过的外界力量所塑造。在“认知”这一章中，我们将认识一些航天员和网球运动员。他们的身体被微重力环境或者球拍和球的反复冲击所“打破”并且“重塑”。

认知是成长的一部分，当我们以某种方式从环境中学习时，我们会变得更加强壮坚韧。“成长”这一章介绍了每一个人都会经历的从出生到成年体形变大数倍的过程。这一巨大的变化一定发生在不停地认知并且没有遇到致命危险的情况下。成长需要消耗极大的能量，而在生命早期，也就是生长最快速的时期，大部分的能量来自母乳。它决定了我们在整个进化过程中生长的能力，所以我们必须清楚它的主要成分。

我们将在这一章了解到世界上身高最高的家族，从而理解是什么因素驱使我们长高、长高有什么优势和劣势，并观察成长的特殊机制。最显著的两个生长阶段是童年时期和青少年时期，成长的需求必须与认识和生存两方面的需求相适应。即使我们已经成年，身体也不会停止生长。

我们的身体永不停止生长的事实——我们的细胞具备进行数万亿次分裂的能力，甚至人体在不完整的情况下也有生长的可能。哈拉尔德·奥特教授正尝试在实验室里培养出人的心脏。如果他成功了，这将成为医学史上史无前例的具有里程碑意义的事件。他的工作在很大程度上依赖于身体中最重要却又不为人知的细胞外基质。这是一种网格状的结构，由蛋白质和多糖组成，它会告诉正在分裂的细胞应该在哪里安置下来以及应该做些什么。它将我们的身体“粘起来”，这样我们就不会变成“一摊烂泥”。我们将了解到心脏的结构是怎样的，心脏如何有效地为全身供血，如何不出差错地发育成熟，以及心脏所产生的力量在其自身生长和发挥功能的过程中扮演了怎样重要的角色。

拥有成长和认知的能力对于我们自身以及我们基因的生存来说是最基本的要求，它让我们具备了修复损伤、躲避威胁、从经验之

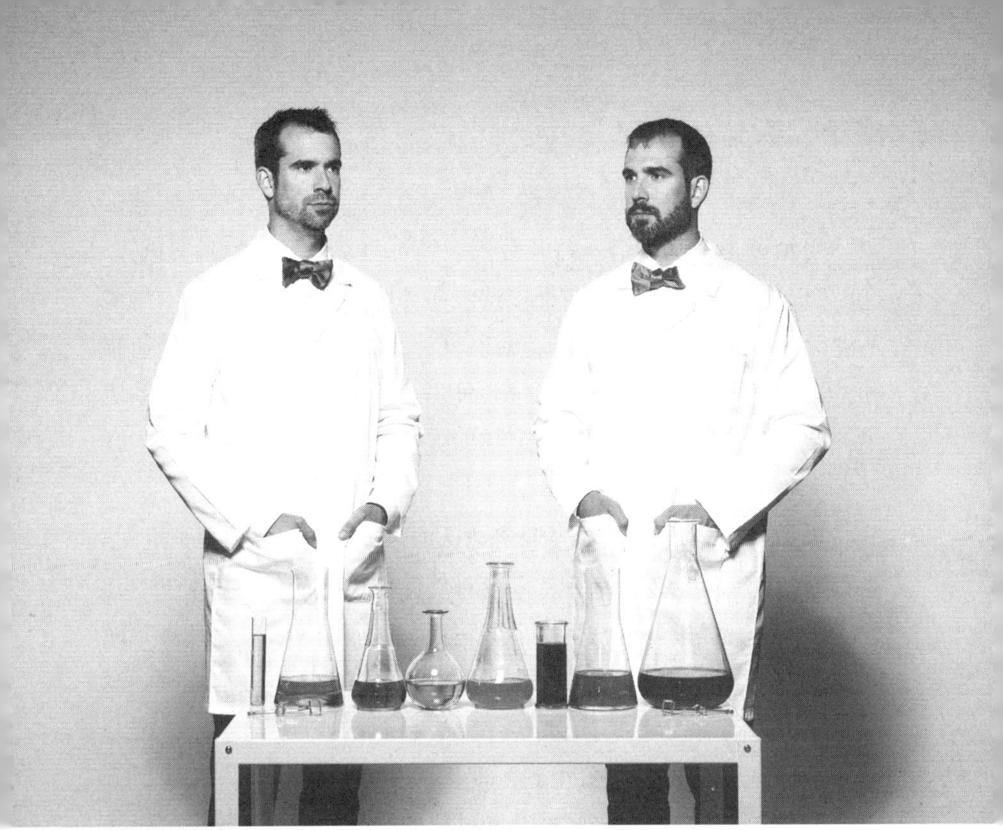

中学习的能力，让我们能够以一种更加复杂灵活的方式与环境相处。“成长”这一章将介绍达成以上目标需面临的挑战。我们如此“脆弱”，无法应对内在环境中哪怕是最微小的改变，所以我们需要拥有内在的机制来保护自己，面对世界如此丰富的多样性和如此快速的变化。我们没有多少出错的余地，所以我们需要通过一些方式，将这种变化整合进我们面对威胁时的行为和反应中。

一系列装有食用色素或水的玻璃器皿。即使在21世纪，科学研究中依然会用到大量高清洁度的玻璃。在实验室中，我经常会用图中右侧的那种2升容量的大烧瓶培养大肠杆菌，然后用这些大肠杆菌进行遗传工程实验。

绪论　人体的秘密

受精卵形成的神奇一瞬几乎被人类生命奇迹般的稳态所掩盖，这一稳态就是我们从各个方面保持内在环境恒定的强大能力。细胞不会改变自己的温度、内压、酸碱度、氧气浓度或者其他任何指标，除非它们的主人死了。不过，只要细胞的主人拥有一个直系后代，那这个后代就至少会有一个与细胞的主人相同的细胞继续生存下去。

当然，科学家们并不愿意简单地认为人体的内在环境是恒定的。他们想看看人体会以什么方式来应对外界环境的变化。在本书中，您将来到拥有极端环境的生理学实验室。在那里，将踏上从高寒地区到沙漠地带的旅程，看看人体在面对如此巨大的温度变化时会发生怎样的变化。

我们现在很容易想象得到，现代人类是以理性的方式生活，我们的决定基于自身接受的教育和过往的经验。我们进化发育而来的大脑具备应对异常情况的能力，而大脑的某些部分仍是非常古老的。我们将看到，那些较晚进化出现的脑区是如何控制更古老、更原始的脑区发挥功能的。我们生活在一种精细的平衡状态中，比如，恐惧这样的情绪既能起到保护自身的作用，又可能伤害自身。恶心这种感觉是尤为复杂的，它是我们很少会关注的生理反应，但其实大多数时候，我们的恶心感受器是一直“开”到最大状态的。只是有时候，我们会把它完全“关掉”——为了生育或者为了吃东西。

这本书不仅仅是一本奇闻逸事的大杂烩，还会揭示一些秘密，比如科学家是如何解读人体的，人体是如何缓慢而不情愿地交出它的信息的。在写这本书的很多时候，我们会时常追问人们一些非常简单有趣的问题，比如“它为什么会这样”或“为什么它会被做成这样”之类的幼稚问题，但是如果你把这些问题抛给世界上最伟大的科学家，你也许会得到令人惊奇的答案。在这本书中我们尝试给你提供一种自我思考的方法，并带你了解一些秘密——一些你的身体并不想让你知道的秘密。

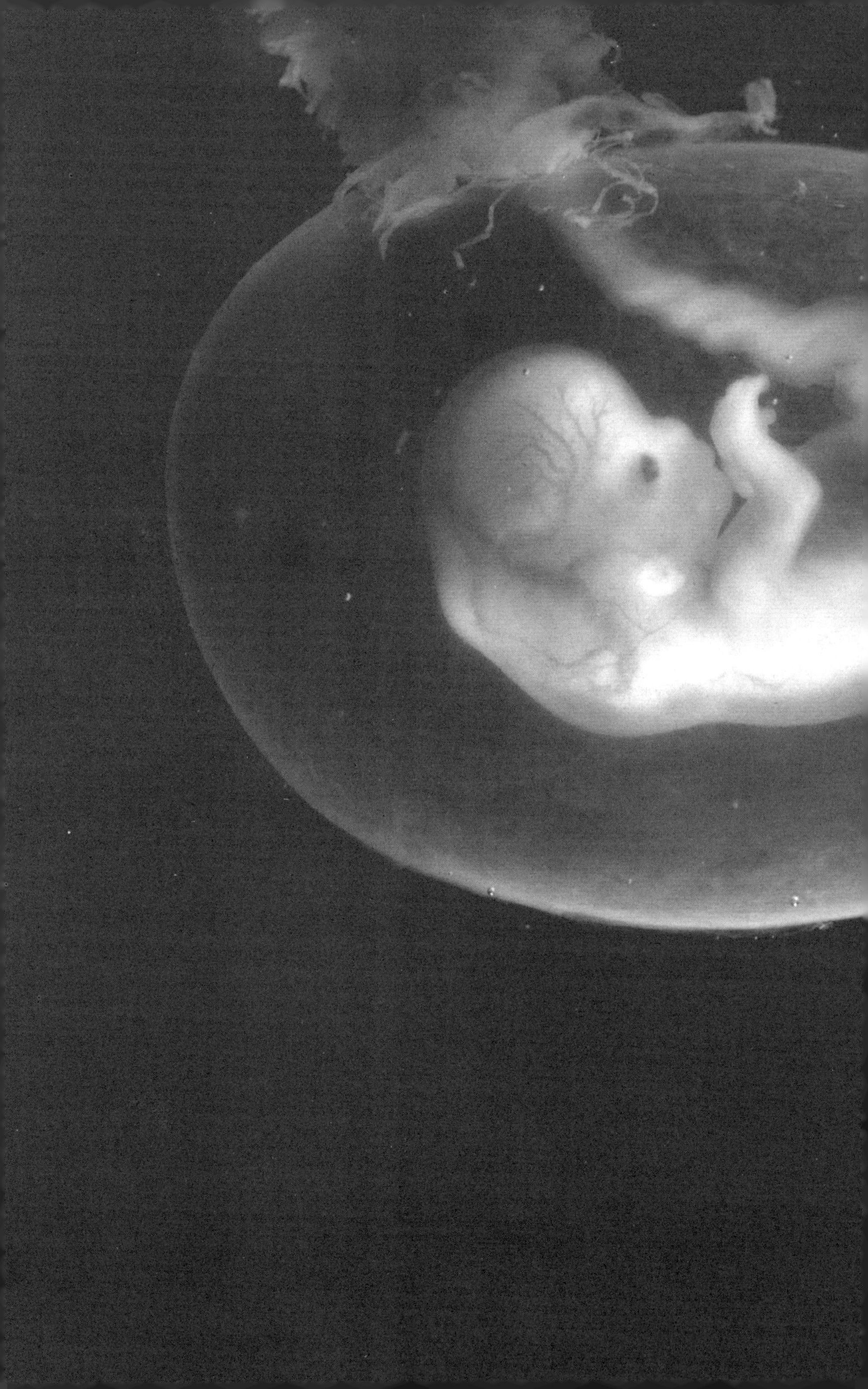

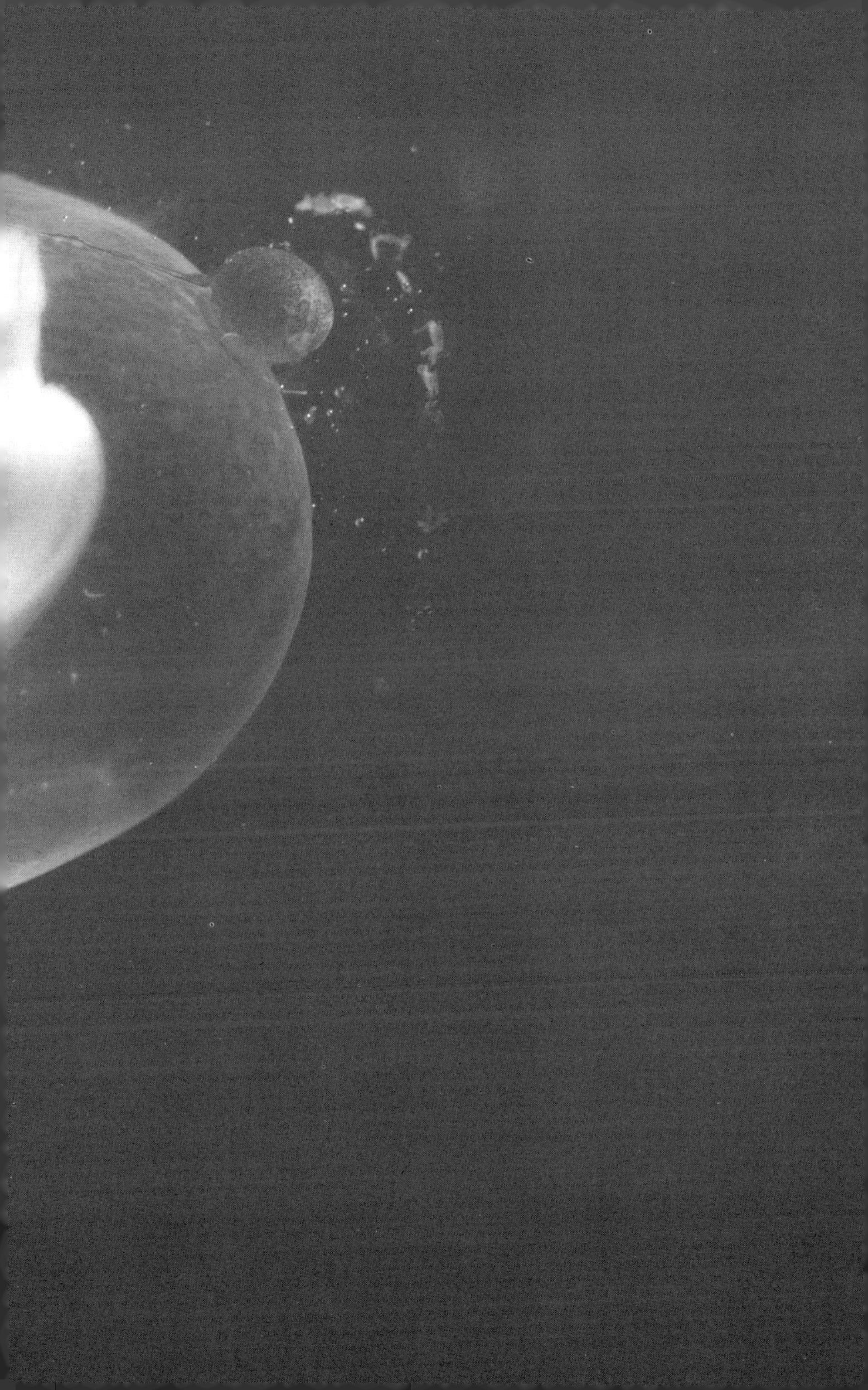

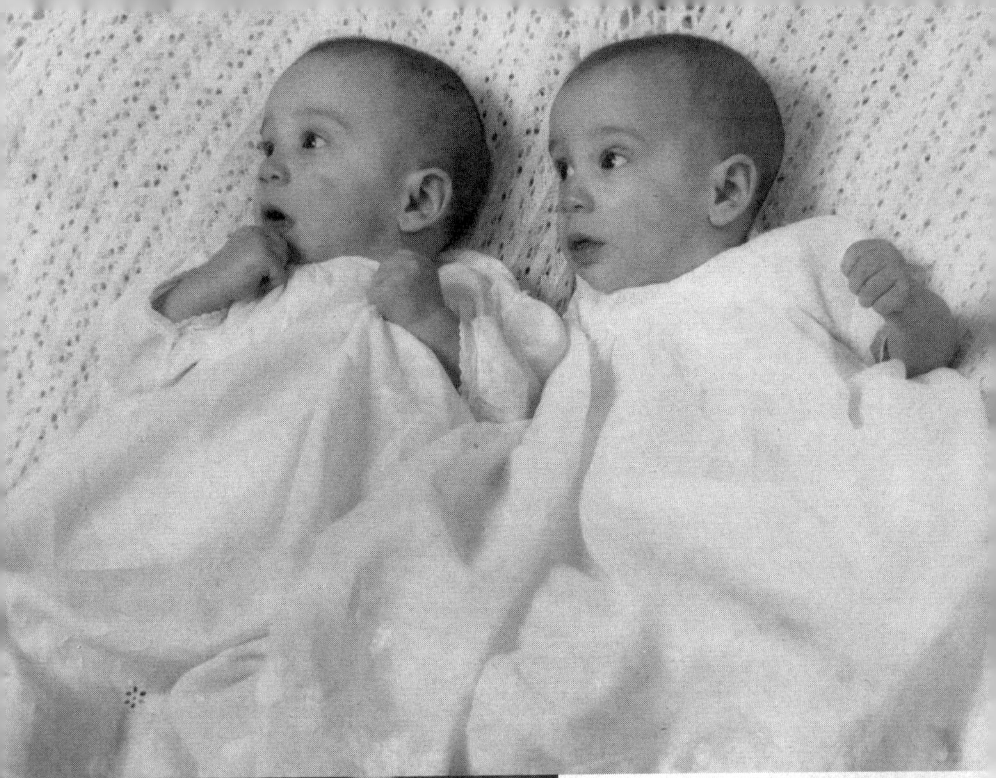
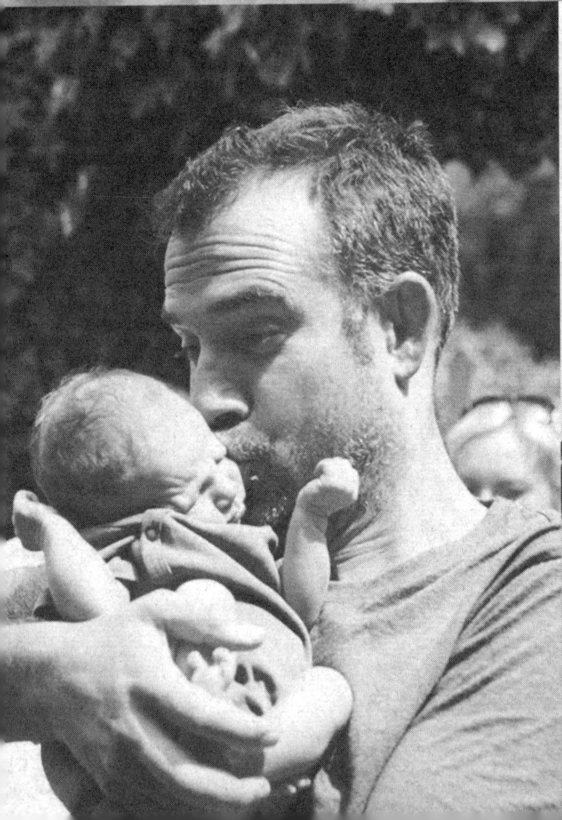
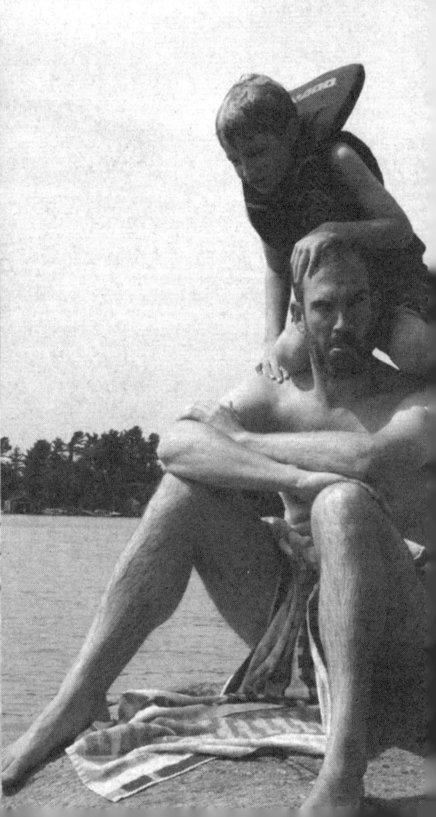

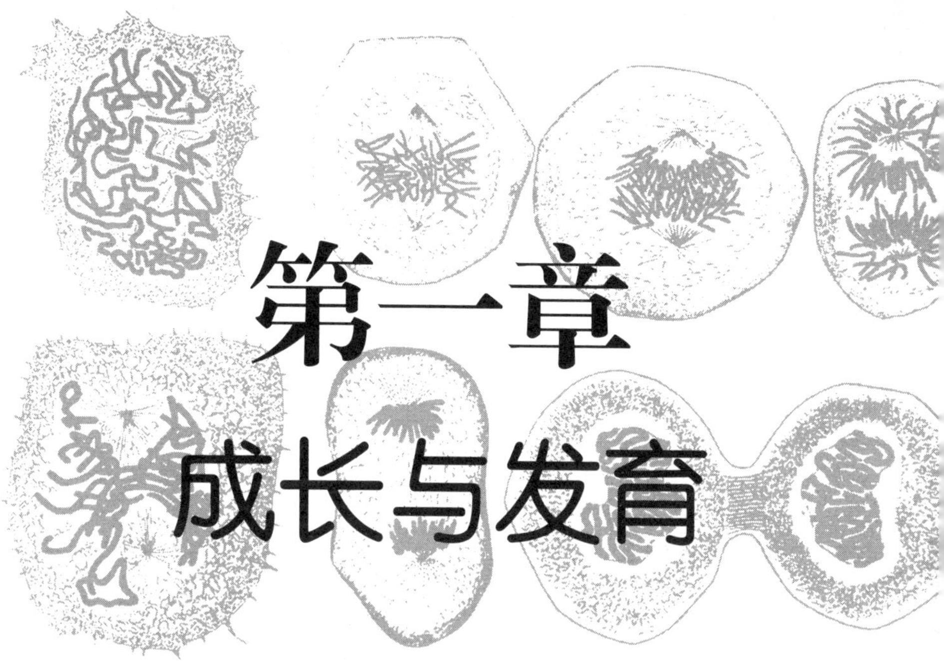

第一章 成长与发育

从婴儿到婴儿制造者

成长是一件非常简单而又奇妙的事情。人的生长速度是令人震惊的：从受孕的那一刻起，我们从一个简单的受精卵，经过不断分裂变成了一团万亿数量级的细胞，这些细胞超过 200 种，并且被组织形成大约 80 种器官（当然器官的具体数量取决于你如何定义器官，而它们并不是你能简单想象出来的那个样子），而这一切在

第 38 页图：从婴儿到婴儿制造者。顶部：克里斯的妻子黛娜说左边那个婴儿是桑德，但是没有人能够确定。
左下：克里斯和吕拉。
右下：桑德和朱利安。

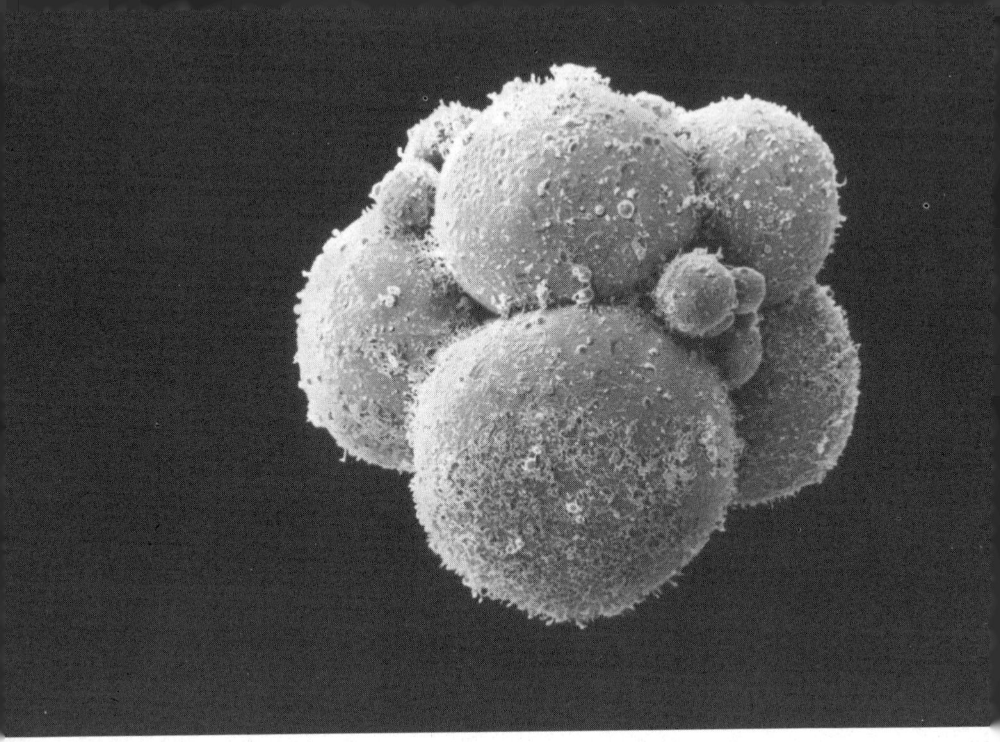

受精后 3 天，8 细胞阶段胚胎的扫描电子显微镜照片。此时这种胚胎被称为桑葚胚，由 8 个圆形的分裂球细胞组成，中间偏右和左边较小的球形结构最终会退化。此时的胚胎仍处在转变为拥有数以万亿计的细胞的人类的初级阶段，8 细胞阶段的桑葚胚还没有进入子宫。

我们出生之前就已经发生。

出生时，人类的平均体重大约是 3.5 千克，从头到脚的平均体长大约为 0.5 米。在从婴儿长大为成年人的过程中，人体会经历一场神奇的转变：身高翻了几倍，体重则平均增加了 70 ～ 80 千克，当然，比这更大的体重增加也很平常。在生长最快的阶段，我们一天就可以长高 1.5 厘米。我们很少会注意到这个过程，但是探索这个过程中人体的成长，有助于揭示人体内令人惊奇的秘密。要知道，这是我们每一个人都会经历的转变。在这一章，我们将探索人体成长过程最前沿的认知，探索生命诞生的“神奇配方”；我们将揭秘人类的童年，一个比地球上其他任何物种的生长过程都要漫长的童年时代，还会探索一个孩童突然转变为成年人的神秘瞬间；我们也将揭示，成长过程并不会在成年后完全停止，因为在我们的一生中，身体从未停止更新和再生，即使是在老年阶段，我们仍然在以某种方式成长。

1978 年 8 月 18 日 13 点 45 分，我（桑德）出生在英国伦敦夏洛特皇后医院，比哥哥克里斯晚了 7 分钟，接生我们的是一位助产士。出生时，我的体重是 3.06 千克，而克里斯比我稍重一点，是 3.12 千克。但是 39 年之后，这些生命指标并没有按我期望的方式发展。克里斯现在身高 185 厘米，不仅比我高出整整 2.54 厘米，而且上次的体检结果显示，他还比我轻 5 千克。也许对你来说，这可能只是微不足道的区别，但是你要知道，我们最开始可是长得完全一样的双胞胎！身高和体重上的变化只是我们所经历的诸多奇迹般的变化中的两个。从新生儿到掌握了多种技能的成年人，我们的大脑经历了一场奇迹般的旅程，我们的身体同样经历了奇迹般的转变，在出生后的 18 年左右的时间里，我们的身高、力量、外貌以及生理机能发生了翻天覆地的变化。这是一个渐进的过程，除非我们对比年轻时和老年时的照片，否则我们不会注意到这样一个全面而深刻的生理变化过程。

我们可以把这一非同寻常的过程放在另一种情形下，想象自己正尝试建造一台机器，这台机器具有自我改造的潜能，其结构和功能都可以持续地适应外界而发生改变。用工程上的事物来解释这件事情，它就相当于为了抵御强气流而变得更强大的飞机，或是因为你使用得较久而变得更快、燃油效率更高的汽车，或是随着使用年限的增长而变得更快、更精准的计算机。最重要的是，这些机器还要能够使用自身的能量，并能够复制自己。在这一章中我们将了解到，生物工程方面的尝试揭示了自然这位“设计师”是多么卓越和精准，即使人类最伟大的设计师也无法与之媲美。

大多数动物，包括猫和狗，在出生后 6 个月内就步入了成年阶段；世界上最大的动物蓝鲸也可以在出生后的 5 年内具备生殖能力；而黑猩猩也比我们更快地成熟，它们平均在 13 岁时完全长大、性成熟并繁衍后代。这样看来，人类的童年长多了。在这个星球上，没有哪种动物会花费比人类更长的时间去完成走向成熟的旅程，也没有哪种动物会像人类的孩子那样，经历如此复杂的生长发育过程。当然，这一被延长的时期与文化相关，人类社会组织的运作方式以及男性和女性在生活方式上的平衡，在很大程度上影响了这一时期的长度。但是除了社会影响，我

自我复制机器

在现实和小说中，自我复制机器的概念都已有很长时间的历史，其中最著名的是由匈牙利数学家、科学家、一代天才约翰·冯·诺伊曼提出的。数十年来，能够探索和“殖民”整个星系的冯·诺伊曼机器是人们产生的许多猜想的主题，可实际上，我们从没发现有人用过这样的机器，这表明，我们所在的星系及其附近的其他星系，都不存在更高等的文明。

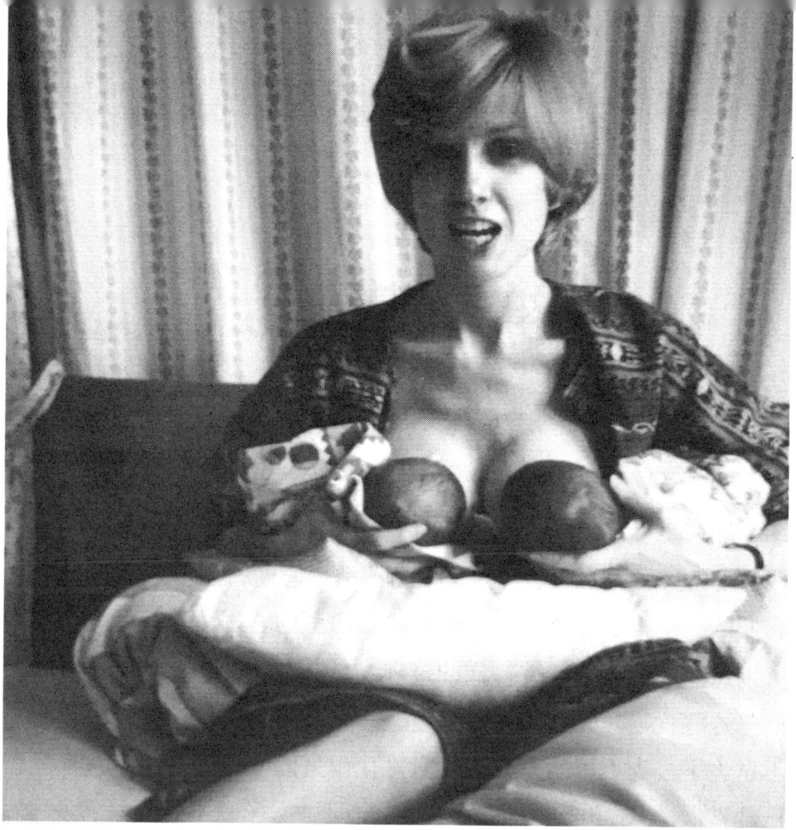

们仍然可以试图理解这一秘密背后令人着迷的生物学过程。例如，为什么我们有两个独立的井喷式的生长时期：一个是在出生后不久的童年阶段，另一个是在出生大约 10 年后的青春期。在我们的成长过程中，为什么会有一段被延长的平静时期？又是什么催生了青春期的突然出现？我们一直尝试回答这些问题。从婴儿成长为具备生育能力的成年人，这个过程中的秘密，直到最近几年才开始被揭开。

我们的母亲哺育了我们兄弟。

神奇的母乳

可以说，地球上只有一样东西是作为营养食品被特意创造出来的，那便是母乳。

少量水果进化得美味可口，引诱动物们食用，通过动物的粪便，它们的种子得以散播出去，但这只是甜蜜的“诱饵”。当然，我们可以从动物的肉和各种各样的植物或真菌中获取营养物质，但是我们与这些食物之间的关系更为复杂，并且具有竞争性，因为它们并不是为了成为人类的食物而特意进化出来的。但母乳是，并且只有母乳是这样。

母乳是种神奇的物质，最显著的特点就是营养成分很复杂，它包含了脂肪、蛋白质、碳水化合物、水、维生素、矿物质、氨基酸和脂肪酸，能够完美地满足婴儿每个发育阶段的营养所需。母乳不仅是食物，它还包含了由各种抗体、激素以及其他元素组成的免疫成分。母乳并不是一种简单的物质，随着孩子的长大，乳汁的成分也发生着变化，甚至两侧乳房所产生的乳汁成分，以及在一天中的不同时间点同一乳房所产生的乳汁成分都有所不同。即使是在同一次喂奶过程中，母乳中所含的脂肪、碳水化合物和总热量也发生着复杂的变化。

在怀孕期间，母亲乳房细胞中的一系列基因被打开，由此产生了乳汁。这些基因编码蛋白质中包含“按下”母亲身体中的“开关”

所产生的酶。自从一种树鼩一样的生物从几乎没有被改良过的汗腺中分泌出最原始的乳汁以来，用来产生母乳的基因被进化“选择”了150万～200万年。现在我们已经无从知晓产生于侏罗纪晚期的第一滴乳汁到底是由什么组成的。但是考虑到现在树鼩的母乳所提供的能量几乎无法满足它们孩子的存活所需，早期母乳的作用可能更多的是将母亲的抗体传递给孩子，以让孩子可以对抗感染而不是获取能量。

一瓶母乳的代价

乳糖分子模型：颜色最深的是碳元素，次深的是氧元素，白色的是氢元素。

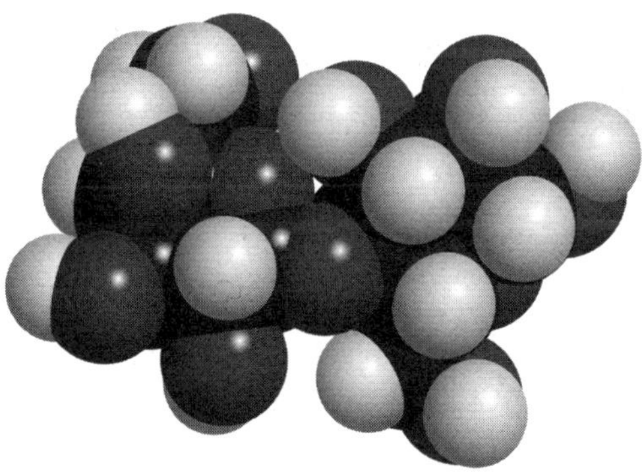

对于加利福尼亚大学（简称加州大学）的化学家布鲁斯教授来说，母乳显然是一个研究和理解营养的起点。20世纪70年代初，营养学研究出现停滞，但在20世纪初，这门学科经历了几次飞跃式的发展。当时，人们已经确切了解了生存所必需的三大营养物质（碳水化合物、蛋白质和脂肪）和微量元素（包括少量的维生素、矿物质、氨基酸以及必需的脂肪酸）。生物化学家通过研究出那些将食物转化为物质和能量的化学反应，发现了能促进这些化学反应的酶，并描述了组成细胞的分子物质如何在整个环境中循环往复。但是关于人类最理想的饮食方法仍然没有定论。有一些我们自己非常相信的流传甚广的说法似乎是没问题的：多吃蔬菜，少吃肉类，吃鱼有益健康，加工糖对我们的健康不利。但是如果更深入地挖掘，有一些困惑我们的问题则一直存在：人们刚开始觉得饱和脂肪是不好的，后来又觉得是好的，接着又觉得是不好的；是吃鱼油还是维生素补充剂；低糖饮食还是高糖饮食。对于这些问题，目前仍然有许多相互矛盾的说法。

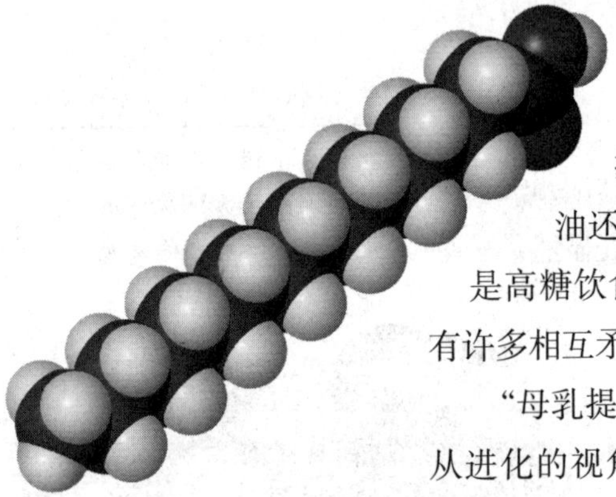

软脂酸分子模型：母乳中主要的饱和脂肪酸，通常占总脂肪酸含量的20%～25%。

“母乳提供给我们一个很好的机会，来从进化的视角回答这个问题：我们应该吃什么？”布鲁斯这样说道。值得一提的是，从进化的视角进行的科学研究有很多是无用的。一些科学家在发现了一些人面对他们的伴侣、朋友或者敌人时的某种反应后，就把这种反应和一些假想出来的和原始剑齿

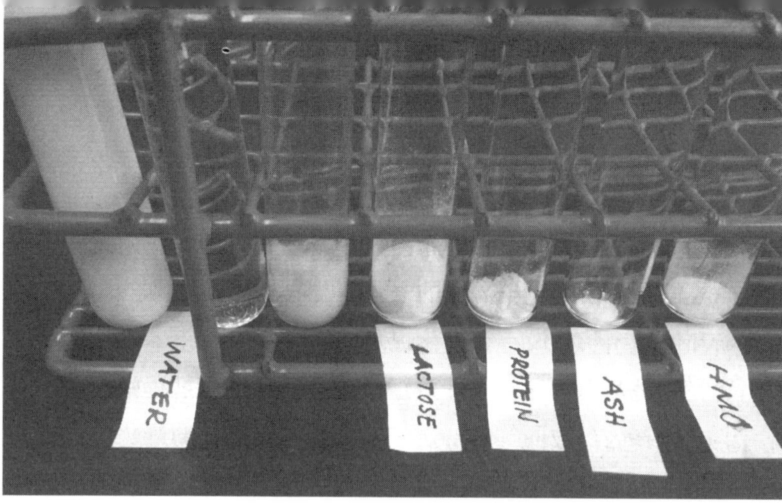

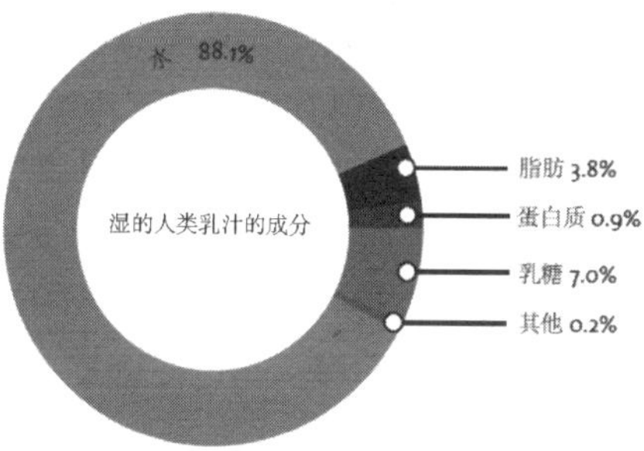

上图：来自布鲁斯实验室的人乳提纯成分。人乳寡糖在最右边，它的含量和蛋白质差不多，这说明了它的重要性。

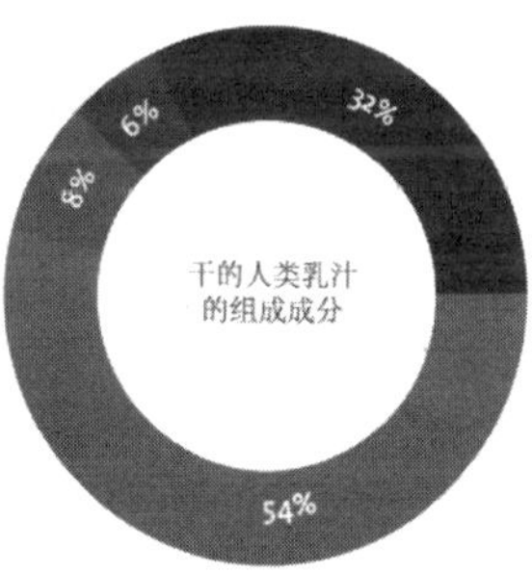

乳汁的组成成分。请注意牛乳中会有更多的蛋白质和更少的寡糖。

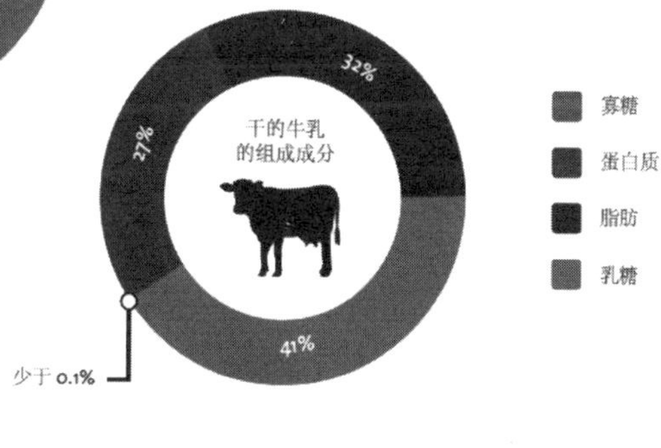

虎偶遇的经历扯上关系。这通常是没用的研究，因为我们无法了解过去的人们是如何应对剑齿虎的（也许根本就很难遇到这种动物）。布鲁斯和他的团队并没有在进化视角的研究中引入什么“剑齿虎”。他们研究的是基因、酶和乳汁的组成成分。在进化过程中，并不是所有的人体基因都被同等对待。有很多基因在漫长的进化过程中一直保持稳定，很少发生改变。但是参与了分泌乳汁的基因从被进化出来开始，就在密集地接受着进化过程的“审视”。因为当乳汁对后代非常有益时，它对母亲就有害了，对于母亲来说，分泌这样的乳汁会消耗大量的能量。也就是说，对婴儿来说，乳汁是进化产生的最完美的营养物质，而对母亲来说，则要极为高效地生产乳汁，因为生产乳汁的代价实在太高了。

代价有多高？在婴儿出生的第一个月，一位母亲平均每天要分泌 750mL（大约是一瓶半矿泉水的量）的乳汁。随着婴儿长大，如果婴儿只吃母乳，假设这位母亲获得了足够的营养和水分补充，乳汁的量将慢慢增加到每天 1 升。作为饮料，大约每 100 毫升乳汁含有 65 卡路里的热量，这跟全脂牛奶的热量是差不多的。对比 100 毫升的含糖可乐的热量为 40 卡路里，你就会明白分泌乳汁对于母亲的能量消耗是多么巨大。

在婴儿出生的第一个月，一位母亲平均每天要分泌 750 毫升的乳汁。

母亲是以分解自身为代价来分泌乳汁的。即使乳汁是以 100% 的效率生产的，但对于母亲来说，仍然需要消耗巨大的能量。为了计算实际的能量消耗，你首先需要计算出分泌乳汁的效率。这可不是一项不重要的计算任务。世界上的很多科学家都进行过乳汁组成成分的测定实验，同位素标记的水、特殊的代谢库，以及生物化学计算方法都用上了。测定结果虽然有所不同，但是可以大致估算出为了生产含有 1 卡路里热量的乳汁，大约需要消耗一位母亲 1.2 卡路里的能量（或热量）。这么算下来，全母乳喂养一个 6 月龄婴儿需要一位母亲每天消耗一个大汉堡所含的能量。我是说一个足足含有 650 卡路里的大汉堡，而且是加了培根和芝士的。这不仅仅是直接消耗母亲的身体，而且包括母亲为了获取营养而需要承受的进化之中的风险。因为“觅食”的过程不仅非常辛苦，还会增加被“吃掉”的风险。

这告诉了我们两件事。第一，既然可以让婴儿完全靠母乳喂养健康成长好几年，那么，母乳中应该含有婴儿所需的所有营养。第二，母乳中应该不含有婴儿不需要的任何东西。乳汁中消耗母亲最多能量后形成的固形物由以下物质组成：脂肪、糖类、人乳寡糖、蛋白质。这些物质对于婴儿来说都具有绝对的重要性。但是非常奇怪的是，含

第 50 页图：双歧杆菌的扫描电子显微镜照片。双歧杆菌是一类生活在消化道、阴道以及口腔中的革兰氏阳性菌。它进化出了能够代谢母乳中的复杂寡糖的能力，能够给生长中的婴儿带来一系列好处。

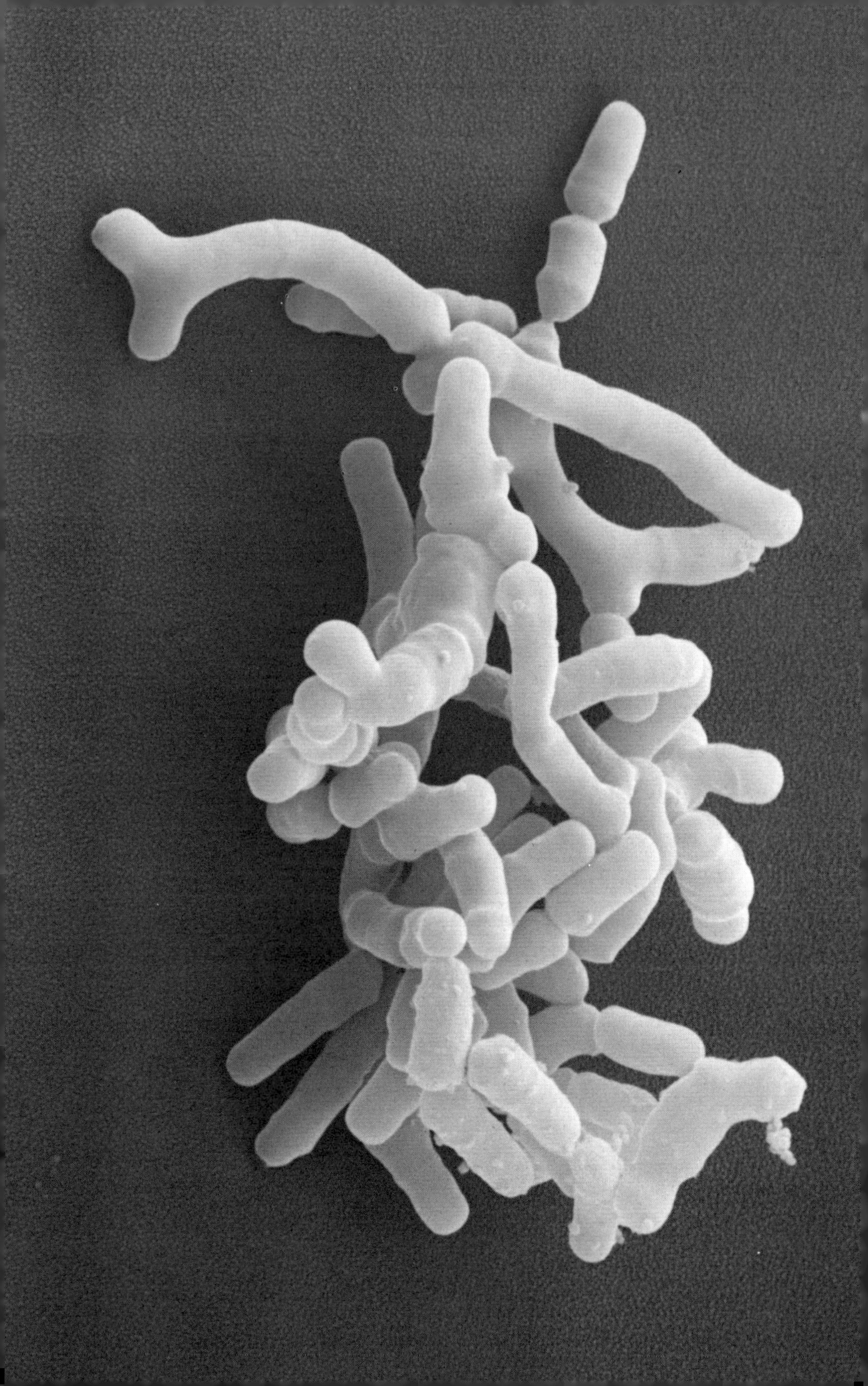

量排在第三位的人乳寡糖，根本就是一种婴儿无法消化的物质。也就是说，母亲消耗了巨大的能量去生产这么多种多样的复杂分子，但它们并没有什么明显的营养价值。

人乳寡糖是糖分子形成的链式结构。明白这一点对于我们理解不同的糖分子可能有一些帮助。单糖分子是单个的小分子，一般由碳原子组成的环加几个氢原子和氧原子构成。葡萄糖分子就是一种大家熟悉的单糖分子，可以直接被细胞吸收用于供能，而不需要在肠道中消化分解。双糖是由两个单糖分子组成的。厨房里的白砂糖就是一种双糖，又称为蔗糖，它是由一个葡萄糖分子和一个果糖分子连接在一起形成的。在人体能够利用双糖产生能量之前，肠道中的酶必须先打断两个单糖分子之间的连接。多糖则是由 200 ～ 2000 个单糖分子连接形成的长链，它们常常是人体无法消化的，比如纤维素、寡糖就居于其中。母乳中的寡糖是具有 3 ～ 22 个单糖分子的直链寡糖，它们有着令人感到迷惑的名字，比如二唾液酸乳糖 -N- 四糖和乳糖 -N- 岩藻五糖。在人类乳汁中，大约有 200 种独特且类型不同的寡糖，每一种都由不同的单糖分子在不同的糖链中连接而成。重要的是，这些糖需要不同的酶去消化，而人体内没有其中任何一种酶。

那么问题来了，人类的乳汁中为什么会有与蛋白质几乎等量的完全无法被消化的寡糖呢？答案是，为了“喂饱”一种细菌——婴儿双歧杆菌。

有漏洞的食物

这一观点实际上由来已久。一个世纪前，儿科医生、微生物学家和化学家已经开始尝试探究母乳对健康的益处和组成成分。在19世纪末的欧洲和美国，1/3的孩子会在5岁之前死亡，但是很明确的是，母乳喂养的婴儿有更高的存活率。1900年，得益于当时技术的进步，澳大利亚的医生和科学家进行了一项不同寻常的实验，他们检测了母乳喂养的婴儿与喝牛奶长大的婴儿的粪便中细菌的差异。早在1888年，人们在乳汁中就发现了糖，但是乳糖的存在还不为人知。直到1926年，人们才发现在人类的乳汁中含有一种物质，它能够促进一种名为双歧杆菌属的细菌的生长。但是，关于人类乳汁与这些细菌之间更为深入的关系的研究，又过了一个世纪才得以进行，这项研究得益于遗传学和微生物学研究所取得的巨大进步。

双歧杆菌属包括多种细菌，它们有一个共同点，就是它们具有分叉的形态，但是将它们分离开来并不是一件容易的事情。上面提到，人们认为人乳寡糖具有为双歧杆菌提供营养的功能。基于这样的假设，布鲁斯和微生物学家大卫·米尔斯开始一起测试不同的细菌，包括多种双歧杆菌，想看看它们能否在实验室中将人乳寡糖作为唯一的食物来源存活下去。令人惊讶的是，最初的实验结果表明，已经测试的这些菌种在人乳寡糖中都生长缓慢。它们看起来缺乏用于消化乳汁中各种糖类所必需的酶。不过之后，团队又测试了从母乳喂养的婴儿粪便中分离出来的婴儿双歧杆菌——它们生长得很好。

人类微生物群

据估计，每个人体中的细菌总数是细胞总数的 1.5 ～ 10 倍，与人类微生物群相关的细菌基因总数可能是人类基因总数的 80 倍。保守估计，一个体重为 70 千克的人由大约 30 万亿个人体细胞组成，他的体内同时还有 40 万亿个细菌。

人体皮肤细菌图谱

人体为细菌提供了一个丰富多样的环境。人体的各个部分寄居着不同的细菌群体。其中大部分细菌似乎并不会对人体产生危害,相反,它们对于保持人体健康可能是必需的。

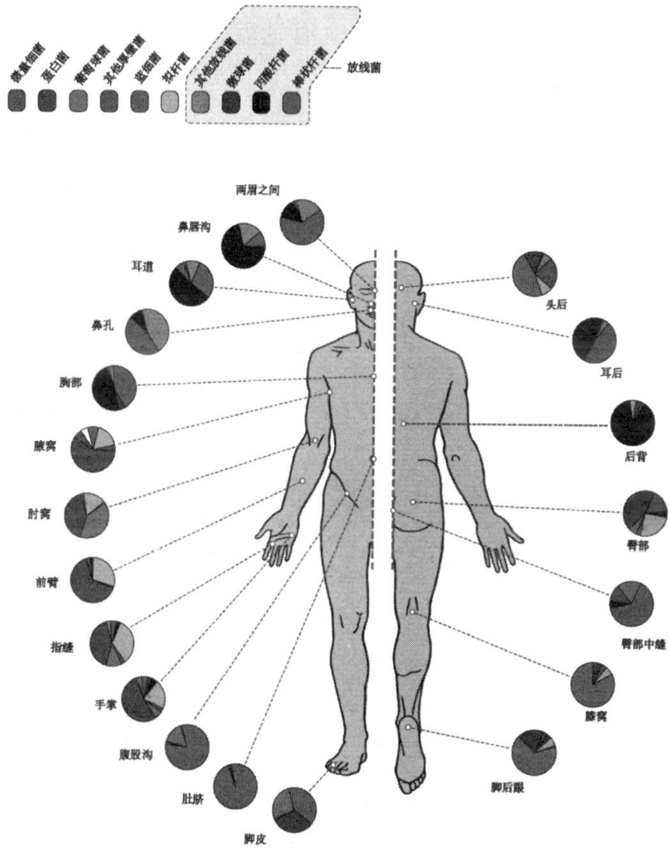

细菌在正确的地方就能发挥有益的功能，而有害菌和有益菌的划分依据太过简单化了。重要的是，出现在正确地方的细菌就是有益的细菌。如果口腔中的细菌出现在心脏瓣膜，肠道细菌出现在尿道，那它们便是有害的。

如果消化人乳寡糖只需要一种酶，那么“制造”这种酶的能力可能碰巧就会被某种细菌获得。也许婴儿双歧杆菌已经在其他环境中进化出了消化相似分子的能力。而消化人乳寡糖需要一系列的工具基因来表达，也只有婴儿双歧杆菌拥有所有的这些“工具”。对这种细菌的基因组的分析结果表明，与其他种类的双歧杆菌相比，婴儿双歧杆菌含有超过700种独特的基因，其中包括用来“抓住”人乳寡糖、把它们带到细胞里去的基因，以及一系列能够打断糖分子之间所有连接的酶。婴儿双歧杆菌是唯一能够完全破坏人乳寡糖的细菌，毫无疑问，它们就是被进化出来做这件事的。更重要的是，来自其他菌种的证据展示了一个共同进化的过程。当细菌被进化出来用于消化乳汁时，乳汁逐渐成为它们的食物。从人类的角度来说，我们生产如此复杂多样的人乳寡糖的原因，就是可以带有一定特异性地筛选出婴儿双歧杆菌，让它们具有远超其他菌种的生存优势。

但是，我们从这场“交易”中能得到什么好处呢？为什么我们留了一种“小虫子”在婴儿的肠道里繁衍生息呢？首要原因

第55页图： 吕拉·范·塔勒肯正带着她的双歧杆菌模型玩偶（注意那富有特点的Y形）进行第一次科学工程实验。她的旁边是一袋婴儿益生菌和一盒用收集管收纳的粪便样品，该样品会被用来评估她的肠道是否被细菌占据。她的数据将会被用于科学研究。

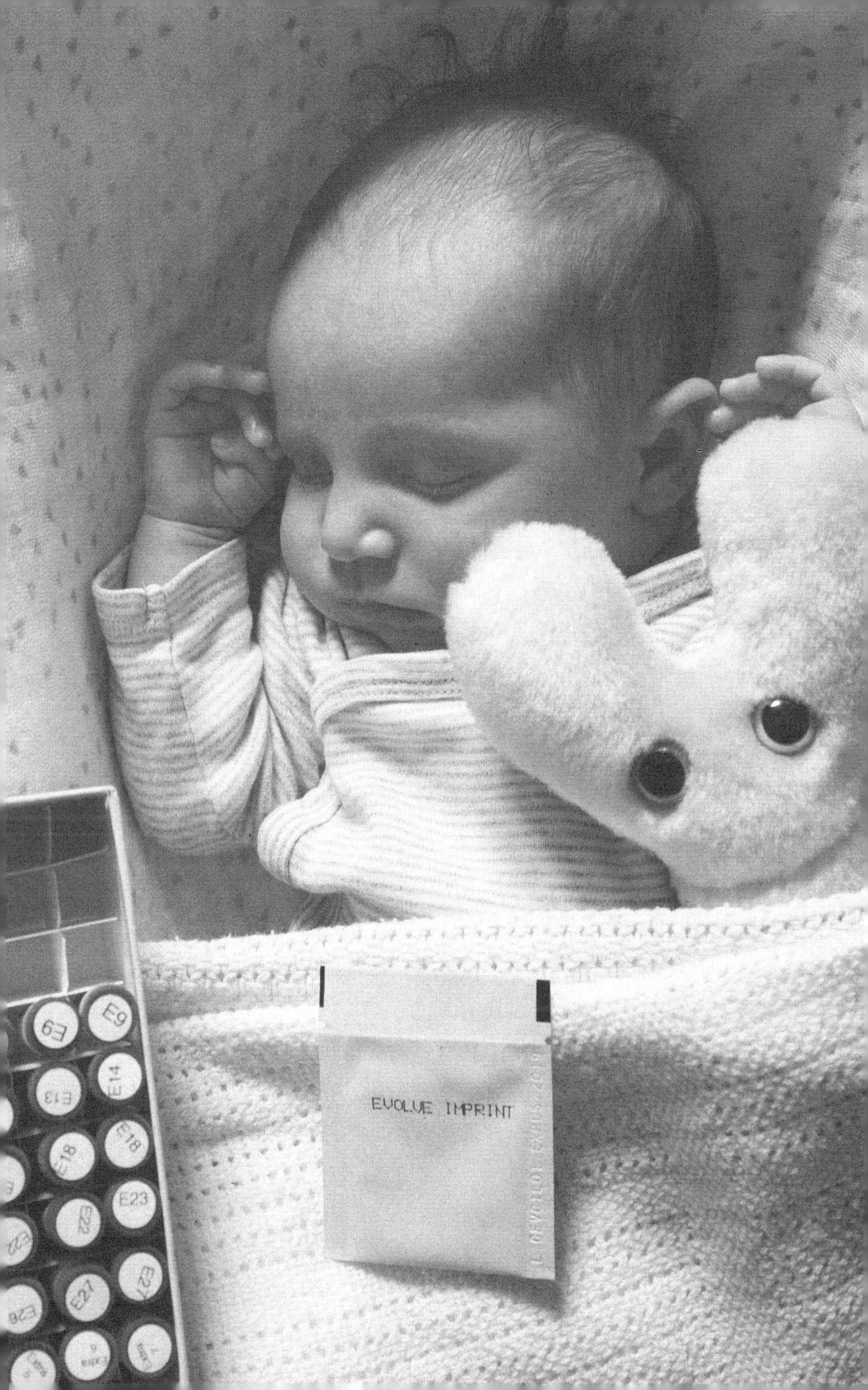
EVOLVE IMPRINT
E9
E9
E13
E14
E18
E18
E22
E23
E27
E26
E27

很可能就是竞争。婴儿刚出生的时候有着干净无菌的肠道，这就给了细菌一个很好的机会。婴儿的肠道温暖、潮湿，有来自食物的稳定富足的营养供应。母亲羊水破掉的那一刻，小宝宝“吞下”第一口细菌。母亲阴道中的菌种类型被小心控制着，但数量庞大。一次正常的阴道分娩场景可能会令每个人感到震惊：宝宝脸朝下被生出来，躺在一摊粪便里。作为一个医学生，我的工作就是在粪便上撑起一块纱布，保护新生儿。在上述因素的影响下，母乳的一部分功能就变成了鼓励“好细菌”的生长。这就是婴儿双歧杆菌保护婴儿最明显的方式：通过与宝宝大肠壁上的细胞结合，保护细胞免受其他更有害的细菌的侵袭。

这并不完全是婴儿双歧杆菌在与病原体的竞争中胜出的问题——婴儿双歧杆菌可能会将病原体“困”在分泌状态。当婴儿双歧杆菌在人乳寡糖中生长时，它们会产生短链脂肪酸（这种分子因其在喜欢高纤维饮食的成年人身上表现出来的益处而闻名），而它们对婴儿似乎也具有同样重要的作用，其中一些短链脂肪酸可能会直接杀死有害细菌。布鲁斯用这样一个概念描述了这一现象——“耐贮存宝宝”。由于体内“好细菌”的保护，一些短链脂肪酸可能有助于婴儿的大脑发育，这一点也许可以部分地说明人类乳汁中的人乳寡糖的复杂性远超其他生物（即使是我们的近亲大猩猩）。

当然，婴儿双歧杆菌还有其他一些好处。与成年人相比，短链脂肪酸在婴儿的肠道组织中具有更明显的抗感染作用。要知道，婴儿的免疫系统仍然处于发育的早期阶段。布鲁斯认为，可能对于免疫系统的发育来说，特异性地培养婴儿双歧杆菌而使得菌种没那么复杂是一件非常重要的事情。事实上，他非常认同这一观点。他认为，现在的哮喘、过敏以及其他变态反应性疾病，在很大程度上与人体缺乏双歧杆菌相关。

婴儿双歧杆菌似乎还有助于降低肠道通透性，它们能够加强细胞之间的连接。婴儿肠瘘可能会直接导致某些疾病，同时会长期影响免疫系统的发育。这一证据来源于孟加拉国的一项特别研究，在这项研究中，婴儿粪便中的主要细菌是婴儿双歧杆菌。这些婴儿中的96%都是母乳喂养的。研究显示，粪便中的婴儿双歧杆菌越多，这个婴儿的体

一个重症监护室中的早产儿。形形色色的管子和导线用来连续监视生理参数和辅助呼吸。

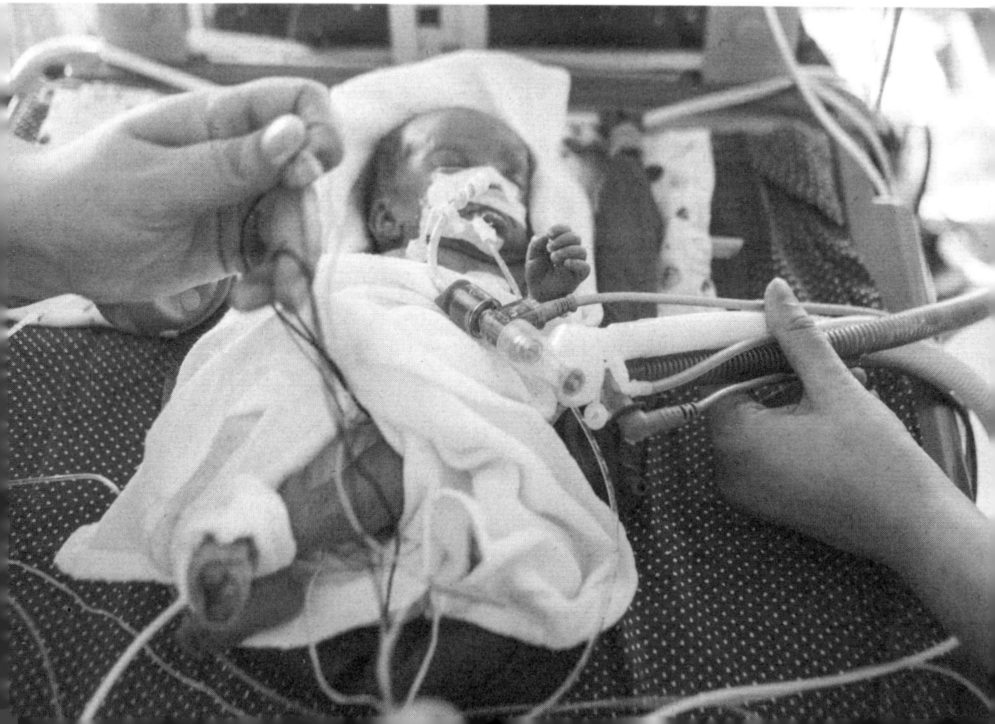

重就越容易增加，并且他们对于小儿麻痹症疫苗、肺结核疫苗以及破伤风疫苗的免疫应答反应就越好。

为了成为很好的“暂住客”，婴儿双歧杆菌还有另一个特别的作用。其他相似种类的细菌不会直接对人体造成伤害，但是它们会消化人类的肠道黏液，这时就会产生可以被有害细菌利用的糖类。而婴儿双歧杆菌所产生的复杂糖类滞留在人类肠道黏液中，会把有害细菌“饿死”。

早期研究母乳喂养和婴儿健康之间的关系时，需要化学家、医生和微生物学家合作，才能够产生重大的进展。在加利福尼亚大学戴维斯分校，布鲁斯建立了一个多学科团队。当布鲁斯开始尝试在实验室中研究母乳的组成成分时，在加利福尼亚大学戴维斯分校儿童医院，新生儿科专家安德伍德正在治疗和研究不满 37 周的新生儿。在美国，有超过 10% 的儿童在足月之前出生，他们面临着一些严峻的挑战：首先是肺部的未完全发育，几周之后又可能出现更具毁灭性的新生儿坏死性小肠结肠炎，它会夺去很多婴儿的生命。在患者的小肠中，肠上皮组织的感染和坏死，使得小肠中的内容物漏进腹腔，从而引发大面积的感染。大约 10% 的不足 1.5 千克重的新生儿会受到这种疾病的侵袭，其中一半的新生儿会因此死亡。安德伍德花费了大量的心血去照料早产儿，但是新生儿坏死性小肠结肠炎的死亡率并没有什么显著的改变。不过，面对婴儿双歧杆菌的研究，已经出现了一些可能降低死亡率的线索。母乳可以很好地改善新生儿坏死性小肠结肠炎的预后。

新生儿重症监护室是个非常危险的地方。非常矛盾的是，也许正是因为这个地方太干净了，或者说是以错误的方式过度干净，抗生素和持续的清洁工作使得婴儿双歧杆菌无处生存，而一些致病微生物却能够在最干净的地方繁盛地生长。针对这个问题，有证据表明，婴儿双歧杆菌作为一种益生菌，可以与人类母乳一同作为一种益生元，有助于进一步降低新生儿小肠结肠炎的发病率。

布鲁斯对于益生菌的使用充满热情，即使是对足月出生的婴儿。他建议我给自己的孩子使用一些含有婴儿双歧杆菌的益生元。我问道："为什么单纯的母乳喂养不足以提供足够的婴儿双歧杆菌？""因为婴儿双歧杆菌在大部分发达国家已经灭绝了，它不是一种容易获得抗生素抗性的细菌。特别是在美国，配方奶粉已经被使用了很多代，这导致婴儿双歧杆菌很难生存下来。"

布鲁斯对科学充满了热情，不过我在想，我是不是太容易被他的观点所说服了。但婴儿双歧杆菌与母乳共同进化，使得它自己成为婴儿肠道中的主要菌种，这个遗传学上的解释确实是非常具有说服力的。不过为什么它拥有所有的"基因工具"，并且能够利用只在人类母乳中找得到的东西？为什么这种东西人类偏偏还完全无法消化？我还想了解一些来自临床医生的观点，所以我去询问了安德伍德。安德伍德并不缺少布鲁斯的远见，但是他有着某种来自职业医生的镇定和临床方面的警觉，毕竟有太多的婴儿因为新生儿坏死性小肠结肠炎而死亡。他当然也不比布鲁斯缺少热情，他相信来自各方面的证据，并且他也准备开始尝试将婴儿双歧杆菌应用于新生儿重症监护室。在我的孩子 2 周龄时，我已经开始每天为她补充一些婴儿双歧杆菌。

在与安德伍德的最后对话中，我问他自己是不是母乳喂养的。"不是，"他答道，"如果我是母乳喂养长大的，那我可能会成为一名外科医生。”他这是在开玩笑。外科医生认为他们在做非常了不起的工作，但是生理学家总是在他们中间开玩笑说，外科医生只是技术员。但他的回答又包含了一个有趣的事实，他是一个健康而且成功的人。确实，母婴之间的连接像是一台引擎，驱动着令人震惊的进化。母亲和婴儿一起选择了另一个物种，作为世界上最高效的“保姆”，它可以支撑婴儿的大脑发育和免疫系统的发育，并且对抗病菌。婴儿双歧杆菌从人类生态系统中的丢失，可能可以很好地解释过敏和特应性疾病的增多。但是他的回答中还包含了这样一个观点：尽管经过很多代配方奶粉的喂养以及抗生素的使用，这种具有重要功能的细菌趋于灭绝，一个人仍然能够健康地成长。人类的寿命越来越长，人类的身体具有超强的适应力，并且具有多种冗余的功能。在婴儿肠道中重新植入婴儿双歧杆菌可能会带来非常广泛的益处，但是实际证据表明，没有它，人体所具有的适应性也能够支撑我们的生存。

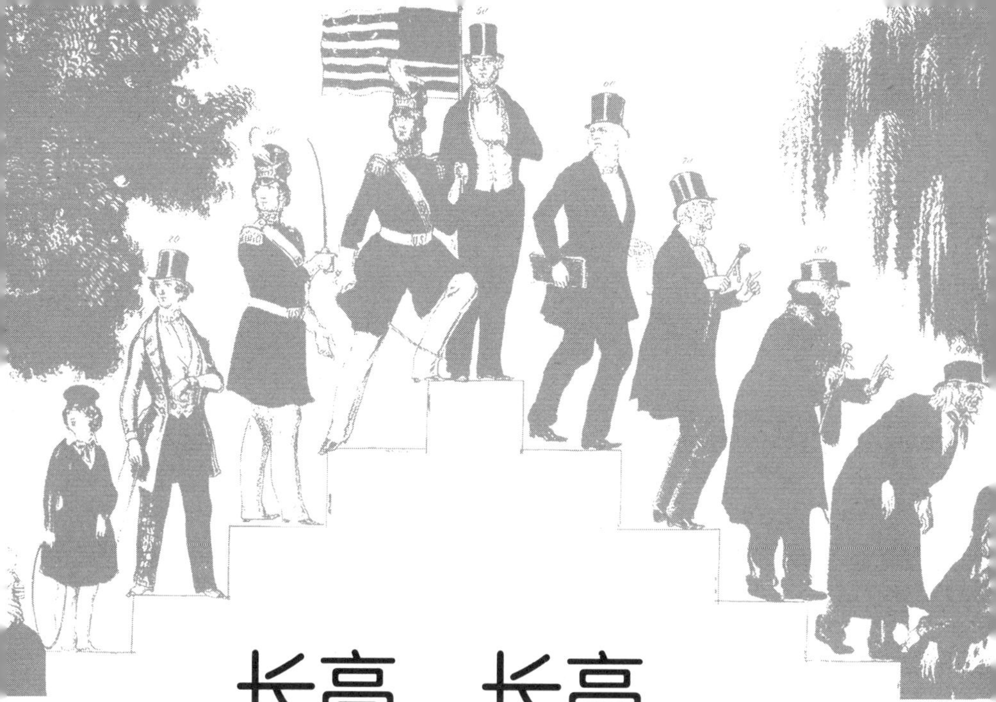

长高，长高，再长高……

当我们谈论身高问题的时候，不得不提到来自英国伦敦的一对夫妇，他们曾是身高世界纪录的保持者，凯莎和威尔科的身高分别约为 195 厘米和 213 厘米。不过，在 2016 年，这个纪录被一对中国夫妇——孙明明（身高约 233 厘米）和徐艳（身高约 187 厘米）打破。

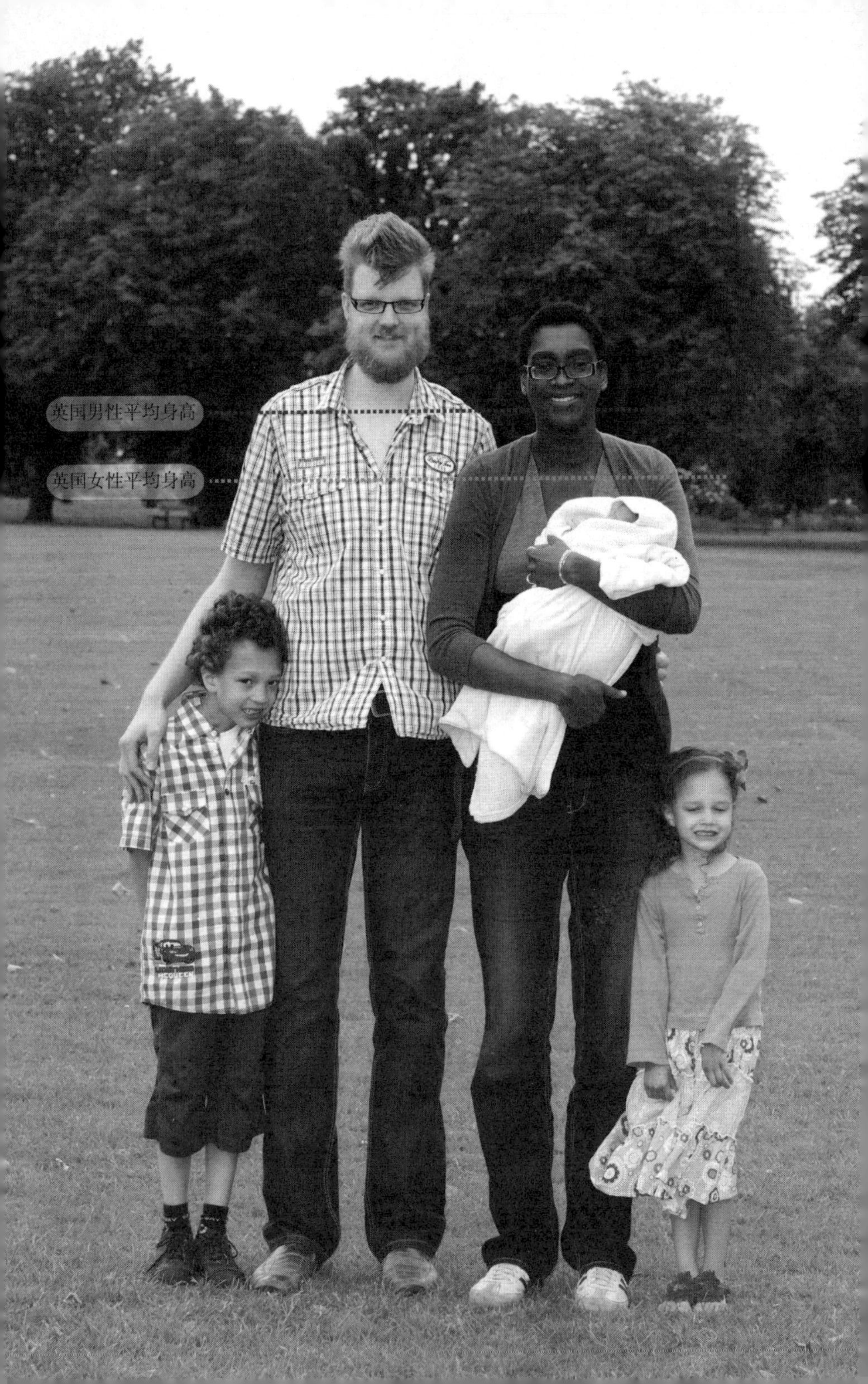
英国男性平均身高
英国女性平均身高

第 62 页图：2012 年，英国的一对夫妇——威尔科和凯莎一家的合照。3 个孩子分别是 11 天大的儿子乔纳、4 岁的女儿伊娃以及 6 岁的儿子卢卡斯。

凯莎和威尔科的身高是远超人类身高平均水平的，不过在过去的 150 年间，人类的身高总体来说也经历了令人难以置信的增长。在工业化国家，人类的平均身高相比 19 世纪中叶之前增加了大约 10 厘米。在这么短的时间内，这是一种非常巨大的增长，就我们目前的认知来看，这是前所未有的。事实上，这为科研人员进行早期人类骨骼的研究提供了强有力的证据，因为 19 世纪中叶之前，人类的平均身高基本维持在与石器时代差不多的水平。那么在 1820 年左右到底发生了什么？所有目前可获得的证据都提示我们，这种身高上的迅速增长，并不是迅速产生的进化选择压力驱动的，这个时间窗口太短了，并不足以让自然选择发挥作用。因此我们不能认为，在过去的上百年间，人类的身高经受了特别的选择压力。但是另一方面，环境的影响似乎一直与身高的增长情况如影随形。我们知道，如果一个孩子在童年的关键时期营养不良或者受到疾病的困扰，他可能再也无法达到他本应该的身高水平。但是因为男孩和女孩分别在青少年晚期和青少年中期停止长高，如果一个孩子在青春期之前能够得到充足的营养，这些营养

蛋白质摄入

在青少年时期，影响你最终身高的最重要的物质是蛋白质。肉类、鱼类、蛋类、坚果类、豆类和奶制品都是很好的蛋白质来源（这就是为什么让孩子纯素食是一个巨大的营养挑战）。其他的矿物质，特别是钙，还有维生素A和维生素D也能够直接影响身高。正因为如此，孩子在发育的关键时期营养不良会对他们的生长产生直接而深远的影响。这意味着在生长发育的关键时期，充足的营养尤为重要。对于女孩来说，这一过程开始于10岁左右，到青春期中期，她们将达到身高的最大值；而对于男孩来说，这一过程则出现得较晚，直到青春期后期，他们依然没有达到身高的最大值。

将有助于其充分发挥身高水平的遗传潜能。蛋白质、钙、维生素D和维生素A都对身高水平有影响，而在19世纪之前，这些物质是十分缺乏的。从19世纪中叶开始，工业革命催生了大量繁重的工作，但它同时对社会产生了广泛的积极影响，包括更好的公共环境、干净的自来水，以及更优质的营养供应。渐渐地，在英国这样的国家，人们的身高开始显著增长。产生这种变化的真相就是，多吃绿色蔬菜并且多喝牛奶会让你长得又高又壮。

荷兰人身高的变化堪称奇迹。数据显示，19世纪时，荷兰人要仰视几乎所有的欧洲近邻。但是随着生活水平的提高，他们缓慢却实实在在地成了全球平均身高最高的那个。有的国家虽然有那么几次飞跃式的身高增长，但两次世界大战使得物资紧缺，其身高增长的趋势又被逆转了。近几年，全球范围内的身高增长开始放缓、停滞，甚至发生了倒退。比如在美国，可能是免费医疗的缺乏以及高热量、低营养的饮食导致了这一问题；在荷兰，可能是荷兰人的身高已经接近他们的基因所能达到的极限。超过日常所需的维生素、钙和蛋白质的补充并不会对身高的增长产生积极作用，相反，有大量研究表明，过量补充维生素可能会缩短寿命。

不过，长得高的人并不只是因为他们在儿童时期吃得更好，人类的身高水平是由基因和环境共同决定的。你的基因是发到你手上的“牌”，你所处的环境是你“玩牌”的方式，这是个先天与后天的问题。对于身高来说，主要的环境影响是营养，这一点受到饮食和疾病的共同作用。人类身高上的差异大约 80% 是由基因决定的，大约 20% 可以归因于环境。不过，在世界上的不同人群中，这个百分比还会有一些差异。

你可以算出来你的身高在多大程度上是因为你的父母让你吃光了碗里的饭菜，又在多大程度上在你还是一颗受精卵的那一刻就被决定了。英国男性的平均身高大约为 175 厘米。以我为例，我的身高是 185 厘米，也就是比平均水平高出 10 厘米，在多出来的 10 厘米中，有 8 厘米是由我的基因决定的（我的爸爸是个身高 200 厘米的荷兰人），而另外 2 厘米是由我的饮食决定的。

显而易见，身高较高的父母生出的孩子通常会较高。

凯莎和威尔科家有 5 个孩子，他们的身高都在预料之中。卢卡斯，在 11 岁时身高已达 163 厘米，远超他的同班同学；伊娃，8 岁，已经达到 11 岁儿童的平均身高；而 4 岁的乔纳，身高可以与 8 岁的儿童比肩。尽管对新生儿进行评估还有点太早，但是早期的迹象已经预见他们未来的身高。伊斯拉，1 岁双胞胎中较高的那个，身高高于 91% 的同龄人，而嘉佰莉也没有差太多。

其实，我们也不是非要等到孩子们长大，才知道到底会长多高。大约从 1970 年起，我们已经开始使用一个粗糙但是比较准的公式来

男孩的身高预测

［爸爸的身高（厘米）+妈妈的身高（厘米）+13 厘米］÷2

女孩的身高预测

［爸爸的身高（厘米）+妈妈的身高（厘米）-13 厘米］÷2

预测后代的最终身高。我们只需要把父母的身高加在一起，男孩在求和的基础上加上 13 厘米，女孩在求和的基础上减去 13 厘米，再将结果除以 2，就可以得到一个相对合理的后代身高。因此，从凡威尔科和凯莎一家的情况来看，男孩的身高将会达到 210.5 厘米，而女孩的身高将会达到 197.5 厘米。

这当然不是精准的预测，但是它确实说明了身高这一特征具有很强的遗传性。这并不意味着单个基因可以编码身高，只有极少数生物特征是一对一的编码关系。除了身高之外，你还有很多其他特征，它们是由多个基因与环境交互、共同控制的结果。

我们现在知道，对于身高这个特征，在决定你和你的孩子能够长多高的因素中，基因的影响大概占据了 80%。这个精准的数据是怎么来的呢？科学家们在探索人类身高的遗传性上已经有广泛且多样的研究，很早就建立了一种可以判断先天和后天因素的影响力的方法。因此，我们得以知道这样一个精准的数据。

这些研究的原理是很简单的。首先，“收集”完全相同的双胞胎，或者用专业术语来说，是同卵双胞胎，就像我和桑德这样的。

美国女性从出生到 20 岁的平均身高表

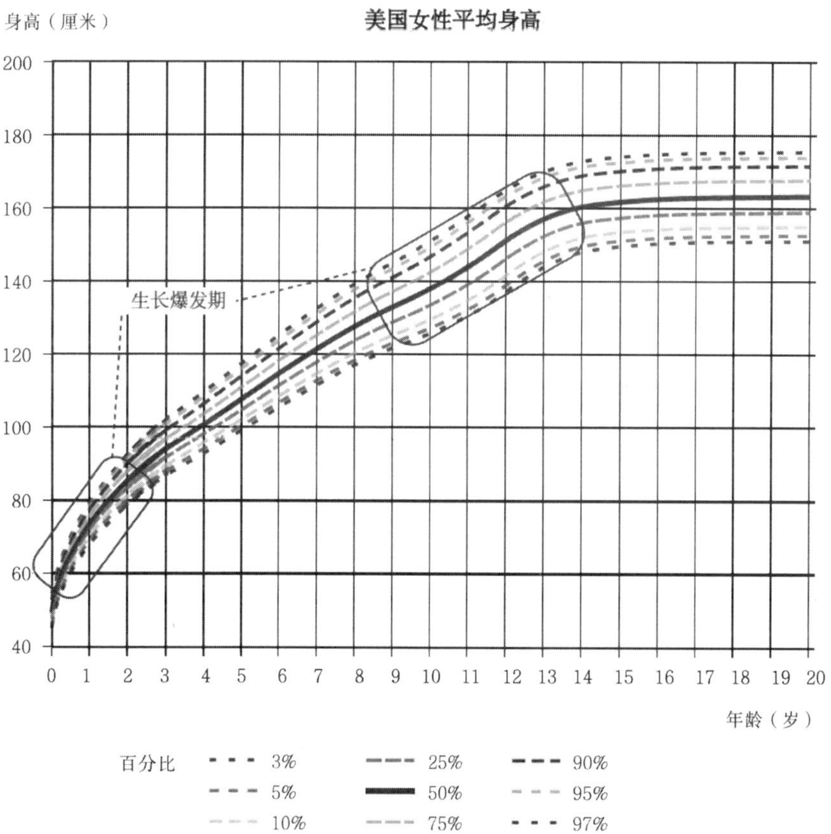

同卵双胞胎来自同一个受精卵，因此具有 100% 相同的基因。然后，你可以去对比同卵双胞胎和异卵双胞胎（或者说是并不完全相同的双胞胎，甚至可以对比兄弟姐妹）的身高等特征，异卵双胞胎只有 50% 的基因是完全一样的。

这种方法需要假设同卵或者异卵双胞胎是在相似的环境中长大的，因此比较同卵或者异卵双胞胎可以让你相对容易地评估遗传因素在一个特征中所发挥的作用。比如，在身高研究中，如果同卵双胞胎的身高比异卵双胞胎更加接近，那么这就是一个强有力的证据，暗示着基因在身高中扮演着非常重要的角色，这样的分析方法可以应用到类似的研究中。当然，不管从数据本身的角度，还是从遗传学的角度来看，这些现象都具有更为深远的意义，并且非常复杂，但是在原则上基本是相同的。同卵双胞胎之间的相似度比异卵双胞胎之间的相似度更高，我们就认为这一特征的遗传性作用更强。

最近，澳大利亚的皮特•维斯切教授也在进行一项这样的大型研究，他所在的研究团队招募了 3375 名澳大利亚双胞胎和兄弟姐妹，发现身高的遗传因素占 80%。其他的研究也得到了相似的结论，包括来自芬兰的 8798 名双胞胎的结果，这一研究发现，身高的遗传因素对于男性来说占 78%，对于女性来说占 75%。

尽管你在成年时长到了一定的高度，但是这个过程并不是稳定展开的。现在我们才开始真正理解在快速生长的过程中所发生的不可思议的事情。这是一个依赖于你的基因、大脑、一系列的化学物质以及你身体中的每一块骨头之间的相互作用的过程，复杂而精细。

成长的痛

在生命的最初 6 个月，人体长得比其他任何时候都要快。在生命的第一年里，大多数人会长 30 厘米。在刚当爸妈的人的眼里，这种生长显得尤为明显，我的女儿就好像在我眼前一直长啊长。如果一直以这种速度生长，我们在 10 岁时就已经长到 3 米高了。不过，1 岁之后，这种“疯狂”生长的趋势就开始慢下来了，然后以一种不易觉察的速度生长，直到进入青春期，这是第二个“疯狂”生长阶段。

从人体生长过程可以看出，人体以整合型系统的方式工作，而不是器官和四肢分别发挥作用。从这个过程的终点来看，真正决定我们能长多高的，是身体中长骨的长度，特别是大腿中的股骨、小腿中的腓骨和胫骨，以及手臂中的肱骨、尺骨和桡骨。这些是我们生长发育第一年中纵向生长的主要部位。这些骨头在变长的过程中不是均质地增长，增长主要发生在被称为骨干后部的特定部位。如果在 X 射线下看一名 10 岁儿童的腓骨和胫骨的骨干后部，你可能会以为这个孩子的腿断了。但实际上，你看到的骨头的断裂线就是生长的位置，那条线被称为“骺板”或“生长板”。它是一块软盘，由透明软骨（跟鼻子的软骨是一样的）构成，软骨细胞就在其中。软骨细胞在我们生命的前 15 年左右可以不断分裂，而在生长爆发期，其分裂速度将会“疯狂”地加快。在软骨细胞分裂时，它们会

人类的骨骼

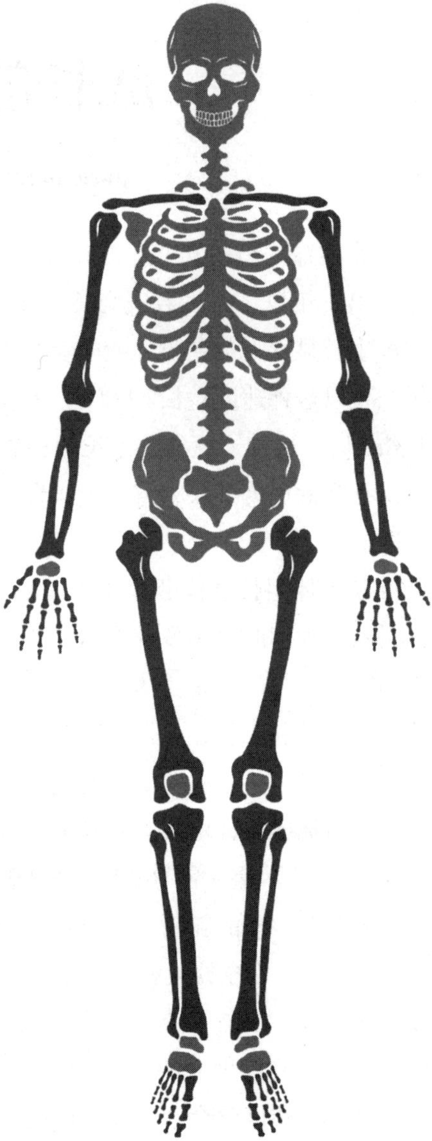

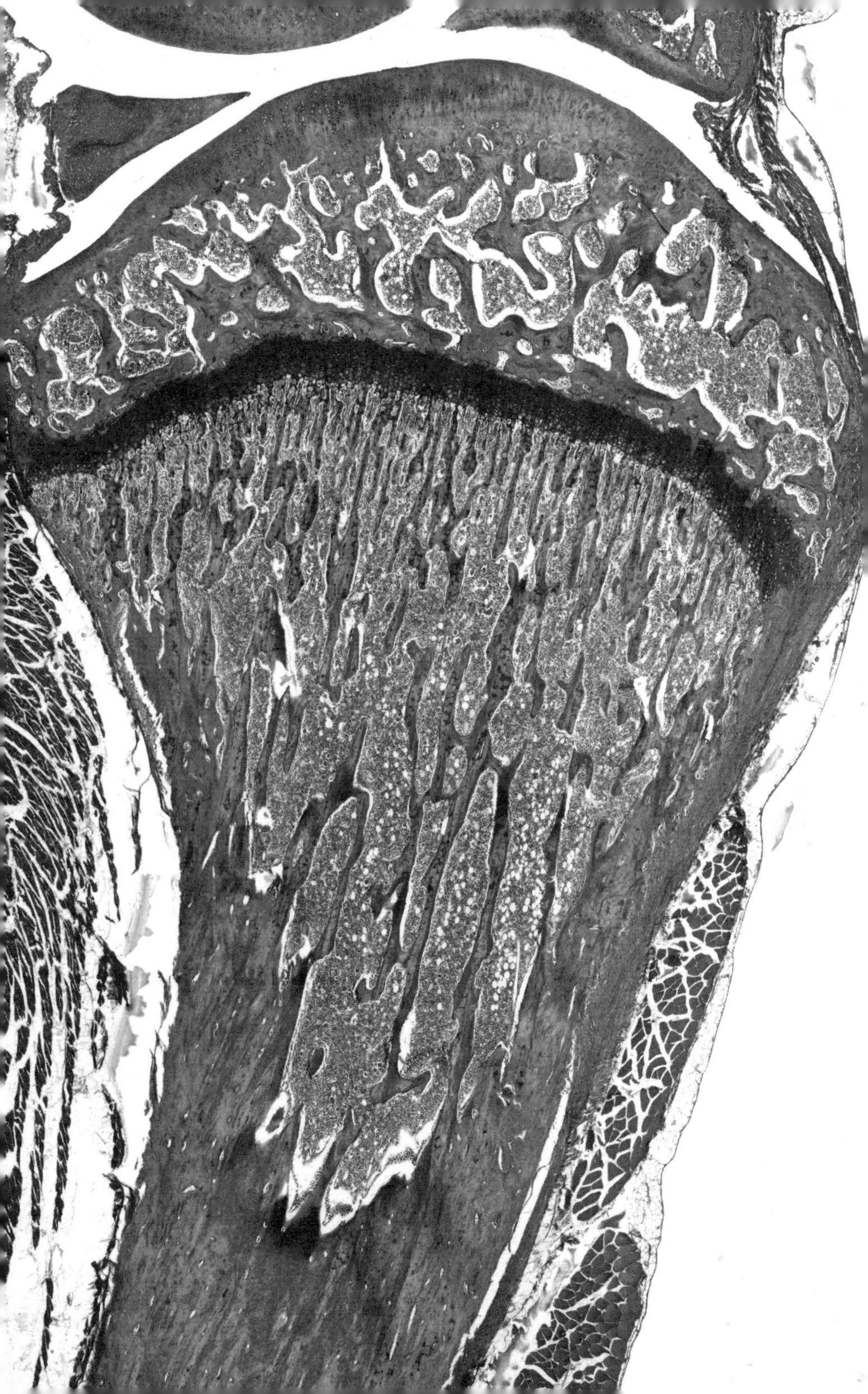

第 71 页图：光学显微镜下处于生长期的肱骨末端。骨骺板（即生长板）由分裂、成熟和死亡的软骨细胞组成。生长板构成了一个临时的基质，未成熟的骨头将沉积在上面，然后才会矿化成骨。生长板的上方是骨骺，它被弯曲的关节软骨覆盖着。干骺端位于生长板的下端，这段骨头的快速生长区域一直延伸到骨干。骨头的空腔部分由骨髓填充，血细胞就在这里产生。

形成骨组织，而骨组织含有可以构成骨头的蛋白质基质。持续不断的细胞分裂会将老细胞推向骨头中，这些老细胞会渐渐死去，并矿化。软骨细胞死亡，成骨细胞进来，这个过程最终导致骨头变长——这就是我们生长的过程。

一旦你进入成年期，这个区域就会发生程序性细胞坏死（说来也怪，这个过程是被一种男孩和女孩都有的雌激素控制的）、生长板“关闭”，于是生长活动就停止了。之前的生长板就变成了在 X 射线中可以看到的一条线，称为骺线。这就像是留在你骨头里的一道淡淡的疤痕，你将在余生中一直携带着它。这时，你的骨头已经无法再增长，你也不会再长高了。

大脑和身体之间的接口

骨头奇迹般的增长其实是从离骨头很远的地方开始的。在大脑的中心区域，差不多就在眼睛后面的位置，有一个杏仁大小的结构，它被称为下丘脑，是生长的控制中心。

大脑通过将信号传递给肌肉来促进个

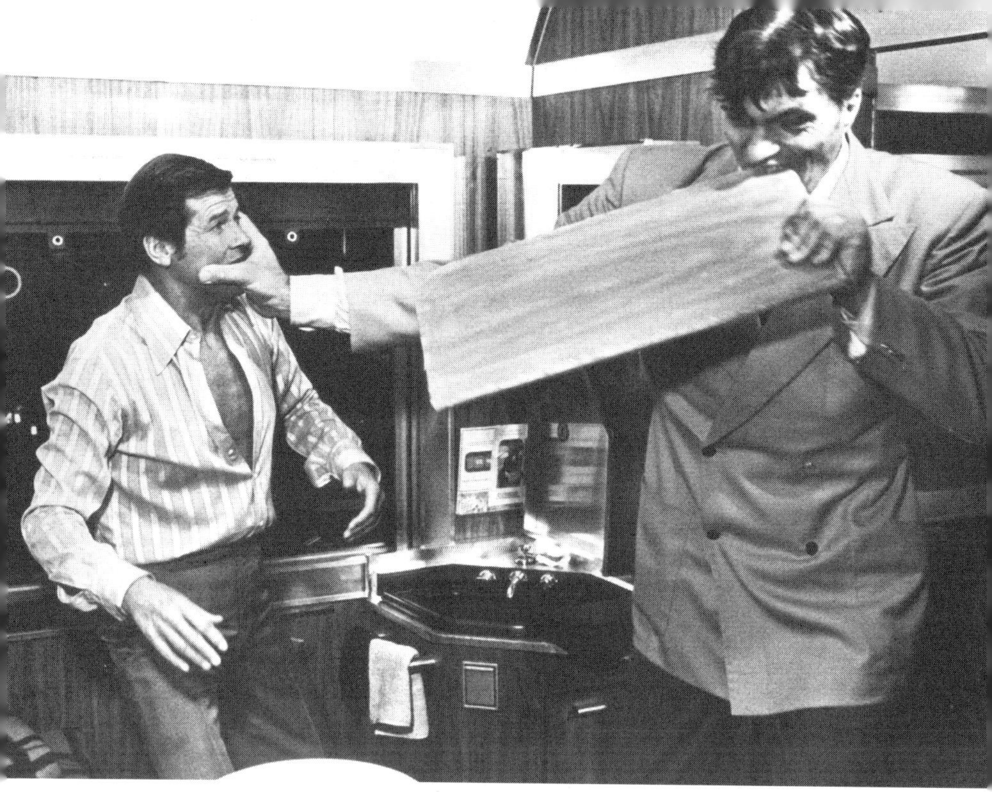

人的意愿的达成。躯体神经系统使得我们可以有意识地运动、说话和观察。与此同时，人体还有另外一个与潜意识有关的系统，称为自主神经系统。这个神经系统在很大程度上是被下丘脑控制的，它整合的数据来自人体所有的感觉器官、我们的记忆和经历、大脑皮层和杏仁核，数量完全超出了它的计算能力。它用这些数据控制身体的各个功能，如消化、心率、出汗、瞳孔大小，当然也包括长高。下丘脑就是大脑与身体之间的桥梁。

1977年的电影《海底城》中的一幕。画面中的罗杰·摩尔（007的饰演者）正在与身高217厘米的理查德·基尔对战，基尔的身高和其他特征是生长板闭合前后生长激素分泌过多的结果。一旦生长板闭合，高度就不会再增加，但声音会变低沉。肢端肥大症患者的眉毛会变粗，手掌会变厚。

这种调控能力是通过控制身体的激素或者说是内分泌系统来实现的。下丘脑自己就可以分泌激素，包括抗利尿激素（可以控制渴感和肾脏对水的重吸收）和催产素（“爱”的激素，具有广泛的作用，包括刺激乳汁分泌和子宫收缩）。

但是大部分的内分泌系统构成要素位于身体特化的内分泌器官中，比如甲状腺、性腺或者肾上腺。下丘脑通过垂体分泌一系列级联激素，以远程控制这些器官。垂体腺大约有豌豆大小，垂挂在下丘脑下方的杆状物上，它在两眼间正中位置的后方，刚好“坐”在一小块称为蝶鞍的颅骨上。通过这个小小的器官，下丘脑得以控制生殖、性驱动、生产、代谢活动，当然也包括生长活动。

这不是一个简单的过程。下丘脑会分泌一种称为生长激素释放激素或者生长激素释放抑制激素的神奇物质。这种物质传递到垂体并向垂体发出信号，使得垂体释放或者停止释放生长激素。生长激素会直接作用于身体中的细胞，“指挥”它们分裂，并且可以刺激肝脏产生类胰岛素生长因子，这种物质也可以帮助我们生长。生长激素打开了细胞分裂的“阀门”，几乎让身体中的每个细胞都开始了生长。

类胰岛素生长因子和生长激素可能会被很多生理过程和因素影响，包括胰岛素水平、疾病、蛋白质的摄入、压力、基因、体能和性激素。

我们在几乎所有的生物学过程中，都可以看到这样的信号通路级联反应。通过每种器官对于信号的反馈机制，身体可以在多种层面上实现对各种生物学过程的精细调控，这也是人类进化过程的遗留物。当有机体变得越来越复杂，对于进化过程来说，添加一层新

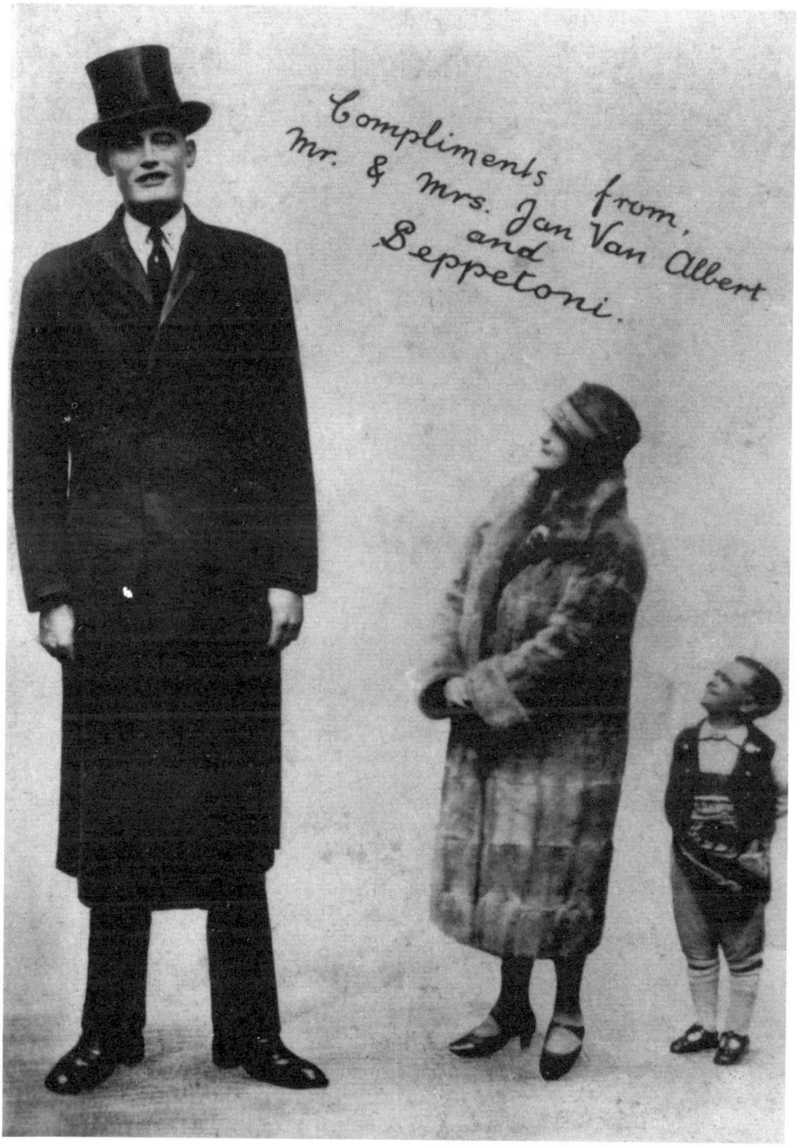
Compliments from,
Mr. & Mrs. Jan Van Albert
and
Seppetoni.

第 75 页图：1911 年拍摄的荷兰“巨人”简・范・阿尔伯特和他的妻子以及侏儒症患者贝佩托尼的照片。

的控制机制比从头开始设计要容易得多。就像我们之前所说的，在现代人类的身体中存在着古老的系统，但是这些古老的系统被加上了额外的“密码”，可以允许更多层次的调控。

我们的肝脏每天都会分泌生长激素和类胰岛素生长因子。一个健康的成年人，平均每天只生产 400 毫克的生长激素（肉眼几乎看不出来的量）。但这些生长激素对于人体的维持和更新，以及多种身体功能的控制都具有重要意义。在儿童和青少年体内，生长激素的水平会高一些，在最快速的生长期中期，人体每天会产生 700 毫克生长激素，正是这么高的激素水平驱使年轻骨骼的生长板生长。来自大脑的激素级联信号，通过血管中的血液到达长骨中的生长板，“指挥”生长板中的细胞分裂，这些骨头因此一点点地变长。就这样，我们长大了。

在医学中常常有这样的情况，科研人员通过研究那些“出了错”的人体系统来了解健康的人体系统是如何发挥作用的。当人体的类胰岛素生长因子无法正常产生，当细胞表面受体无法接收类胰岛素生长因子的信号，或者能够接收信号的细胞表面受体丢失时，人们就会患上侏儒症。

相反，垂体肿瘤可能会导致生长激素的过量分泌。如果这种现象在童年时期发生，或者在生长板融合之前发生，人们就会患上巨人症。这种肿瘤在儿童时期是非常罕见的，不过两名非常著名的演员——理查德·基尔（在两部 007 系列电影中饰演反派角色“大钢牙”）和“巨人”安德烈（原本是一名摔跤选手，参演了电影《公主新娘》），都患有这种疾病。

除了能够长到 2 米以上的身高，这些演员还患上生长激素过量分泌引发的其他疾病，比如肢端肥大症。如果长骨融合之后继续分泌生长激素，身体虽然不会再长高了，但骨骼和其他组织还会继续生长或发生变化，比如眉骨和下颌骨会增厚，舌头和手掌会变大、变厚，声音也会变低沉。

得益于过去 50 年间分子生物学和遗传学的进步，我们已经可以越来越精细地理解人体生长过程中发生的美妙而复杂的级联反应。但是有一件事情非常奇怪。人类在出生后的 6 个月里经历了最为迅速的生长，但是在这之后生长速度骤然减慢，并且在之后 10 年间一直维持缓慢的生长速度，这十年被称为童年。我们仿佛完全被控制住了，直到 10 岁左右进入了青春期，才重新开始活跃且快速生长。为什么会这样？我们为什么要以有这样一段停滞期的奇怪方式生长？最近几年出现了一种有趣的假设，尝试解释这种奇特的生物学现象。

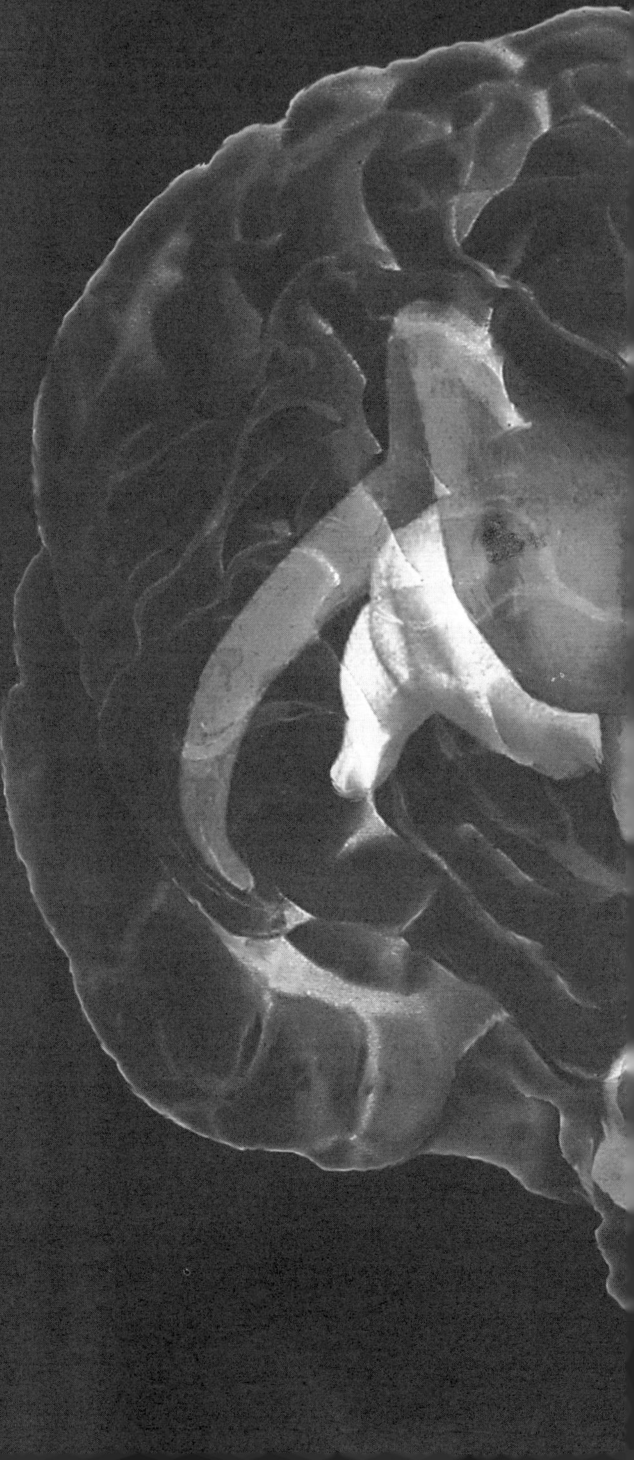

正面观的合成三维磁共振成像和计算机断层扫描的人脑。

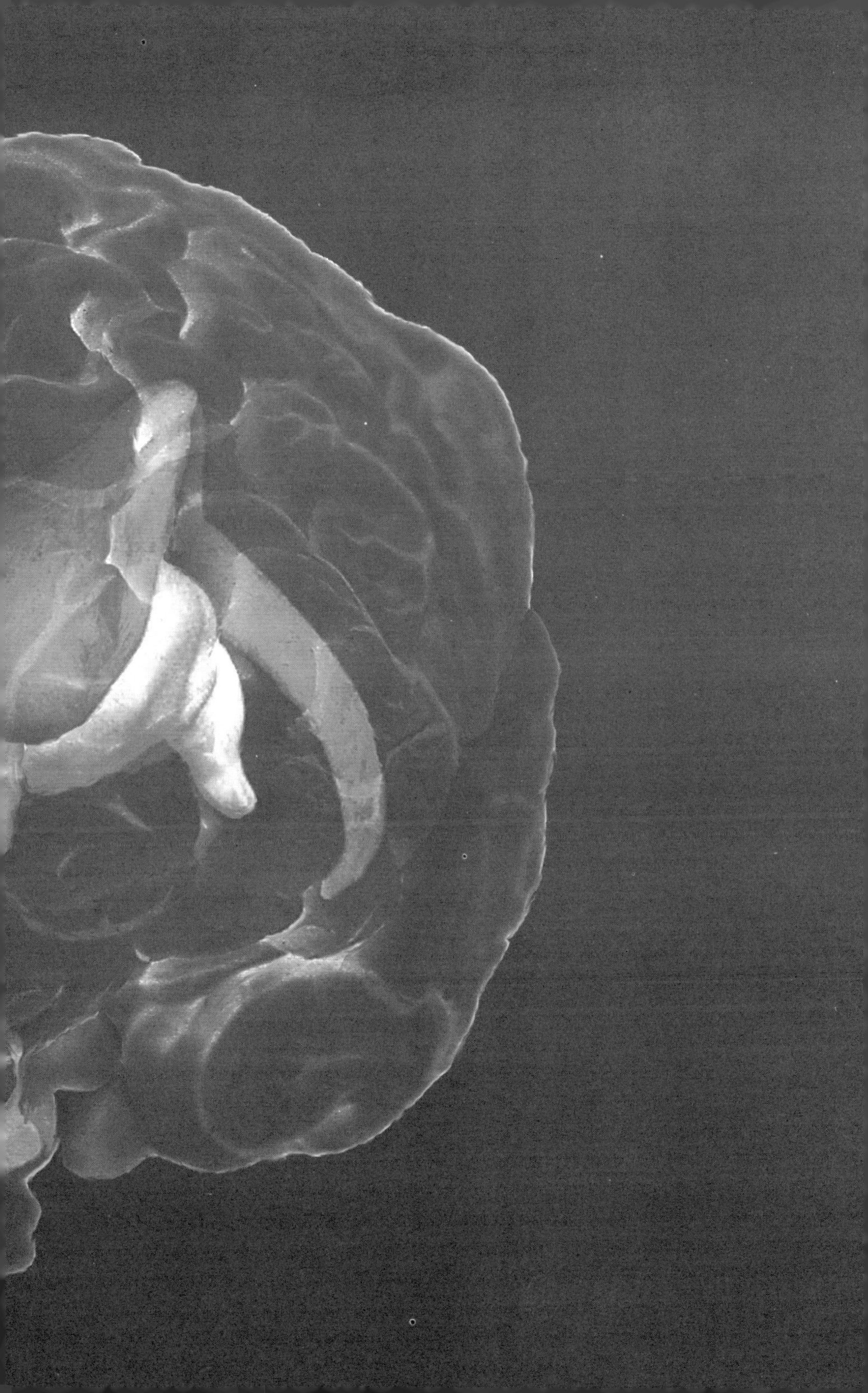

神奇的大脑

第 81 页图：“一个非常了不起的年轻音乐家。在一封由 F.R.S. 戴恩·巴林顿议员写给医学博士马修·马蒂的信中。”R. S. 戴恩斯·巴林顿，《皇家学会哲学会刊》，1770 年 1 月 1 日。

1765 年 6 月，英国律师、自然学家、英国皇家学会荣誉会员巴林顿先生从位于伦敦中心的家中前往不远处的索和区，拜访住在弗里斯街 21 号的利奥波德一家。这家有两个孩子：一个 14 岁，名叫纳内特；另一个 8 岁，名叫沃尔夫冈。

巴林顿腋下夹着一摞文件，其中最重要的就是一份刚刚由作曲家创作的音乐手稿。巴林顿想把它放在名叫沃尔夫冈的小男孩面前，验证一下伦敦的传言。据说这个男孩是个早熟的音乐天才，名叫沃尔夫冈·阿马多伊斯·莫扎特。对莫扎特来说，巴林顿的测试太简单了，第一次尝试时，莫扎特只看了一眼，就完美地弹奏出了这首乐曲。“音乐手稿刚放到他面前的桌子上，他就开始以一种极为高超的技巧弹奏这首交响乐，不管是节奏还是风格，都与作曲家的初衷非常契合。”巴林顿写道。

长高，长高，再长高……

即使是在今天，在对儿童发育进行了近一个世纪的科学研究之后，天才诞生的原因仍然是个未解之谜。我们仍然同 18 世纪的人们一样，对天才充满了好奇。

——尤他·弗里斯教授

接着，巴林顿要求莫扎特即兴创作一首“爱与愤怒之歌”。几年之后，英国《皇家学会哲学会刊》刊登了一封信，这封信现在已经非常有名了。在这封信中，巴林顿这样描述莫扎特：

令人震惊的音乐储备，而且并不是仅仅来自于大量练习，他有着关于基本作曲原则的详尽知识……并且他能够异常自然而精确地从一个调转到另一个调上去。

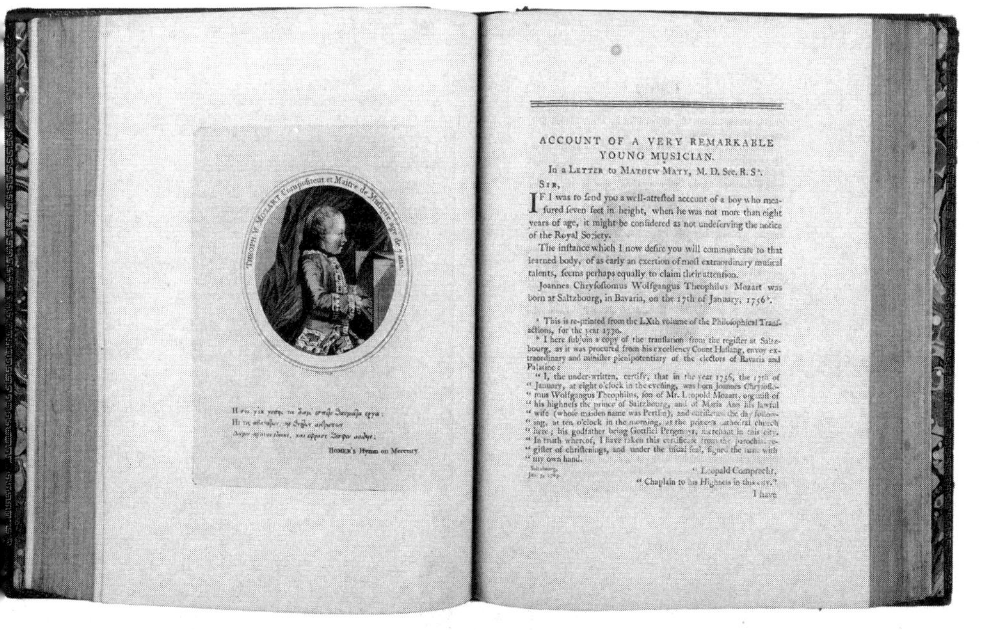

巴林顿的造访、测试以及对莫扎特的后续观察，被广泛认定为行为学的最早案例之一。250 多年后，就像当今英国最为卓越的认知科学家之一、英国皇家学会会员尤他·弗里斯所写的那样："从现代科学的眼光来看，他所使用的观察方法自然是很粗糙的，但是最重要的一点在于，他给出了关于行为的具体证据，而不只是观点。"

当然，我们其实并不需要巴林顿来证明莫扎特是一个天才儿童。关于他的超常才华有很多的历史记载，从他 4 岁就能够作曲，到在伦敦期间创作出第一首交响乐，十分详尽。莫扎特有一个完全超乎寻常的童年和一种非常独特的才华，而后者是在他的眼、耳都未完全成熟的情况下就表现出来的。弗里斯得出这样的结论："即使是在今天，在对儿童发育进行了近一个世纪的科学研究之后，天才诞生的原因仍然是个未解之谜。我们仍然同 18 世纪的人们一样，对天才充满了好奇。"

成就以及才华在 4 ～ 6 岁的儿童中其实很常见。当我们带着自己的孩子第一次坐在钢琴前面时，当我们带他们参加当地的少年足球队时，当我们带他们去上芭蕾课时，或者当我们看到他们掌握了阅读、写作和算术这类受用一生的基本技能时，我们就会发现，我们的孩子开始拥有某些才能了。

在潜意识里，或许我们也意识到这样的瞬间弥足珍贵。我们的孩子不再只是一块"海绵"，此时，他们能够轻松地学会新技能并提升能力，而在他们之后的人生中，新技能的习得再也不会如此轻松。

新知识、新技巧和新能力的获得都依赖于一定的生理基础，而

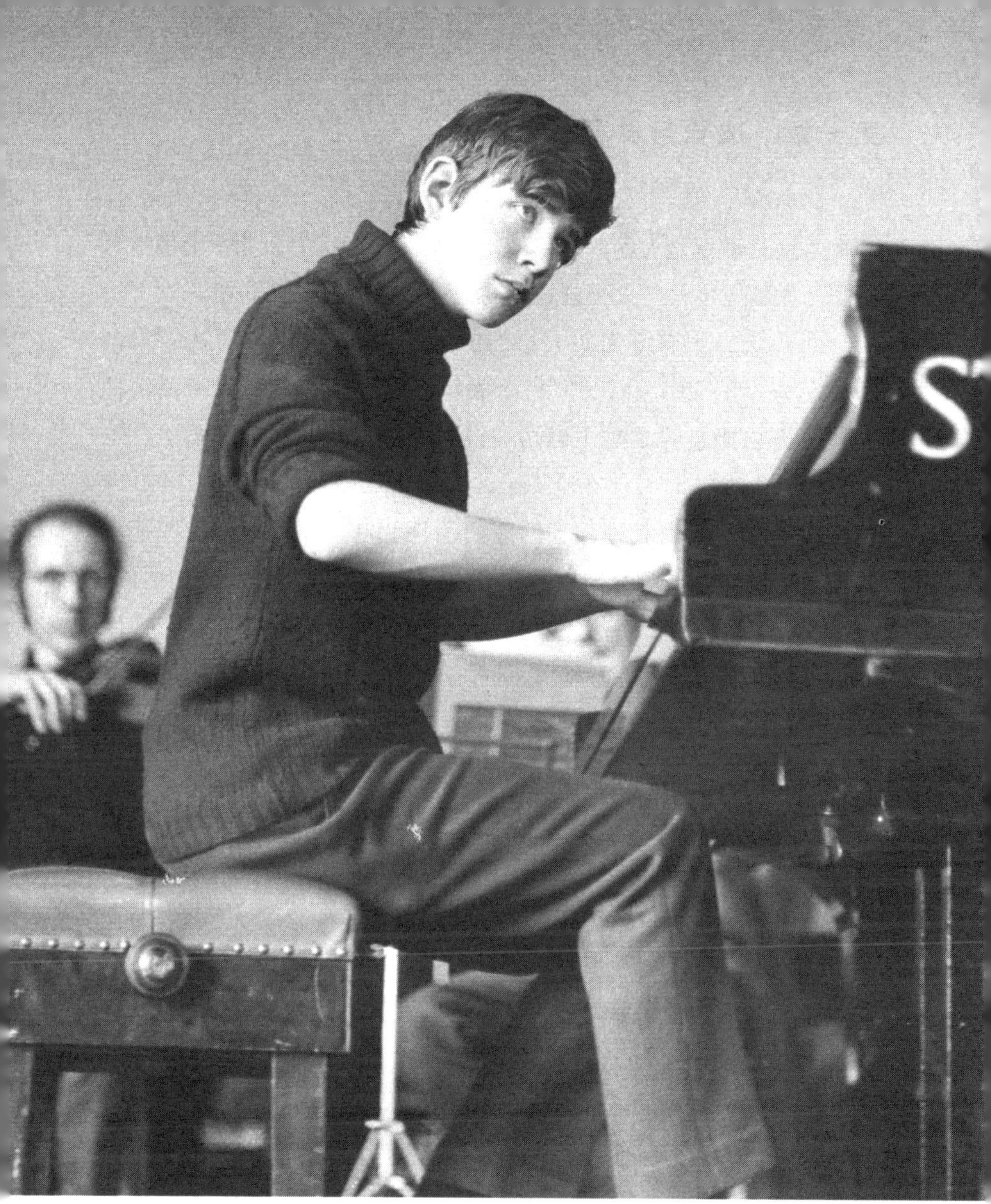

杰弗里·托泽（1954—2009），澳大利亚古典钢琴家和作曲家。作为一个“神童”，他在8岁时创作了一部歌剧，13岁时成为最年轻的丘吉尔奖学金获得者。照片中正在进行表演的托泽，不满16岁。

这个生理基础就是大脑。有趣的是，我们现在认为，儿童密集学习所需的大脑能量，与人类谜一般的成长方式有着内在联系。

每一天，大脑都需要大量的能量。大脑重约1.4千克，只占身体总质量的2%左右。但一个成年人的大脑平均每天需要消耗人体所需总能量的20%（确切地说，占静息代谢率的20%）。也就是说，即便一整天什么也不干，人体仍然需要消耗大约1400卡路里的能量，而这其中，大脑需要消耗280卡路里，但这些能量只够大脑决定该看哪个电视频道，或者什么时候吃晚饭。换句话说，想要维持大脑“活”着，你需要吃一整根巧克力棒，还得在另外一根巧克力棒上再咬一口。人体中再也没有其他器官像大脑这样如此“渴求”能量，不过有趣的是，在人类的一生中，大脑对于能量的需求并不是恒定不变的。

2014年，美国伊利诺伊州西北大学的克里斯·库萨瓦团队在美国国家科学院院刊上发表了一篇有意思的文章，这篇文章的标题为《人类大脑发育过程中的代谢能耗和进化暗示》。这个标题听起来可能很复杂，不过这项研究的目的和所得出的结论是非常简洁的，并且可能为人类漫长而缓慢的童年时期提供了一种目前已知的最好的解释。这项研究首先测量了人类在0～15岁期间大脑对于葡萄糖的利用情况，数据来自之前使用正电子放射断层造影术和核磁共振方法进行的研究。他们将这些数据按照年龄段和性别进行整理和分析，得到了第86页的图。单独看这两幅图并无多少信息，但是如果把这两幅图放在一起，一个有趣并且颇具震撼力的生命故事就出现了。根据这项研究所得到的结果，我们可以发现，大脑需要的能量越多，体重增加得就越少。由此看来，在1岁以前，人体在获得能量方面占据优势，之后能量的供给便开始偏向大脑；在青春期开始之前或者在青春期时，人体又重新获得了能量优势。我们奇特而漫长的童年时期的秘密，其实就在于能量的供给。

因此，库萨瓦团队得出了下面这样的结论：

> 我们发现，大脑对能量的需求在童年时期达到峰值。在这一时期，大脑所消耗的葡萄糖高达身体静息代谢率的66%，占身体每日能量需求的43%。从婴儿阶段到青春期，大脑对葡萄糖的需求与身体发育成反比。我们的结果支持这样一种假说：人类大脑发育产生的异常高的能量需求，是以童年时期缓慢的身体发育为代价的。

换句话说，在生长缓慢的童年时期，当我们的大脑探索这个丰富多彩的世界时，身体发育的进程被拖慢了。

本质上，如果说童年是一个能量向大脑转移的时期（在这里我们将童年极度简化），那么这些能量被用来做什么了呢？为了回答这个问题，我们必须拿起显微镜，看一看人脑中的细胞。

在童年时期，大脑的大部分活动是为了制造新的连接。我们出生时，大脑中就有大约1000亿个神经元，但是这些神经元之间的连接方式才是真正的关键所在。神经元连接的位置称为突触。一个神经元将接收到的信号通过电信号的方式传递至突触，通过突触释放称为神经递质的化学物质，将电信号转化为化学信号传递下去。神经递质在结合到下一个神经元的表面时，可以刺激或者停止下一个神经元的信号传递。突触将神经元连成网络，这个网络可以交换、储存和处理信息。创造和加强新的突触是学习新技能与产生新记忆

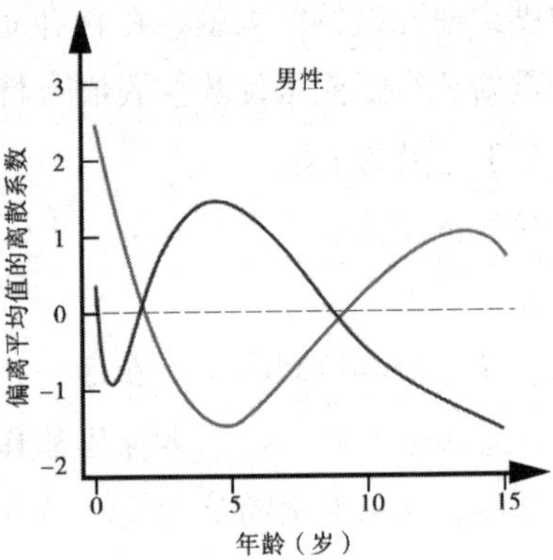

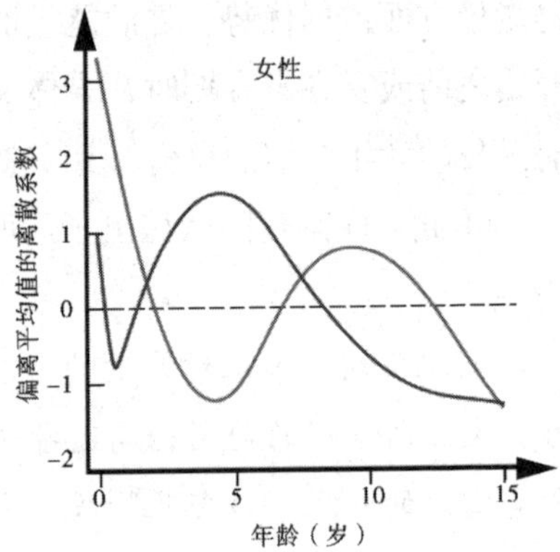

克里斯·库萨瓦的研究结果。

的关键。

其实在你出生之前，突触就已经形成了。不过，当你出生之后，整个世界都在冲击着你的感官，这时，突触形成的速度才真正开始加快。在生命的前 3 年里，突触的形成速度是最快的，可以达到每秒形成 40000 个突触。快到 3 岁时，你的大脑已经有 10^{15} 个突触了，这是不是一个令人震惊的数字？这就意味着每个神经元都有大约 7000 个突触。但在这之后，奇怪的事情又发生了：突触的数量并没有继续增加，反而开始减少了，缓慢但明确地开始减少，到成年时，你只有 $10^{14}\sim5\times10^{14}$ 个突触了。

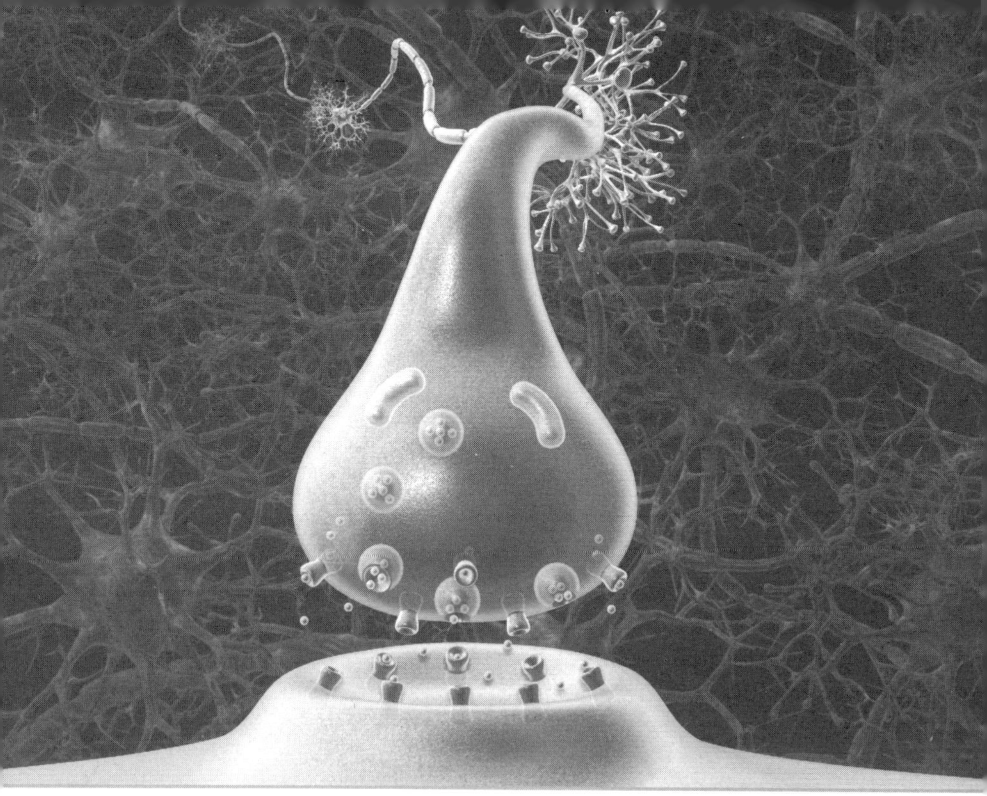

儿童的大脑中发生的事情看起来是很矛盾的。一方面，他们大脑中的代谢速率如同一辆超速行驶的汽车（儿童的代谢速率几乎是成年人的两倍），这使得儿童身体的生长速度被降到最低水平；另一方面，大脑中的突触数量却以每天百万计的速度在减少。这里面到底发生了什么？

在童年时期，人体仍然产生新的突触，但突触的生长是随机的——数量多得惊人的突触每天都会被制造出来，但并不是所有的突触最终都是有用的。大脑将有用的突触保

神经递质，如血清素和去甲肾上腺素在突触间隙中发挥作用。含有神经递质的囊泡向突触前膜移动，它们在那里与细胞膜融合，将其内容物释放到突触间隙。神经递质分子通过与细胞表面的特定受体结合作用于突触后膜。它们也可以通过其他受体被突触前细胞重新利用。

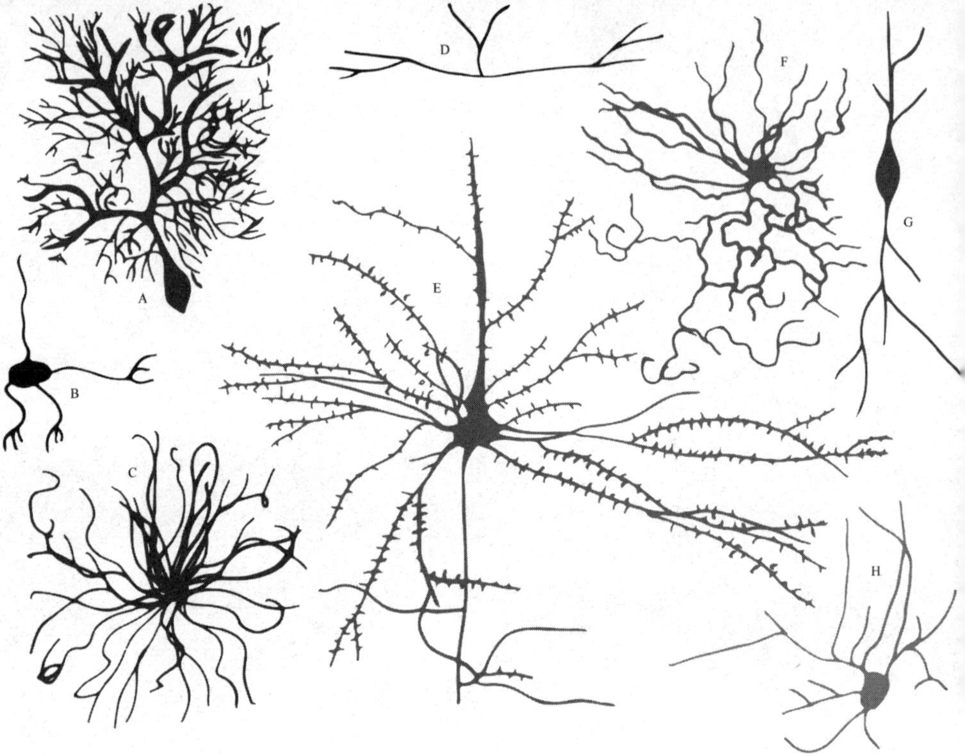

不同类型的神经元：A. 浦肯野细胞；B. 颗粒细胞；C. 运动神经元；D. 三叉神经；E. 锥体细胞；F. 吊灯样细胞；G. 主轴神经元；H. 星形细胞。

留下来，这些突触在儿童时期持续参与新技能和新经历的处理。但是如果一个突触没有被充分利用，它最终就会在一个称为突触修剪的过程中被剔除。我们现在才意识到，这个过程对从童年到成年的大脑发育是十分重要的。

为了理解突触修剪的过程，我们需要探究一下神经元之外的组成大脑的其他种类的细胞。我们知道，大脑中有 800 亿到 1000 亿个神经元，但是还有一种细胞的数量比神经元要多——神经胶质细胞与神经元细胞数量比例至少为10∶1。一直以来人们都认为，神经元是大脑中扮演主要角色的细胞，而神经胶质细胞则起到支持的作用。不过近年来我们开始意识到，其实后者在大脑发育和运转的过程中发挥着非常重要的作用。神经胶质产生脑脊液，并且参与脑脊液的循环——我们的大脑就浸泡在脑脊液中——它们精细地控制着神经元周围的化学平衡，还会分泌对大脑功能发挥重要作用的髓磷脂。此外，神经胶质细胞还有着令人意想不到的功能。小胶质细胞是大脑的第一道免疫防线，它们是“居住”在大脑中的免疫细胞，当有任何细菌或者病毒入侵时，它们会率先与入侵者“战斗”。作为巨噬细胞，小胶质细胞与人体中的其他同胞一样，主要负责发现和破坏大脑中那些被识别为“异类”的东西，如病原体、受损或失去功能的脑细胞和癌细胞，小胶质细胞会吞噬和破坏任何对大脑构成威胁的物质。

因为小胶质细胞被视为大脑的免疫细胞，所以人们假设，当大脑没有遭受攻击时，小胶质细胞就静静地“坐”在那里；当大脑遇到侵害时，它们就会“跳”出来。不过就

第90页图：这是哺乳动物大脑皮层脑细胞的免疫荧光显微图。免疫荧光是一种利用抗体将荧光染料附着在细胞内特定组织和分子上的染色技术。星形细胞（也叫星形胶质细胞）是胶质细胞的一种，它们能够为中枢神经组织和脊髓提供支持。星形细胞可发挥多种功能，从引导轴突和支持突触，到控制血脑屏障和血流量，它们都有参与。星形细胞还参与了信息存储。

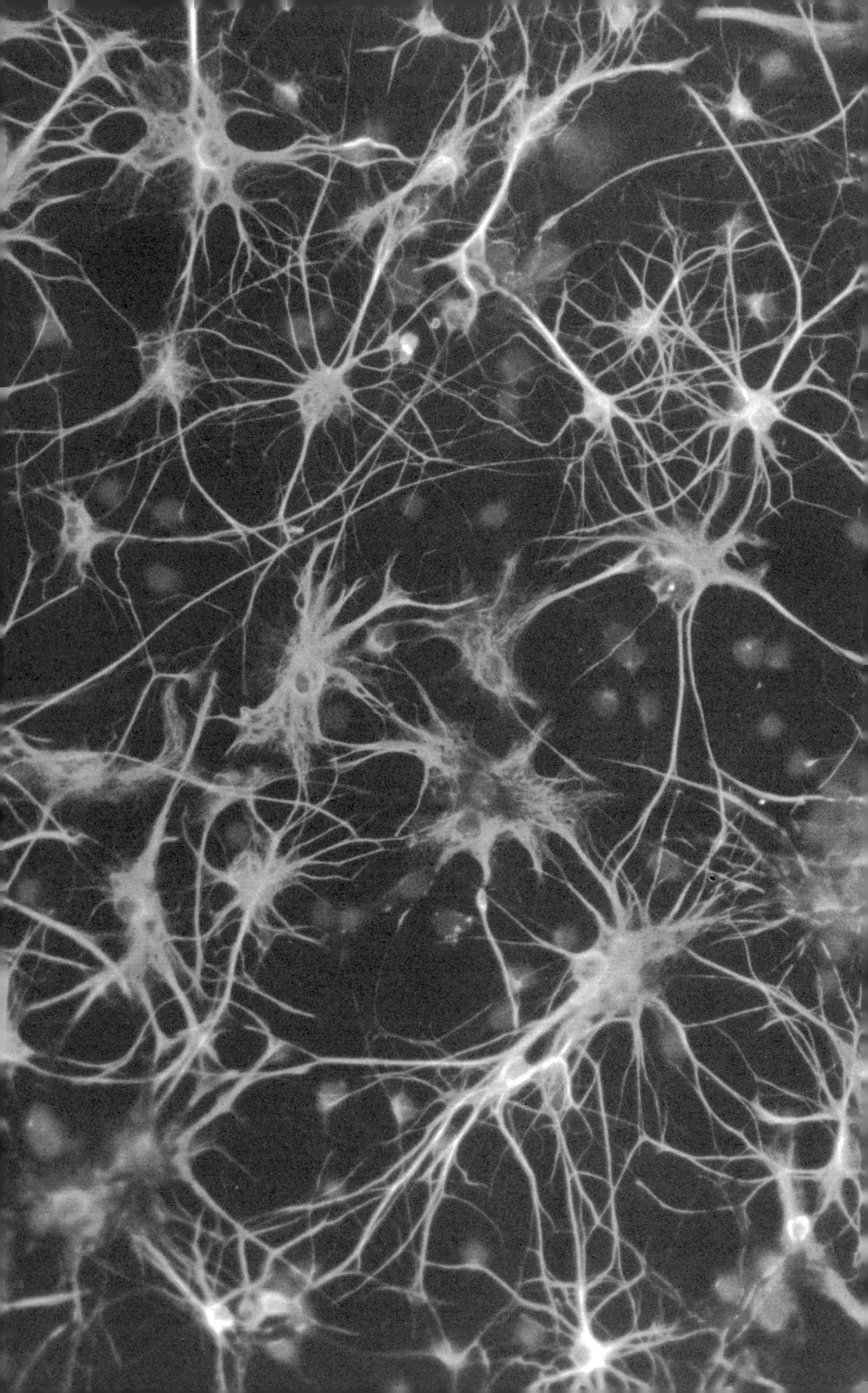

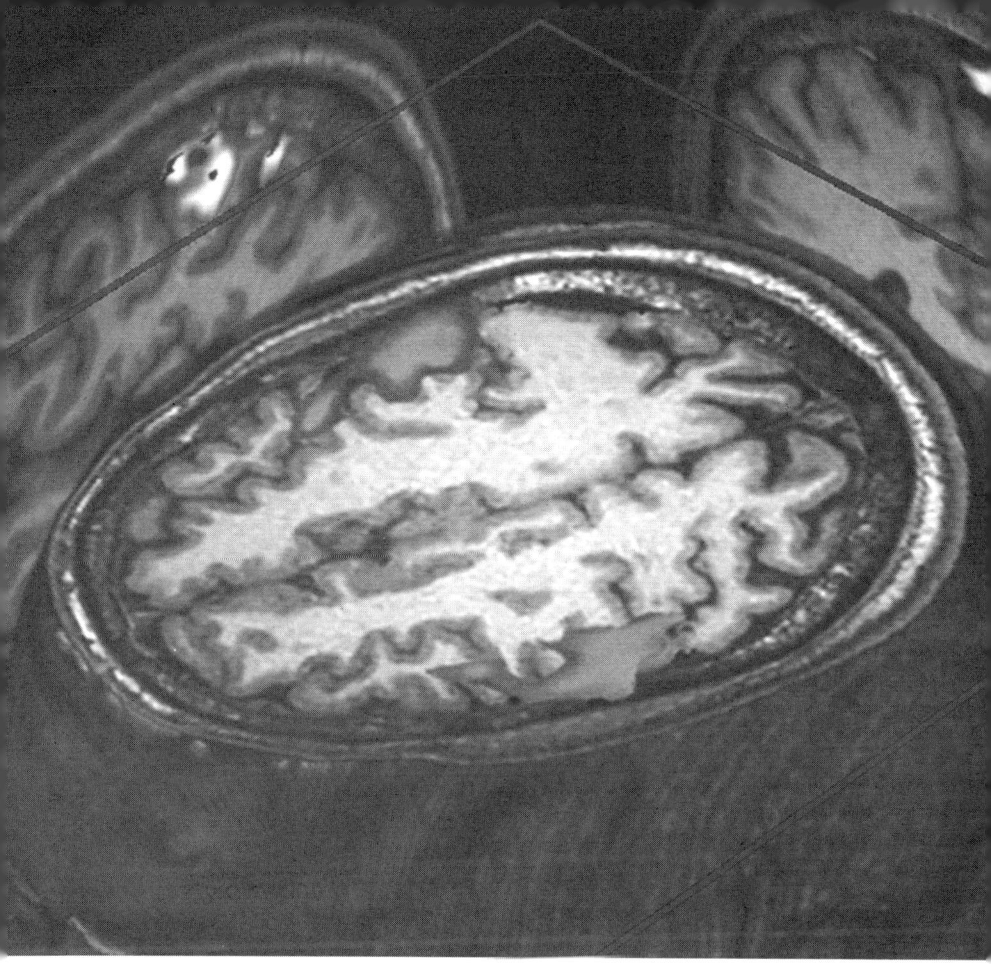

在最近，这种假设被戏剧性地打破了：人们发现，小胶质细胞远不只是对抗“异类”的活跃分子，它们还是帮助大脑发育和功能发挥的秘密武器，也是人体学习过程的重要参与者。

一名受试者躺在功能性磁共振成像扫描仪中。他在听完一段器乐后，图像显示了大脑对重要的听觉刺激的反应区域。

它们并不只是傻傻地“坐”在那里等着病毒或细菌的下一次入侵。实际上，小胶质细胞是健康大脑中快速运动着的结构，它们到处“巡逻”，不仅是为了寻找“异类”，还会寻找那些同样具有破坏性的威胁——不活跃的突触。它们找到并破坏不活跃或者没有用的突触，完成对整个童年时期的大脑的塑造。通过这种方式，大脑被小胶质细胞不断“雕刻”，这对人们童年时期的学习和发育至关重要。我们现在也开始了解一个重要的问题，即小胶质细胞如何区分哪些突触应该被保存下来，哪些应该破坏掉。最近的研究显示，需要被保存下来的突触会被打上一种化学“标签”，上面写着“不要攻击我”，而不怎么活跃的突触就没有这个“标签”的保护。这套小胶质细胞系统对大脑的健康发育和功能发挥至关重要，它可能与许多疾病的发生、发展有关，包括阿尔茨海默病、精神分裂症和自闭症等。

谜题似乎有了答案。在童年时期，发育中的大脑需要大量的能量，因此身体的生长节奏被放慢了。而在大脑内部，这些能量不只用于建立新的连接和通路，也用于持续监控和“雕刻”大脑，以塑造一个更加快速高效的大脑来适应我们的需求。通过塑造和破坏，到 11 岁左右，大脑差不多就完全成熟了。下次你遇到一个 12 岁小孩的时候可以测试一下，你会感到惊讶的，因为他表现出的逻辑思维能力、智力和幽默感是如此成熟，与他的长相完全不搭。突触和神经元形成之后，大脑对能量的需求会减少，身体开始利用能量储备进入下一个发育阶段——青春期。

“莫扎特们”的大脑

我们永远无法知晓年轻的莫扎特的大脑到底是怎样“施展魔法”的。在他去世 220 多年后，一项关于杰出音乐家的大脑的研究，可以帮助我们稍微了解一下莫扎特的大脑。2016 年，蒙特利尔康考迪亚大学的科学家研究了 36 位成年专业钢琴家的大脑，对其进行核磁共振成像扫描，这些钢琴家都在 7 岁左右开始弹钢琴。意料之中的是，这些钢琴家的大脑特定区域灰质普遍增厚。灰质由无髓鞘的神经元组成，它们构成了大脑皮层，是“思考”之源。与不弹钢琴的人相比，这种增厚主要发生在与学习和记忆相关的区域。不过，与不弹钢琴的人相比，他们右脑特定区域的灰质却有所减少。这种结果表明，参与重复学习的区域是被大量的音乐训练建立起来的，与此同时，这些人大脑中参与感觉运动控制、听觉信息处理和视觉阅读的区域却减少了。由此可见，如果你不使用它，你就会失去它！

有趣的是，7 岁之前就开始弹钢琴的钢琴家客观上是更好的演奏者（尤其是左手），但他们大脑中的运动控制区域的灰质比晚一些才开始弹钢琴的钢琴家要少，这说明较早开始学习的人具有更高的效率。也许正是小胶质细胞重塑了这些崭露头角的“小莫扎特们”的大脑。

婴儿肥的力量

研究人体生物学最大的乐趣之一就是，不管我们如何努力尝试，总有一些秘密不愿让步——到底是什么踩下了我们青春期的“油门”，这个秘密就是其中之一。

青春期是我们在生命中经历巨大改变的一个时期。我们的身体经历了从儿童到成

一个 16 岁少年脸上的痤疮。痤疮是一种非常常见的慢性皮肤疾病，它主要是毛囊皮脂腺单位（毛囊及其附属皮脂腺）被堵塞导致的。脸部、背部和胸部是痤疮的常发部位。

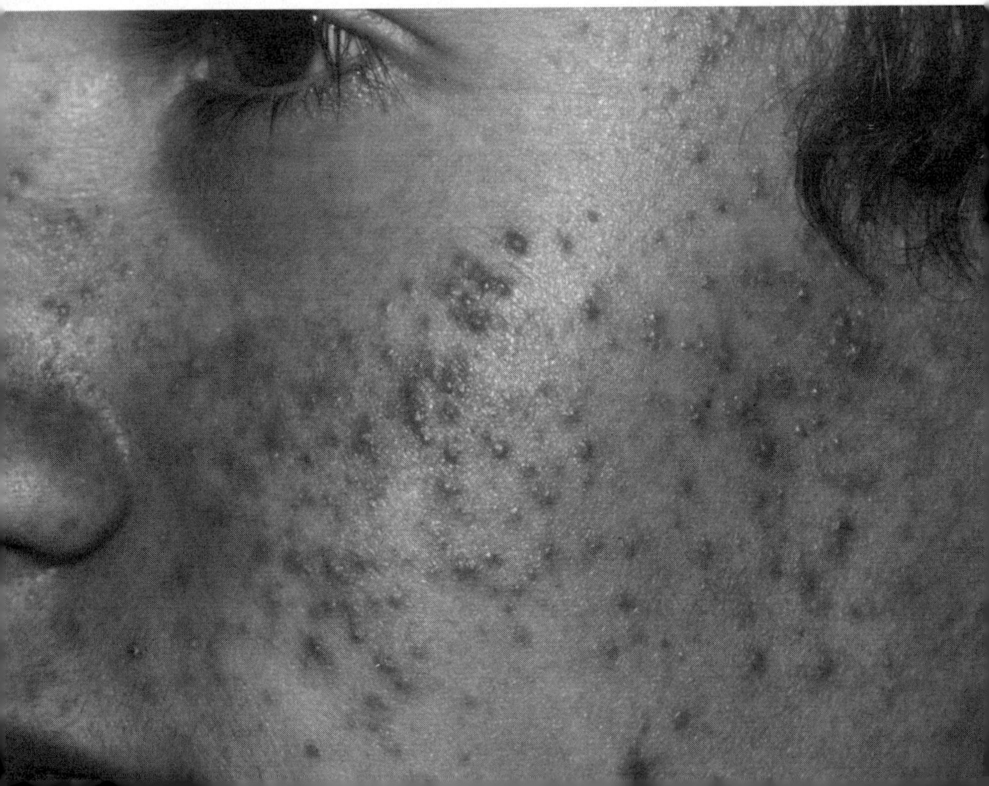

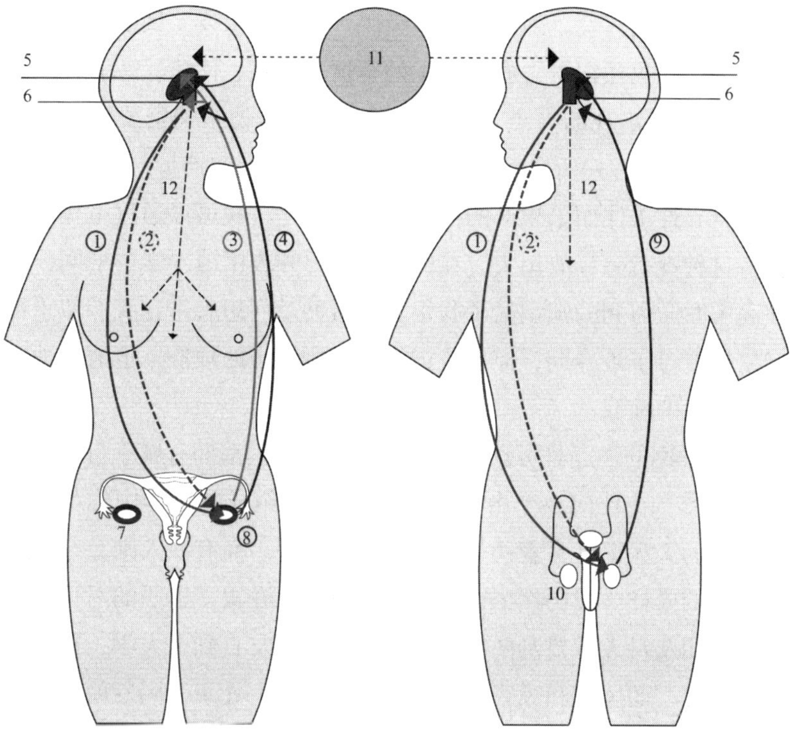

人体的稳态是由一系列级联反应和信号通路控制的，这种调控机制是极为精细的。内分泌系统的调控就是一个典型的例子，来自大脑皮层的信号经由下丘脑和垂体传递到内分泌器官，内分泌器官分泌的激素几乎可以影响所有的组织。

图注：1. 促卵泡激素；2. 促黄体生成素；3. 黄体酮；4. 雌激素；5. 下丘脑；6. 垂体；7. 子宫；8. 人体绒毛膜促性腺激素；9. 睾酮；10. 睾丸；11. 奖励机制；12. 泌乳素。

年人的全面性巨变，最终跨越了障碍，完成了从婴儿到婴儿制造者的旅程。我仍然记得青春期发生的事情，痘痘、体味，还有在大约12岁时突然出现的有点儿傻的胡子，我害羞地跟爸爸要剃须刀。最重要的是，在一所男校，你会感受到一种强烈的挫折，即一种“希望获得异性关注而未果”的挫折。幸运的是，我可以通过工作和运动将这种挫折感释放出去。在医学院学习和攻读博士学位期间，我在高中时学习到的知识给了我很大的帮助。回想起来，我们似乎很轻松地度过了青春期，但是我记得自己所经历的烦恼，也清楚地记得其他人的烦恼。

青春期的终点是可预知的成年，但每个人都拥有属于自己的青春期旅程。在任何一个由14岁男孩和女孩组成的群体中你都会发现，有的人无论是穿着还是行为都像个孩子，而有些人则完全是成年男女的模样。我仍然记得我们的同伴中存在很多鲜明的对比，比如有的朋友每天需要刮两次胡子，而有些朋友直到上大学，还保持着“幼稚”的体格和嗓音。青春期同龄群体由处于不同发展阶段的个体组成，这往往会加剧个体的情感波动。尽管现在我们已经对激发青春期身体变化的生理过程和激素级联反应有了深刻的了解，但是不同个体之间的巨大差异，仍然是个谜。对于女孩来说，青春期的标志就是第一次月经来潮；而对于男孩来说，则是第一次射精。但为什么有的个体早在9岁就进入了青春期，有的个体则晚至16岁，又是什么引发了青春期的开始？我们对此仍然没有完全了解。

19世纪中叶的一项研究记录显示，1840年到1950年，西欧国家女孩的初潮年龄平均每10年就会提前4个月。

我们已经确定的是，青春期的一切都是大脑中发生的事情引发的。下丘脑和垂体将激素脉冲传递出来，经由血流到达卵巢或睾丸，使这两个器官重新启动。于是，这两个性腺组织开始向全身输送性激素——男生的是睾丸素，女生的是雌激素。不过这并不是这两个器官第一次被启动。在我们生命最初的 6 个月里，每一个人都经历了这样一个阶段，发生了同样的激素级联反应，并且睾丸素和雌激素达到了青春期的同等水平。

这种“小青春期”现象正是快速生长爆发阶段的一部分。而且，这一现象似乎与大脑的性别化密切相关，它会在童年和成长过程中影响具有性别特征的行为。在之后的童年时光里，这一激素系统渐渐进入休眠状态，直到大约 10 年之后才重新活跃，开始驱使性成熟。

青春期在人类发育过程中具有里程碑意义。但是你会惊讶地发现，青春期的产生机制始终难以捉摸。最近，这个谜似乎才逐渐被破解。

2005 年 6 月，著名的《科学》杂志发行了 125 周年特别纪念刊，其中列举了“ 125 个前沿问题”。“引发青春期的原因是什么？”就是其中之一。那个时候，关于这个问题有很多种答案，人们并不知道哪种正确，但是随着科学家对遗传学（特别是表观遗传学）和环境因素对青春期生物学基础的影响的理解愈发深入，他们开始慢慢了解这个“故事”。

现在我们发现，青春期并不是由单一因素诱发的。如同身体中几乎所有的复杂过程，青春期是先天因素和后天因素共同作用的结果，遗传因素与环境的共同作用成为人体进入青春期的诱因。

遗传因素当然发挥着重要的作用。有关双胞胎的大量研究显示，基因在解释青春期起始时间的多样性方面大约占诱发因素的45%。比如女孩的月经初潮时间，母亲和女儿之间具有很高的相关性，这一点就体现了遗传的力量。

但遗传因素在其中只发挥了部分作用，环境因素才是主角。其中有一个十分有趣的发现，研究人员通过对祖先的月经初潮年龄研究发现，在我们两三代之前的祖先青春期开始的年龄更晚——看起来，我们的曾曾祖父母的童年比我们所经历的童年期更长。事实上，早在19世纪中叶的一项研究的记录中就写明了，1840到1950年，西欧国家女孩的初潮年龄平均每10年就会提前4个月。

青春期是一个情绪高峰和低谷交替出现的时期。

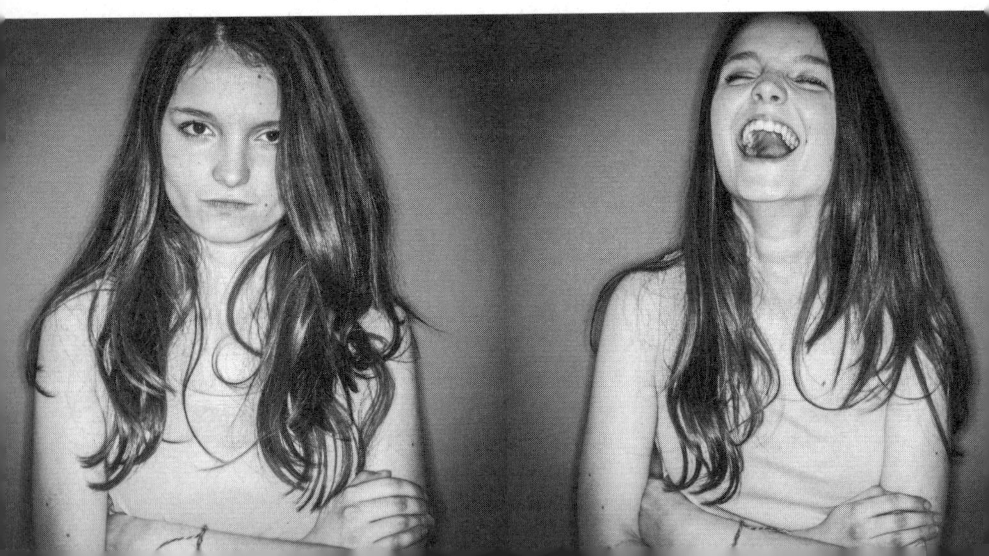

也就是说，在1840年，英国女孩的平均月经初潮年龄是16.5岁，但是在第二次世界大战之后，这个年龄提前到了13.5岁。相似的发展模式在西欧不断重复。有趣的是，在日本，月经初潮年龄提前的趋势开始得更晚，却变化得更快。1945到1975年，这个年龄提前了11个月。所有这些变化的结果就是，现在青春期开始的平均年龄，对于女孩来说是10 ~ 11岁，对于男孩来说是11岁；而女孩月经初潮的平均年龄是12 ~ 13岁，男孩第一次射精的平均年龄是13岁。

在过去150年间发生的如此之快的生物学改变，暗示了同样的时间尺度上的环境变化。就像我们从人类身高差异性的例子中了解到的，在这样一个时间范围内，人类获得了更多的营养供给，特别是在童年时期。这样看来，正是营养供给的变化促使青春期的到来时间逐渐变早。其他的因素，比如社会环境以及心理压力似乎发挥了一定的作用，但是对于青春期的起始时间的极为重要的一个影响因素是身体的脂肪含量。在身体准备动用大量资源破茧成蝶之前，它似乎需要储存足够的能量。这就是为什么那些精英级儿童运动员常常会有青春期延后的情况。当然，那些患厌食症的儿童也会出现这种情况。这也是为什么现代社会的超重现象会使青春期的开始时间比以往任何时代都更早。

看起来，我们小时候的婴儿肥不仅会让我们感到难为情，它还是我们成长过程中必不可少的一部分。能量储备为我们度过青春期奠定了基础。

聪明的肠道

在人类的整个生命历程中，身体对于食物和营养的需求都是很简单的。一个很不起眼的“饿”的信号告诉我们，现在该吃东西了，然后就由我们来决定吃什么。这个过程结合了内在本能和由自我意识产生的选择行为。但是肠道与我们的行为之间的关系远比我们想象的复杂。肥胖危机说明了人类的集体倾向——我们具有对高热量食物的内在偏好，并且当我们站在冰箱前，这种偏好会比任何时候都更强烈。

人类肠道的表面积达 32 平方米，布满了各种感受器，可以持续监控是什么东西在里面活动。如果你知道皮肤的表面积只有 2 平方米，就会明白肠道是怎样一个神奇的存在了。

所有的信息都会输送给肠道自己的“大脑”——肠道神经系统，这是一个遍及整个肠道的神经元网络。肠道神经系统利用这些信息直接控制肌肉的运动以及肠道中的化学物质环境，从而使消化过程得到优化。

但是人们最近发现，有一些肠道感受器会将信号输送到各个地方。比如，一些神经元可以直接感受糖类、脂肪和蛋白质等营养成分。

这群神经元绕过了肠道神经系统，直接将信息输送到大脑。我们现在还不清楚为什么大脑需要如此快速地知晓在肠道中发生的事情，不过有一种理论认为，大脑需要利用这些直接来自肠道的信息来影响进食决策，比如当食物中的营养物质丰富时，我们会吃得更多。这就意味着，肠道并不只是被动地消化食物，它还会控制我们的行为，以确保我们可以获得足够的能量。此外，它还在我们童年时期对零食的渴求中扮演着重要的角色。

第 102 页图：透射电子显微镜（TEM）显示的肠道神经系统切片中的一组称为神经节的神经细胞体。肠道神经系统协调肠道的功能，包括分泌和运动，因其具有高度复杂性，有时被称为第二大脑。

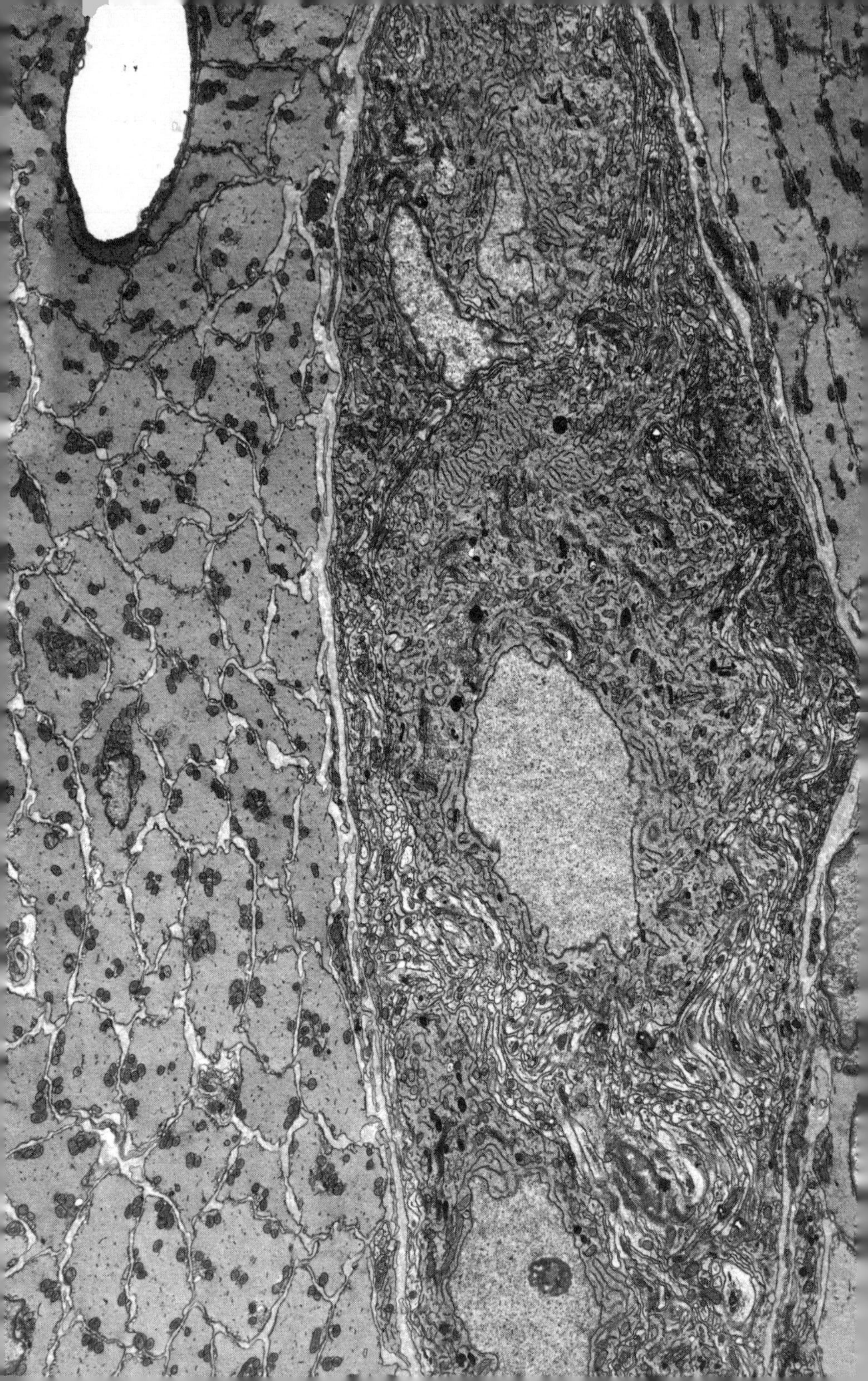

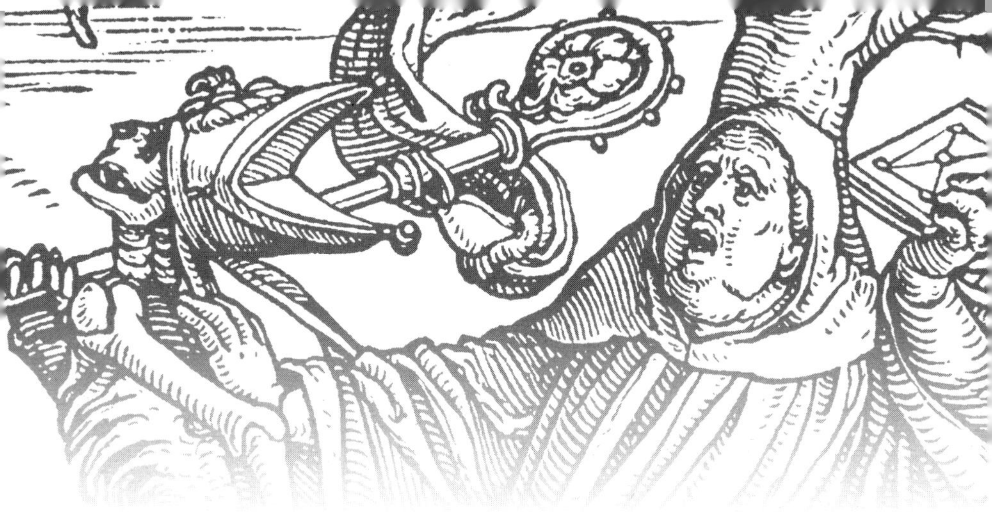

保持人体巅峰状态

在经过了 18 年持续的生长、改变和发育之后，人体终于发育成熟，可以开始成年生活了。此时的人类已经从青春期的“剧痛”之中走出来，拥有了更为强壮、健康和敏捷的身体，正处于一生中最好的时期。这一点在最优秀的男女运动员身上体现得尤为明显。足球运动员会在 20 多岁时达到竞技巅峰，杰出的短跑运动员也是如此——事实上，所有从事爆发性运动的运动员都是在 20 多岁时表现最好。耐力性运动，比如马拉松运动、自行车和铁人三项等，似乎更适合年龄稍大的运动员，这些项目的运动员会在 40 岁左右达到巅峰。目前我们还不清楚，这一现象是由于思维能力对身体的驱动，还是只是生理状态的巅峰引发的，不过，这在耐力性运动中确实是广泛存在的现象。

然而，如果真的是思维能力驱动了身体，那么这对马上步入30岁的人而言并不是个好消息。因为将信息储存为长时记忆的能力，在人类的少年时期即将结束时就已经开始下降了。

我真的相信年龄只取决于你的心态。像我这个年纪的人大部分已经死了，被埋在地下很久了。但是如果你保持良好的身材，并且不断强迫自己去锻炼，你就会收获奇迹。

——“铁人卢”

人类的面部识别记忆能力在30岁左右达到巅峰。一个令人感到痛苦的事实是，大部分获得诺贝尔奖的成就，是获奖者在40岁之前取得的。尽管随着年龄的增长我们的认知能力在下降，但这并不完全是坏消息：我们的经历和智慧弥补了能力的衰退，使得很多思维能力在我们步入中年之后仍然能够持续提高，比如计算能力、理解能力和逻辑推理能力等。因此我们可以重新确认一个事实，那就是，人体并没有哪一个时刻在所有事情上达到巅峰。

对大多数人来说，每天早晨在镜子里看到和感受到的年龄在外表上留下的痕迹已经无法避免，这反倒更像是一种挑战。在对抗年龄的“战役”中，没有人比铁人三项运动员卢·霍兰德做得更好了，当然，他更希望别人叫他“铁人卢”。

对青年和中年人来说，想到要在17小时内完成约3.8千米的游泳、180千米的骑行，再跑个全程马拉松，就足以让他们落荒而逃了。但对卢而言，这只是普通的一天而已。今年他完成了他的第一百次铁人三项赛，在 80 岁以上年龄组中打破了多项纪录，而这只是他参加的多种耐力竞赛中的一种。

卢将这些成绩归功于几条简单的生活准则。第一条也是最重要的一条便是，“每天进行无氧运动”。第二条是“要么使用它，要么失去它”——卢充满智慧地宣称，“不要总是抱怨，哦，我的膝盖好痛啊！如果你走出房间，开始使用它，你的身体将会自我修复”。第三条，可能对任何人来说也都是最好的一条建议是，“先吃甜食，因为生活

80 多岁高龄的“铁人”卢·霍兰德。

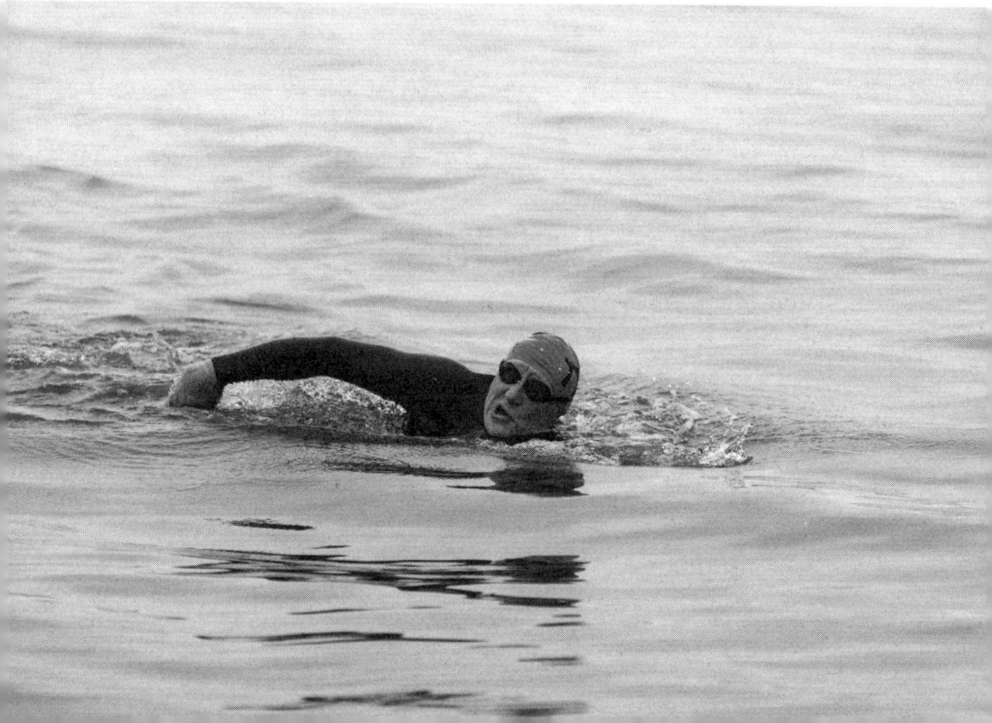

身体不同细胞/部分的更新速率是各不相同的（见表）。

细胞类型/部分	更新所需时间
小肠上皮	2～4天
胃	2～9天
血液：中性粒细胞	1～5天
嗜酸性粒细胞	2～5天
胃肠道结肠隐窝细胞	3～4天
子宫颈	6天
肺：肺泡	8天
舌头味蕾	10天
血小板	10天
骨：破骨细胞	2周
小肠：潘氏细胞	20天
皮肤：表皮细胞	10～30天
胰腺：胰岛β细胞	20～50天
血液：B细胞	4～7周
气管	1～2个月
造血干细胞	2个月
精子	2个月
骨：成骨细胞	3个月
血液：红细胞	4个月
肝：肝细胞	0.5～1年
脂肪细胞	8年
心肌细胞	每年0.5%～10%
中枢神经系统	接近一生
骨骼	每年10%
晶状体细胞	一生
卵母细胞	一生

充满了不确定性”。但他很快加上了一句话：“没有又老又胖的人，所以小心你摄入的热量！”

卢是一个健康的高寿老人，他能够在如此非同寻常的比赛中参与竞争的唯一原因就是他的身体没有那么老。大多数人可能在青春期结束的时候就停止生长了，但是每个人的身体都依赖生长和自我更新，且一直处于持续的改变之中。我们可能无法像卢那样给予身体实实在在的锻炼，但即使我们整天躺在沙发上，那些构成了人体组织、骨骼和器官的细胞也在持续地损耗，并需要被取代。

细胞再生是人体生长的一个秘密，每天都在发生：从出生的那一刻直至死亡的一瞬间，人体几乎所有的部分都在进行自我更新。据我们所知，只有极少量的组织是终生使用的，比如眼睛中的晶状体。我们过去常常认为心肌、大脑以及神经系统是由无法更新的细胞组成的，可实际上，即使是这样的组织，仍然终生保留着再生的能力，尽管这种能力是有限的。

除了这些组织，身体的其他部分有着飞快的自我更新速率。皮肤是生长最快的器官，包含 1.6 万亿个细胞，占体重的 16%。它是身体面对外界的第一道防线，因此皮肤细胞的死亡和再生速率是极高的——事实上，皮肤的最外层会在一个月内彻底更新一遍。

同样，我们每分钟会呼吸 5 ～ 8 升的空气，肺也在经历外界的一连串“攻击”。肺最外层的细胞是面对空气中的微生物、灰尘的第一道防线，每两三周就会更新一次。在肺深处的肺泡中，氧气从空气中被提取出来，血液中的二氧化碳被排出。在这里，再生以一年时间为单位稳定地进行。红细胞从肺泡中将氧气带走，通过总长约 100000 千米的血管将氧气带到全身各处。当这种双面凹的圆盘形细胞被迫通过只有 4 微米的毛细血管，将它们携带的氧气卸载下来时，它们颇具柔韧性的膜可以帮助它们挤过去。

每小时，红细胞会环绕整个身体多达 60 次。在“旅行”过程中所受到的极端机械压力，最终会将它们完全压垮，在约 120 天之后，这些细胞就“报废”了。曾经帮助它们通过最小缝隙的细胞膜，此时开始经历微小而重大的改变，使它们被打上标记，最终被免疫系统的巨噬细胞识别。一个勤勤恳恳为身体服务了长达三四个月的细胞，现在却成了一个靶标，免疫应答反应在脾脏、肝脏和骨髓中被诱发，老去的红细胞被巨噬细胞吞噬——这个过程称为吞噬作用。

吞噬作用每分钟能吞噬 1.5 亿个老去的红细胞，而在骨髓中，新的红细胞正以相同的速率被制造出来，从而持续地满足身体对氧气的需求。

即使是身体中看似永恒不变的部分，比如骨骼，其实也一直在持续地被分解，并被新的骨骼替代，大约每 10 年的时间就可以完成一次骨骼的更新。这就意味着，像卢这样的人，当他来到生命的第 90 个年头的时候，他的骨骼几乎已经更新到第九个版本。

更新过程背后的秘密是，人体中分布着一种特殊类型的细胞，这种细胞在最近几年成了研究热点，而我们现在才开始系统地认识它。

干细胞，曾被认为是一种具有再生能力的细胞，主要存在于骨髓中，用于产生新的红细胞和白细胞。现在我们发现，事实上，我们的全身都存在着干细胞，包括皮肤、肠道、肝脏、大脑和骨骼。成年人体内的干细胞数量没有儿童多，但是它们仍然能够每天产生数以百万计的新细胞，用于更新和修复人体中的组织。成年干细胞

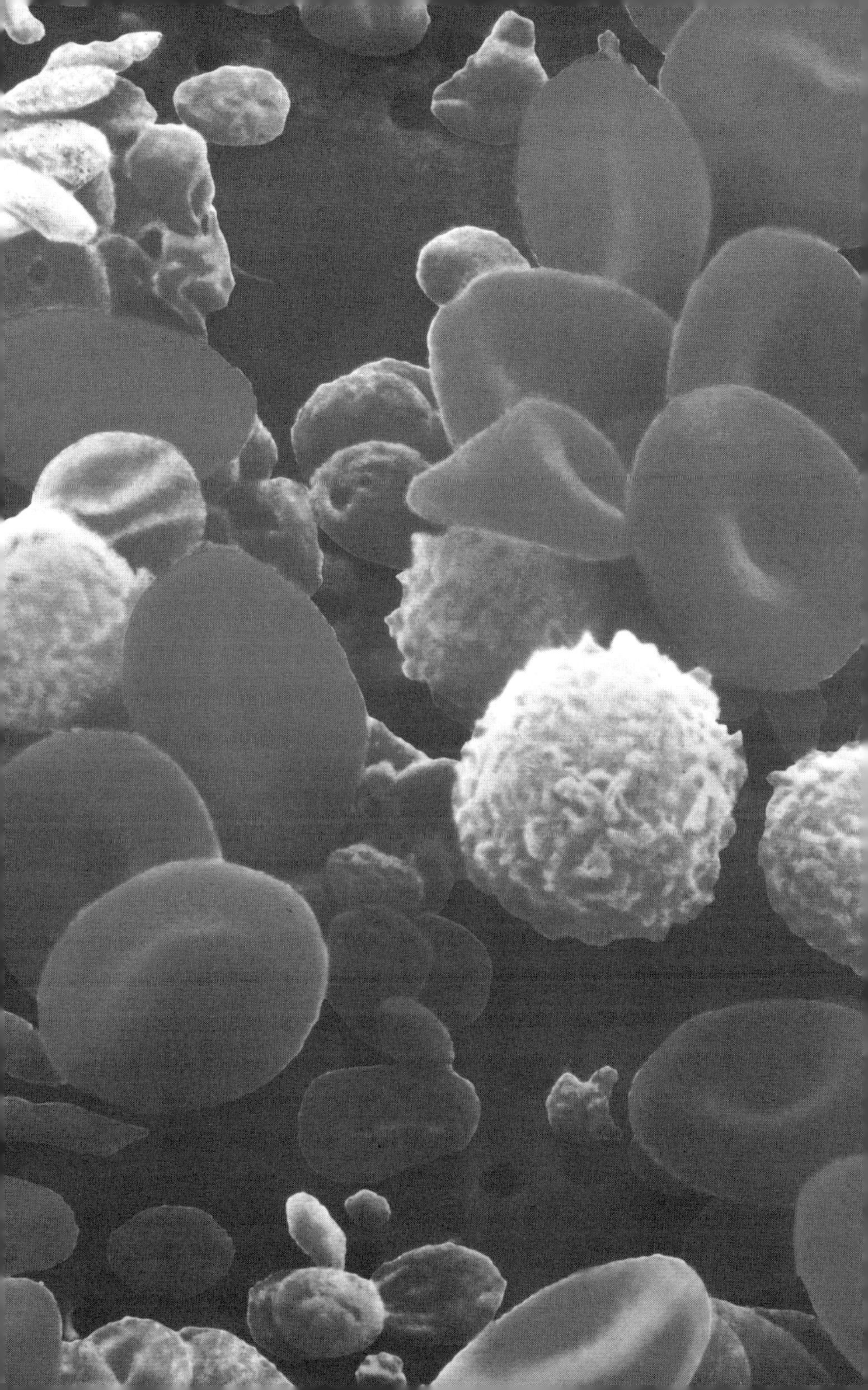

第 109 页图：人类血液的扫描电子显微镜照片。从中可以看到红细胞、白细胞和血小板。白细胞是圆形细胞，细胞表面有微绒毛突起。

下图：毛细血管内皮细胞排列在血管周围，内皮细胞周围是支持细胞，毛细血管内可见两个红细胞。

不再具有多能性（可以变成任意细胞类型的属性），相反，它们只能变成特定类型的细胞，这依赖于它们来源于哪一种胚胎组织。

揭示干细胞的秘密，对于理解许多疾病以及衰老的过程具有重要的意义。同样，作为一种可能使人永葆青春的“长生不老药”，这些细胞也许会以一种奇妙的方式，让我们具备控制和塑造人类组织的能力。许多人相信，干细胞革命将会改变 21 世纪的医疗护理方式。

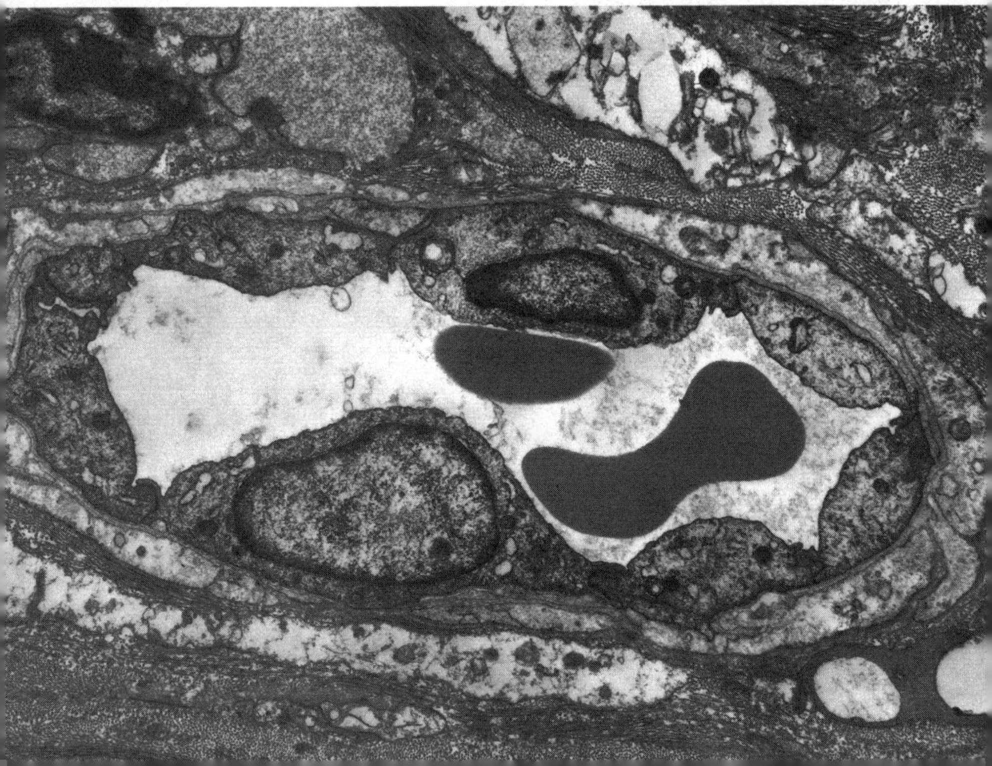

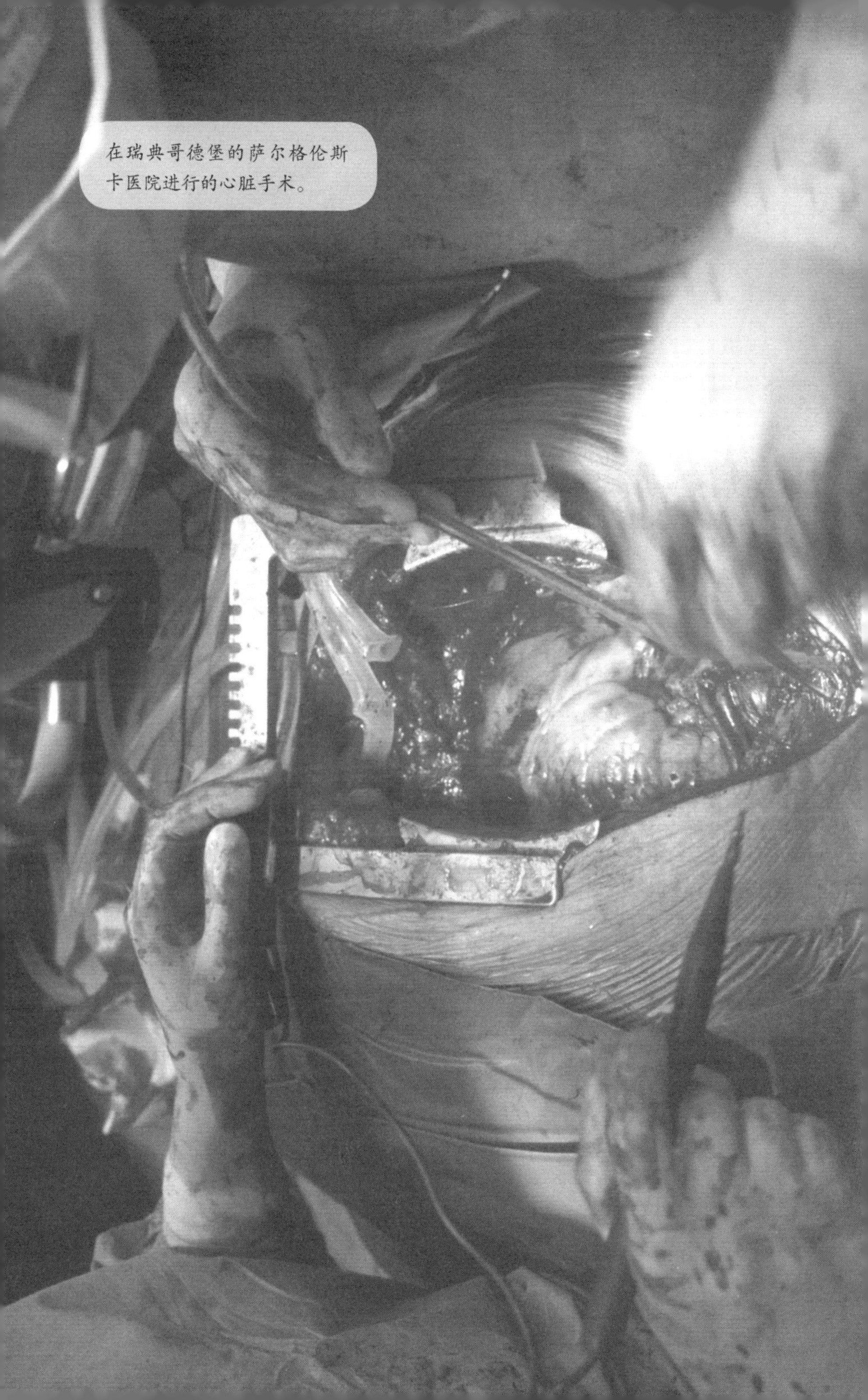

在瑞典哥德堡的萨尔格伦斯卡医院进行的心脏手术。

器官移植

什么是心力衰竭?

医学上，我们通常只在系统开始失效时才会意识到它的复杂性。如果心脏这个“泵”停止工作，器官的供血减少，身体会试图进行代偿。肾脏会像失血时一样做出反应，减少盐和水的排出，这实际上增加了体内和流入心脏的血液量。心脏像气球一样，是有弹性的，如果让一个气球稍微膨胀一点然后释放，它只会把空气吹出来。但是，如果让它膨胀到临近爆炸点，储存在其中的能量就会把空气强烈地推出来。所以，过度膨胀的心脏会排出更多的血液，从而让身体得到暂时的休息。但是心脏不可能无限制地工作下去，于是，血液中增加的水和盐开始渗入周围组织和肺部。心力衰竭的患者平躺时会出现脚踝肿胀和呼吸困难，血液检测也会显示其他器官长期供血不足。

走进哈拉尔德·奥特教授的实验室，你可能需要花点时间确定，在实验台上的玻璃瓶中，那个脱离身体正在跳动的奇怪东西到底是不是心脏。实际上，你所看到的东西是现代研究实验室里用普通的生命科学装置——用于转移微量液体的移液管，装有营养培养基的瓶子，用于细胞生长和混匀试剂的塑料与玻璃制品——制成的。但是，在一个巨大的圆柱体玻璃瓶中，确实有一颗真正的人类心脏，一半浸没在粉红色的液体中，连接着血管，有节奏地轻微搏动着。

我们不得不感叹它的绝妙之处：采用21世纪的科学技术，伴随着19世纪科幻的美感，同时存在着更深层次的奇妙——因为这个心脏来自人类的捐献，而且它还活着。虽然这很有趣，但要制成这个东西，步骤相当琐碎。我们由人体外部的单个干细胞培养出的器官与这个心脏非常接近。但当我刚走进实验室时，我还是认为现在无法做到这一点。

对于新器官的迫切需求

在体外培养人体器官一直以来都是一个神圣的科学梦想。很难想象，除了器官再生之外，我们还能想出什么方法来实现医学的革命。而谈到替代心脏，则更是如此。其他器官可以用活体捐献者的少部分组织进行移植（如骨髓移植）、用机器替代（如肾衰竭者使用的血液透析装置），甚至采用药物辅助治疗（如胰岛素用于衰竭的胰腺）。但是心脏，人体每分每秒都需要它，而且这个心脏还必须没有受损，因心脏病发作而去世的人的心脏是不能用于心脏移植的。

目前，可用于移植的心脏和其他器官都存在严重的短缺，同时又有着日见增多的需求。在英国，每年约有3000例器官移植手术，而每天约有3人因器官短缺而死亡。在美国，情况更为严峻，平均每天有22人死于没有等到合适的移植供体。90%的人支持器官捐献，但只有30%的人登记在册。因此在英国每年约50万的死亡者中，只有约3500人会成为器官捐赠者。从统计学意义上来说，你更有可能需要接受器官移植，而不是成为一名捐献者，这种状况值得引起每一个人的注意。在英国，不知道什么原因，接受心脏移植的人数相比10年前减半了。也许是因为我们不好意思劝说脑死亡患者的家人将患者的心脏捐献出来，但不管真正的原因是什么，目前心脏资源极度短缺。随着需要心脏移植的人数的增加，这种情况变得更为糟糕。

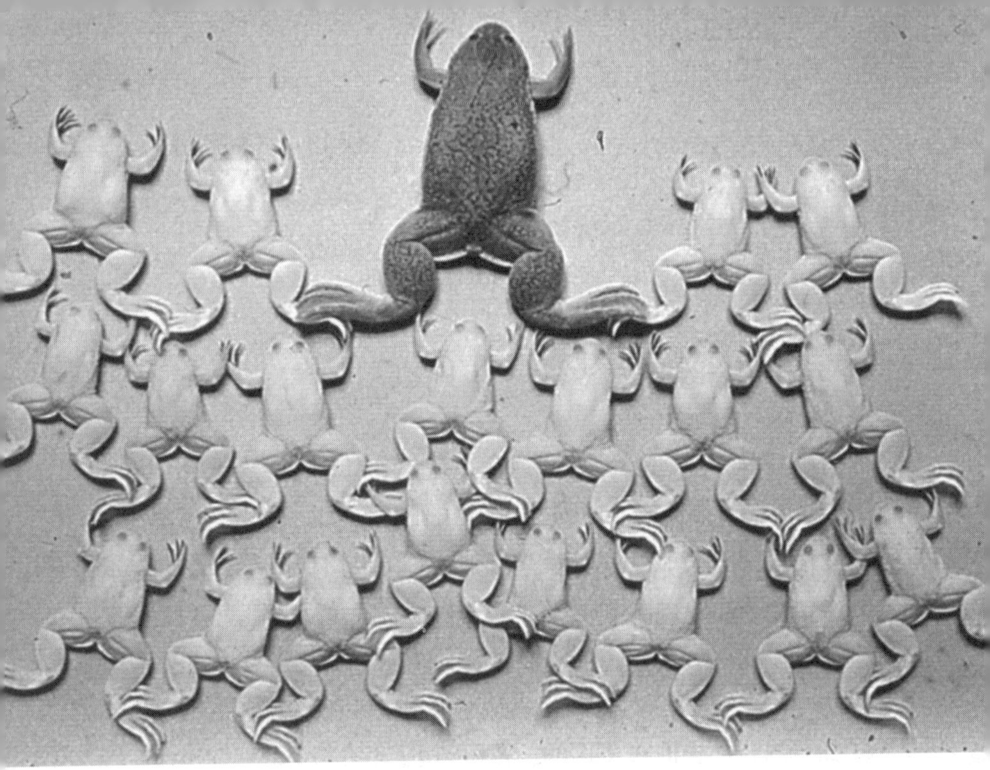

约翰·戈登的诺贝尔奖获奖演讲中的一张照片。照片中显示的是将白化的爪蟾胚胎细胞的细胞核移植到野生雌爪蟾的去核卵中，由此获得的白化雄爪蟾的个体。该个体的基因与白化爪蟾的基因完全相同，它们可以彼此进行皮肤移植。实验首次证明，一个成熟个体成长所需的所有信息都包含在细胞核中，而且在成长过程中基因并没有发生不可逆转的“关闭”。

需要进行心脏移植的最常见原因是心脏的泵血功能衰竭，它不再能满足人体对血液的需求。有很多原因可能导致这一问题，其中最常见的原因是心脏病发作或者心肌梗死。当为心肌供血的某一条动脉中形成了凝血块时，心肌梗死就会发生。心脏病专家已经在治疗急性心脏病发作方面取得了巨大成功，溶解血栓的药物已被成功研制出来并应用于临床。现在标准的治疗方法是，医生由患者的腹股沟插入一根金属丝，将一个膨胀式球囊引入阻塞的动脉血管中。这些干预手段使过去几十年里的心脏病死亡率直线下降，但越来越多的人在心脏受损的情况下生存下来，而他们的心脏功能慢慢丧失。这些心脏受损的人出现心力衰竭的情况是非常严重的，30% ～ 40% 被诊断为心力衰竭的患者在一年之内就会死亡，10% 的患者则在后续的几年中陆续死去，这使得心力衰竭比典型的癌症更危险。

对心脏需求的增加伴随着供给的减少，所以只有最虚弱的患者才能获得新的心脏，因为他们已经没有时间等待。但面对如此大规模的手术，他们的存活率又是最低的。在旧的心脏被取下来，新的心脏被缝合到相应位置期间，患者的整个身体都暂时与一台扮演心脏和肺的机器连通，等找到器官供体资源时，很多人已经虚弱到无法接受手术了。

即便移植了器官，生活也并不简单。你的身体对于“异己”极度敏感——这是免疫的基础：探测到你身体中不属于你的活着的东西……然后“杀掉”它。即使供体来自近亲，受体的免疫系统也会将移植组织识别为“异己”，并且快速地破坏它。阻止这一反应的唯一方式就是终身服用强大的免疫系统抑制药物，这当然就会带来一系列严重的副作用，包括感染和患癌症风险的增加。

兄弟，能与我分享你的肺吗？

如果你像我一样，有一个遗传物质与自己完全相同的双胞胎兄弟，那么你们彼此的组织将会完美地匹配。但即使有一个双胞胎兄弟也不是万无一失的，他可能会与你分享一个肾或一些骨髓，但他不太可能捐出全部心脏和肺给你。

利用单个细胞培育新动物

关于实验台上的这个心脏的故事，始于 1956 年，一个名叫约翰·戈登的牛津大学研究生尝试交换非洲爪蟾的细胞核的时候。

生命科学的历史中有许许多多的天才，他们将毕生的精力投入令人无法想象的充满神秘色彩的研究中。为了理解为什么戈登要做这些实验，我必须在这里讲一些生物学知识：你的整个身体都来自一个叫受精卵的细胞，而这个细胞来自两个细胞的融合，即一个精子和一个卵子。精子和卵子的 DNA 含量都是正常人细胞的一半，只有 23 条染色体，因此受精卵最后就得到了完整的 46 条染色体，父母双方各提供一半。你身体中的每一个细胞都来自这个叫受精卵的细胞，我们称之为受精卵的全能型：它具备变成你身体中任何一种细胞的潜能。

受精卵以及它产生的万亿个细胞在每一次分裂时都会复制它们自己所有的 DNA，所以你身体中的每一个细胞都包含你的所有基因。这一点是哈拉尔德·奥特教授研究的基础，也是 1956 年约翰·戈登尝试通过爪蟾证明的事情。我们已经知道，不管是在爪蟾还是人类的身体中，不同的组织都是特化的。不同的组织会合成不同的蛋白质，而这个过程受到精细调控，比如，肠道和胰腺会产生消化酶。但是，如果相同的酶在大脑中被合成出来，它们就会被降解。这是一个极端的例子，不过细胞的特化正是多细胞生物能够存活并发挥作用的基础。

特化开始得很早。在经过几次分裂之后，受精卵分裂成一个拥有大约 300 个细胞的“球”，这个球被称为囊胚，它会被“种植”到子宫中。在早期阶段，细胞的命运就已经被决定了。这个球外层的细胞用于制造胎盘（滋养层），而其他的细胞则成为内细胞团，这些细胞团由胚胎干细胞组成，这些干细胞可以成为胚胎中的任何细胞……但是它们已经被特化和限制，无法用于制造胎盘了。或者说，它们不会成为胎盘。它们与将要成为胎盘的滋养层细胞有着完全相同的 DNA 成分，但是至少在本质上，有一些基因被不可逆地“关闭”了。

“人格分裂”

受精卵在一个人的一生中会经历几万亿次的分裂。很多细胞死去了，然后被其他细胞替代。对人体细胞数量的估计常常会存在数万亿的偏差。除细菌以外，人们通常认为人体内大约有 10 万亿个细胞，因此其中有 1 万亿左右的偏差不足为奇。

在戈登开始用非洲爪蟾做实验的时候，人们认为细胞可能是在“抛弃”基因，在细胞特化的过程中永远地丢掉了它们。戈登的导师建议他尝试将一只爪蟾的受精卵的核用来自另一只爪蟾的肠道的成熟体细胞的核替代。之所以选择用非洲爪蟾做实验，是因为这种动物有着巨大的卵，它有着肉眼可见的 1.2 毫米的直径，大约是人类受精卵直径的 10 倍（或者说是一个红细胞宽度的几百倍）。

戈登希望能够证明蟾蜍成熟体细胞的核确实丢失了一些基因。他花了一年的时间去完善实验技术。他需要用一根极细的吸管穿透包裹在受精卵表面的厚厚的黏液层——戈登在他的诺贝尔奖获奖演说中详细地说明了穿透黏液层的技术细节。在进行了几百次实验之后，他可以做到将一个成熟的非洲爪蟾肠道细胞的核吸取出来，并放入一个爪蟾受精卵中，这个细胞最终能够发育成为一只完整的新的非洲爪蟾。这是人类第一次在实验中完成脊椎动物的克隆：创造出一个在遗传学意义上与另一个动物完全一样的新动物。40年后，相同的实验应用在一种哺乳动物身上，于是克隆羊多莉诞生了。

戈登实际上证明了，在细胞完全特化的过程中，它并没有永远地丢失什么基因，这些基因只是被不可逆地“关闭”了。从这一刻起，在实验室的瓶子里培养器官，从完全的幻想渐渐变得具有了微弱的可能性。理论上来说，从一个成年人身上拿出一个细胞，将时钟拨回细胞特化之前，让一切重新开始，并不是不可能的事情。这开启了一个新的领域——干细胞研究。

把时钟往回拨：用特化细胞制作干细胞

细胞决定是成为胎盘还是胚胎是第一步特化，从这里开始，细胞的潜能渐渐受限，只能变成特定的组织细胞类型。身体内的细胞可以粗略地分为干细胞和特化或者说是“终末分化”的细胞。这种终末分化的细胞仅发挥单一的作用，并且不会再分裂。有一些细胞非常长寿，比如神经元和女性的卵细胞，这些细胞可以终生存在。其他细胞，比如精子、皮肤细胞和肠道细胞，只能存在几天，它们很快就会被不断分裂的干细胞取代。人体中有很多种干细胞，存在

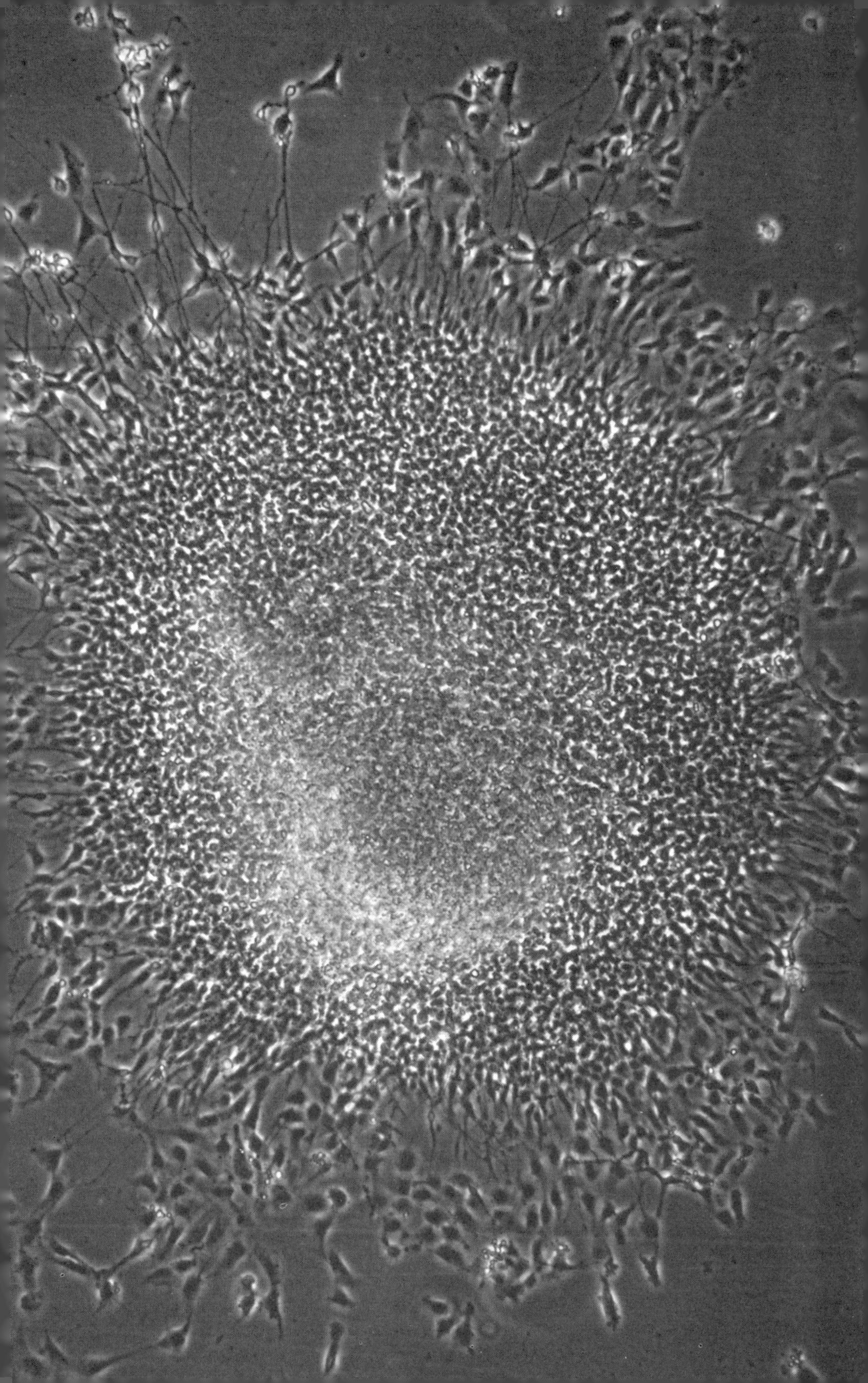

第 119 页图：中国科学家发表了一种用来从尿液中获取多能干细胞的方法。肾脏的上皮细胞随尿液排出体外，这些细胞可以被用来制造干细胞。干细胞能够分化成各种类型的细胞，甚至可能发育成完整的器官。

所有细胞的细胞核中的遗传物质都是一样的吗？

有些细胞是例外：红细胞根本就不含细胞核；而白细胞的 DNA 会重组，这样做的意义在于能够产生形形色色的基因，这些基因会参与制造识别微生物的各种抗体和受体。

于不同的组织中。对许多干细胞科学家来说，在不同组织中所发现的特化了的干细胞更为有趣：你的骨髓中有可以分裂并分化产生血液的干细胞；你的皮肤中有用于补充丢失的表皮细胞的干细胞；你的肌肉中有被称为“卫星细胞”的干细胞，它可以产生肌肉细胞。

戈登与日本科学家山中伸弥共同获得了当年的诺贝尔奖，而山中伸弥在戈登做出主要发现的那一年刚刚出生。在戈登的非洲爪蟾细胞核移植实验成功 40 年之后，山中伸弥发现，通过调控 4 个基因就可以将皮肤细胞变回具有生产身体任何组织的功能的多能干细胞。这一发现震惊了整个科学界，这种细胞被称为诱导多能干细胞。了解了这些知识，现在我们就可以回过头来讲讲奥特实验室中的工作了。

把时钟向前拨：从干细胞到特化细胞

奥特实验室所做的工作关乎人体复杂性的秘密。只有当我们尝试去模仿身体所做的事情时，我们才会意识到这种复杂性的存在。为什么在发现成熟细胞可以被诱导长出整个生物体的60年之后，我们仍然无法获得无限供应的心脏？为什么我们无法简单地从一个成年人身上取出一个细胞，将它重新“编程”为干细胞，再长出一个新的心脏呢？这就是奥特实验室一直在研究的问题，但他们只能缓慢地接近他们的目标。

首先，你可以把一个皮肤细胞“编程”为干细胞，并不意味着把干细胞“编程”为心肌细胞就很容易，尽管哈拉尔德·奥特教授已经觉得这件事情很容易了。他说：“你只需要放一些化学物质在培养皿里，这些细胞就可以变成心肌细胞，这并不难。”必须说明一下，这其实挺难的，只是比起他在实验室里做的其他事情，这不算那么难。哈拉尔德·奥特的字典里没有“难”这个字。值得一提的是，在我们的聊天过程中，哈拉尔德·奥特一直带着术前消毒擦和传呼机。除了在前沿科学领域主持一个实验室外，他同时也是一位医生，会为患者做手术。

不过，尽管在培养皿中培养出可以“颤动”的心肌细胞看起来非常了不起，但想要创造一个可以泵出供全身使用的量血液的器官，我们仍然有很长的路要走。

问题在于，如何使培养皿中的单层细胞具备一个心脏的形态？除此之外，如何让这些细胞具备精细的纤维结构，从而发挥它们该有的功能，也是一个难题。科学家们曾经试图将干细胞直接注射到心脏病发作后的受损心脏中——这些干细胞可以黏附在心脏上，但是由于新的血管没有形成并且穿过新的组织，最终干细胞死亡了。

如何让心脏细胞获得心脏形态，归根到底就是要知道人体到底是由什么组成，以及 DNA 如何编码了人体。我常常在学校教授科学课，孩子们大多对细胞的概念耳熟能详——17 世纪末，列文虎克在世界第一台显微镜下查看自己精子的故事已经被大众所熟知——但是一坨黏糊糊的细胞怎么就变成了一个活生生的人或者一棵树呢？答案便是细胞外基质。

身体最不受关注的组分：细胞外基质

细胞会形成它们自己的蛋白质骨架，从而为身体提供结构支撑。细胞外基质大概是人体组分中最不受关注的了，它没有被划归到一个具体的类别：它不能算是组织，但它在所有的组织中都存在；它不是器官，但它为器官、组织和骨骼提供形态和结构支撑。细胞外基质是由细胞分泌的，由各种各样网格状的长长的蛋白质和糖分子组成，在全身形成了一个支架。如果将身体中的所有水分都吸掉，那么 75% 的身体干重都是细胞外基质蛋白质。在一些组织中，这个比例会比其他组织更高。人体皮肤和肌腱的大约 80% 的组分都是细胞外基质。骨骼和牙齿是由钙化的细胞外基质所组成的。角膜，也就是眼睛最外面的一层透明组织，则是由透明化的细胞外基质形成的。基本上可以说，正是细胞外基质让人体不再是一摊烂泥。

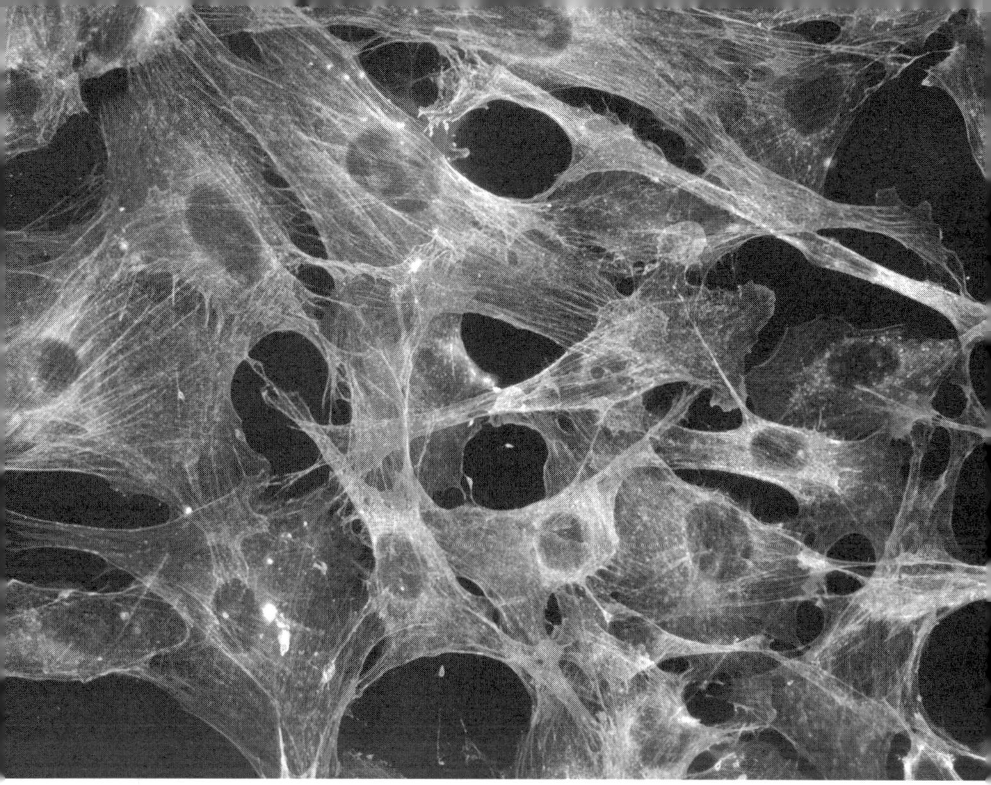

免疫荧光显示的人骨肉瘤细胞染色中的细胞蛋白和细胞器。这里显示了细胞内结构蛋白——肌动蛋白，以及细胞外基质——在伤口愈合和组织修复过程中分泌的蛋白纤维。骨肉瘤是一种骨癌。

细胞外基质含有两种主要成分。其一，一些支链糖分子会结合到蛋白质上形成蛋白聚糖，从而形成凝胶。这种凝胶可以对抗挤压，并允许营养物质、代谢废物在其中流动，最终到达血管。其二，纤维状的蛋白质可以提供阻力，使细胞可以粘在相应的位置。比如，胶原纤维可提供巨大的阻力，而弹性蛋白允许拉伸。就像在弹力牛仔裤中，强力纤维组成了大约 95% 的组织，而极少量的弹性莱卡纤维则可以使之具有弹性。

蛋白质和糖类的类型在不同的部位中

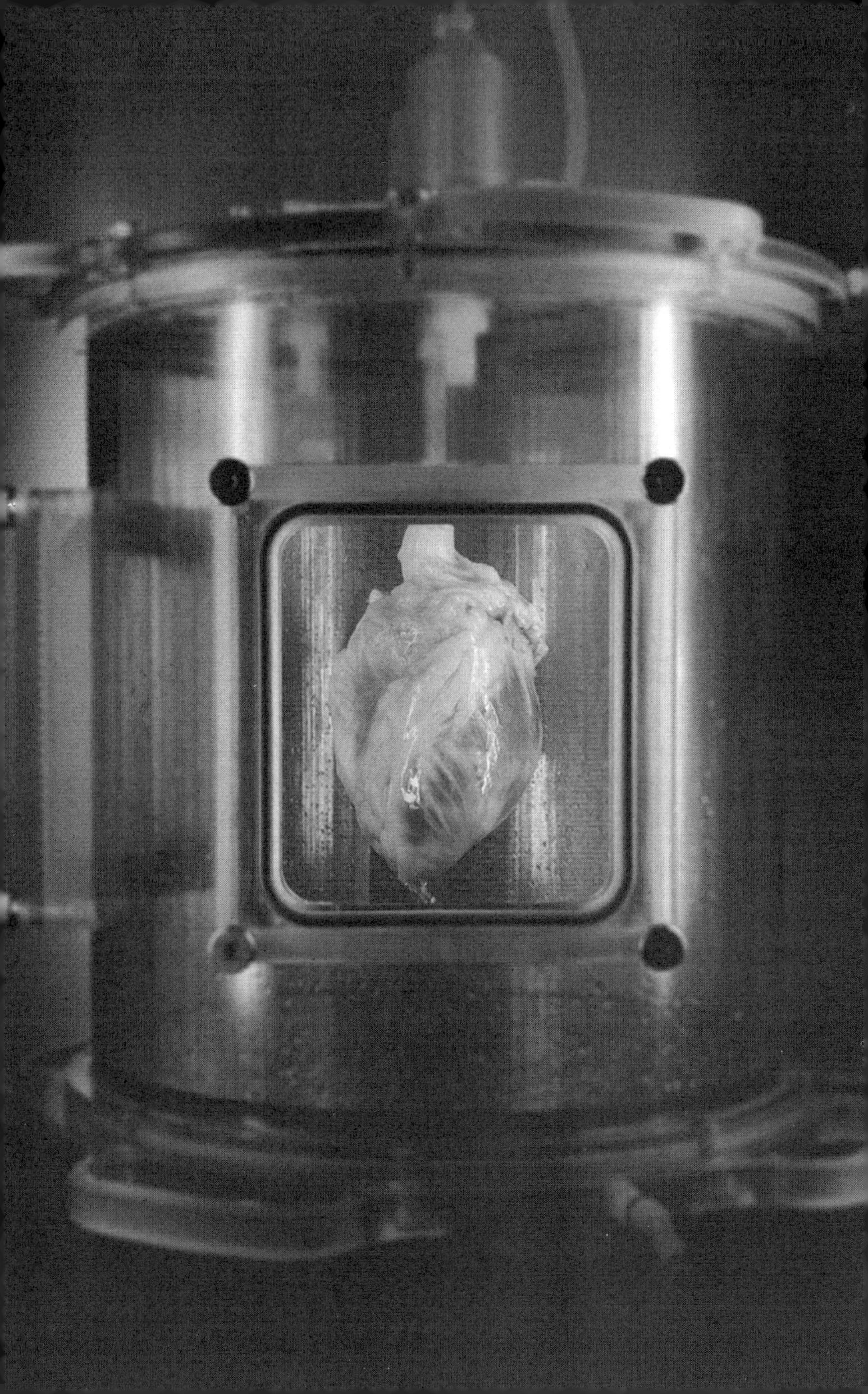

是不一样的，这就让每一种组织有了特定的结构属性和构造。如果你吃肉，你就会非常熟悉脊椎动物的细胞外基质：难嚼的肌腱部分主要是由 I 型胶原蛋白组成的排列整齐的纤维；肉中的软骨则由软骨组织组成，这一组织由另外一种类型的胶原蛋白构成，更具刚性，可以抵抗挤压。肉和细胞外基质的最完美比例出现在后肋眼牛排中，半生半熟的那种。

爱吃海鲜的人可能更熟悉龙虾和螺类钙化的细胞外基质，因为他们需要与这些生物的几丁质外骨骼和壳“斗争”，从而把它们细胞含量更高的肌肉扯出来。

同样，由长链的糖分子形成的纤维素，是植物中等同于动物胶原蛋白的东西，可以为植物长高提供结构和刚性支撑。如果将水藻与红杉相比较，你就会清楚，如果没有细胞外基质，它们会长成什么样子。

心脏有着高度有序的细胞外基质结构，心肌细胞就生活在其中。这样就形成了一种有序的内在肌腱结构。肌腱通常用于连接肌肉和骨骼，但是心脏作为一种肌肉组织则不同寻常，因为它不会移动任何骨骼，只有血液在其中进出。哈拉尔德·奥特将细胞外基

第 124 页图：将一种部分再细胞化的人体全心心脏支架重新植入从诱导多能干细胞中提取出来的人心肌细胞，在生物反应器中培养，该生物反应器能够提供营养液并模拟活着的心脏周围的某些环境条件。

质比作建筑："如果我们将在写字楼中工作的人视为细胞，那么写字楼本身就是细胞外基质。"之前人们认为，细胞外基质仅仅提供一种静止的物理结构，但是现在人们发现，它是动态的，并且在持续地变化，尤其是在心脏中。当然，作为一种物理结构，它就像写字楼一样具有大量复杂的功能和"设施"：管道、电力、通信电缆和废物处理；允许细胞间信号分子的集结、酶分子的激活；为细胞的位置提供指引；允许废弃物和营养物质扩散；在精准的方向上集中由收缩的肌肉细胞产生的力量，从而帮助心脏完成精密的"一泵"。

理解细胞外基质是如何产生的，并不简单。细胞外基质是细胞在胚胎发育阶段分泌的，然后它又提供了一种结构，让更多的细胞可以在其中生长。胶原蛋白是心脏中主要的纤维蛋白，由称为成纤维细胞的特化细胞分泌，但是成纤维细胞并不只分泌胶原蛋白，它们还会在这些胶原蛋白上"爬行"从而"拖曳"这些胶原蛋白，使其形成片状和纤维丝。可以说，成纤维细胞组织了胶原蛋白，胶原蛋白又组织了成纤维细胞。

心脏是个泵

心脏作为一个泵，其精密性最终可以归功于细胞外基质。肌肉细胞是非常引人注目的，是因为你可以在显微镜下看到它们实实在在地发生了运动，但实际上是细胞外基质在做这件事情。值得注意的是，在实现心脏解剖 500 年之后，关于心脏是如何工作的，我们仍然有很多方面回答不上来。人们想出了一些十分有用的解剖方法，包括徒手将心脏分离开来。然而心脏并不是一个肌肉袋子，而有点像拧出毛巾里的水那样，心脏通过“扭动”将血液挤出去，这正是心脏的小小奇迹所在。心肌细胞只能将自己的长度缩短大约 20%，然而心脏可以将自己的内部容积缩小 60%。心肌细胞以对角的形式包裹着整个心脏，在结缔组织的牵拉作用下，心肌细胞发生扭动，像拧毛巾一样使心脏里的血液泵出。弹性基质随即重新连接，将更多的血液“吸”进心脏。这种“吸”是很矛盾的，但是这为命名了心脏螺旋为“巴克伯格螺旋”的同名医生提供了很好的证据。心肌细胞本身并不是通过流经其中的血液来获得氧气的，它自己也有与其他身体组织同样精细的血管网络为它提供必需的氧气和营养物质。心脏由位于主动脉基部的两条冠状动脉供养。

所以在胚胎发育的同时，心脏中的细胞在细胞外基质中定居下来，而细胞外基质则形成了心脏中的细胞的支架。心脏的跳动和泵血产生的力又作用于这一正在生长的结构。这一切在受孕后的 22 天就开始了，此时胚胎只有豌豆大小。

这就是哈拉尔德·奥特研究团队面临的最严峻挑战——如何从开始就塑造心脏，并引导细胞和基质进行精准的组织。奥特团队没有尝试去引导它们，而是率先发明了一种技术去解决这个问题，这个技术现在被称为去细胞、种细胞，是对去细胞化和重新细胞化的简称。

这项技术在 2008 年问世，包括一个灌注捐献者心脏动脉的过程，过程中使用的是一种稀薄的洗涤剂混合物。细胞膜由脂质构成。洗涤剂可以将脂肪溶解在水中，而蛋白质会被保留下来。最初，团队在大鼠的心脏中尝试，目前这项技术已经得到优化。一个去细胞化的心脏是一个不再跳动的纯白的心脏摹本，每一个细节都完好无损，但是其中没有一个细胞。这简直是个奇迹。那些在显微镜下才能看到的血管，参与精细的信号通路的蛋白质，保证心脏可以搏动和泵血的组织结构——所有这些都完好如初，等待来自干细胞的新的心脏细胞住进来。令人震惊的是，这个团队已经在其他有着更为脆弱结构的器官中做到了这一点。莎拉·吉尔平，奥特实验室的一名资深科学家，曾经做过肺的去细胞化。肺细胞的细胞外基质极为纤薄，这样才能够让气体快速地通过。看起来真是不可思议，肺在去除细胞之后还能够保持完整，而莎拉已经可以做到将一个去细胞化的肺重新恢复细胞结构之后放回动物的体内，而且这个动物能够带着这个肺存活。

实验台上这个正在跳动的心脏有一个从捐献者那里获得的蛋白质骨架，原有的细胞已经被冲洗去除。这个骨架已经由奥特器官工程与再生实验室的一名博士后十分小心地注入了从干细胞中培育而来的心脏细胞。这项研究的关键在于，细胞外基质本身并不会被免疫系统识别，因此一个来自不配型的供体或者甚至是其他动物的心脏，可以在被冲洗去除细胞之后，再注入由患者自身的干细胞转变而来的心脏细胞。

现在的问题在于，这些心脏细胞在显微镜下看起来像是婴儿的心脏细胞，它们并不是很协调，并且极度脆弱。一个普通的心脏可以产生 130 毫米汞柱的血压——这个压强足够帮助血液从心脏到达身体的末梢，而这个心脏只能产生 1 毫米汞柱的血压，它只能把血液泵出 1 厘米远。这基本上是一个“完全没有被训练过”的心脏。哈拉尔德·奥特希望在心脏培养体系中加入电信号，这样心脏就可以接收电信号，从而产生使血液流动起来的生理作用。此外，他将

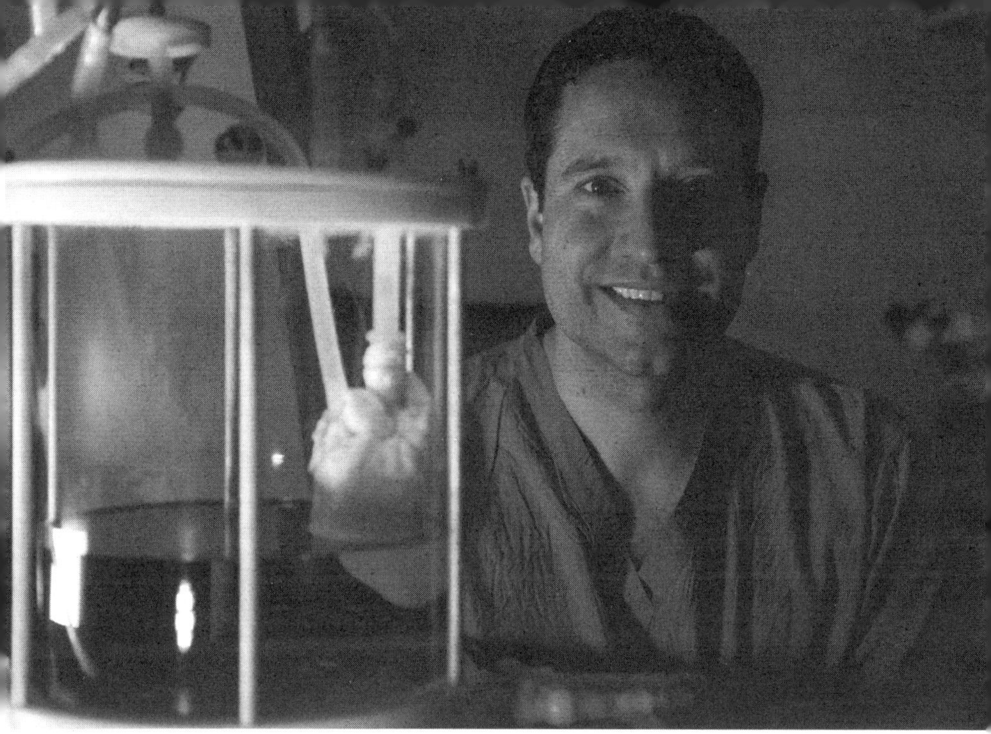

诱导未成熟的心脏细胞转化为能够有力跳动的心脏，并可以移植。

这项工作令人震惊，在我所见过的许多研究工作中，唯有这项工作让我对人体结构有了更加广泛的理解。细胞塑造和特化的过程，展示了人类从单个细胞成长为一个崭新个体的自我组织原则。培育出可供移植的心脏的目标可能在未来几十年内都无法实现，但在这一进程中，这样的工作有助于我们了解看不见、摸不着的分子通路造就一个鲜活的人类个体的细节。

奥特实验室的工作台上，他的面前一颗已经去细胞的心脏在颤动。捐献者的心脏通过洗涤剂去除原来的细胞后，被植入由干细胞培育而来的心脏细胞。

永葆青春的“长生不老药”

随着身体的横向和纵向生长，我们也在慢慢变老。随着年龄的增长，其他形式的增长变得缓慢并逐渐停止。我不清楚为什么人类每隔几十年就有这种生物学上的更新换代，用别人的基因以 1:1 的比例稀释你的基因来繁殖你自己，而不是像有些爬行动物或者鲨鱼可以活上几个世纪，或者像植物那样可以存活上千年。

要想延缓甚至逆转衰老，首先需要对生长机制有所理解，因为我们在生长的同时也在慢慢衰老。

生长激素似乎更是如此，在很多场合，它被当成“神药”来使用。在硅谷的科技亿万富翁中，有一种时尚是通过补充生长激素来保持年轻；有些运动员用它来提高成绩，它是所有运动项目中的违禁药物；美国各地的诊所给中老年男性开这种药，帮助他们重获青春。但生长是一把双刃剑，生长需要细胞分裂，它是需要严格调节的，不受控制的细胞分裂就是癌症。因生长激素缺乏或者无效而得侏儒症的患者，患癌症的风险相对较低；而肢端肥大症患者因生长激素的水平较高，患癌症的风险会相应增加。

人体已经进化出一套极其精细的平衡系统，这套系统时刻都在不受控制的细胞生长（癌症）风险和对身体大小及力量的需求之间进行权衡。

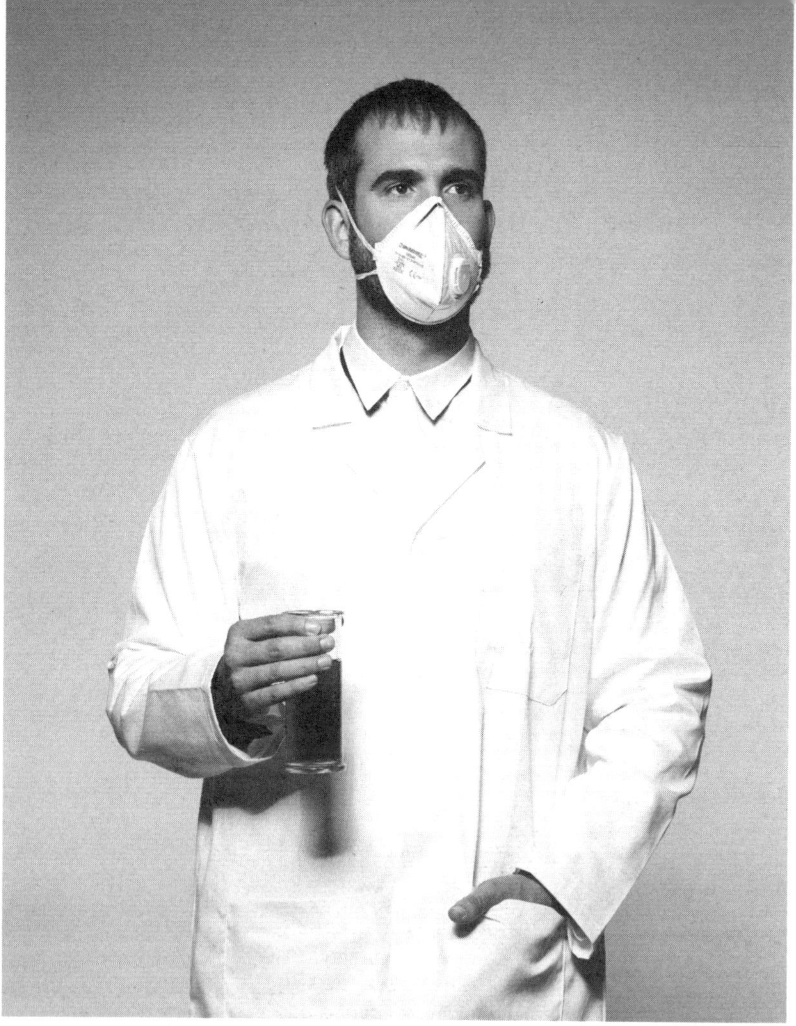

在改造自然的过程中，我们再一次对自然所找到的解决方案感到惊讶，从一个细胞生长为一个能够正常工作的人类个体，这个挑战是何等巨大！

桑德，是不是应该稍微捯饬一下？

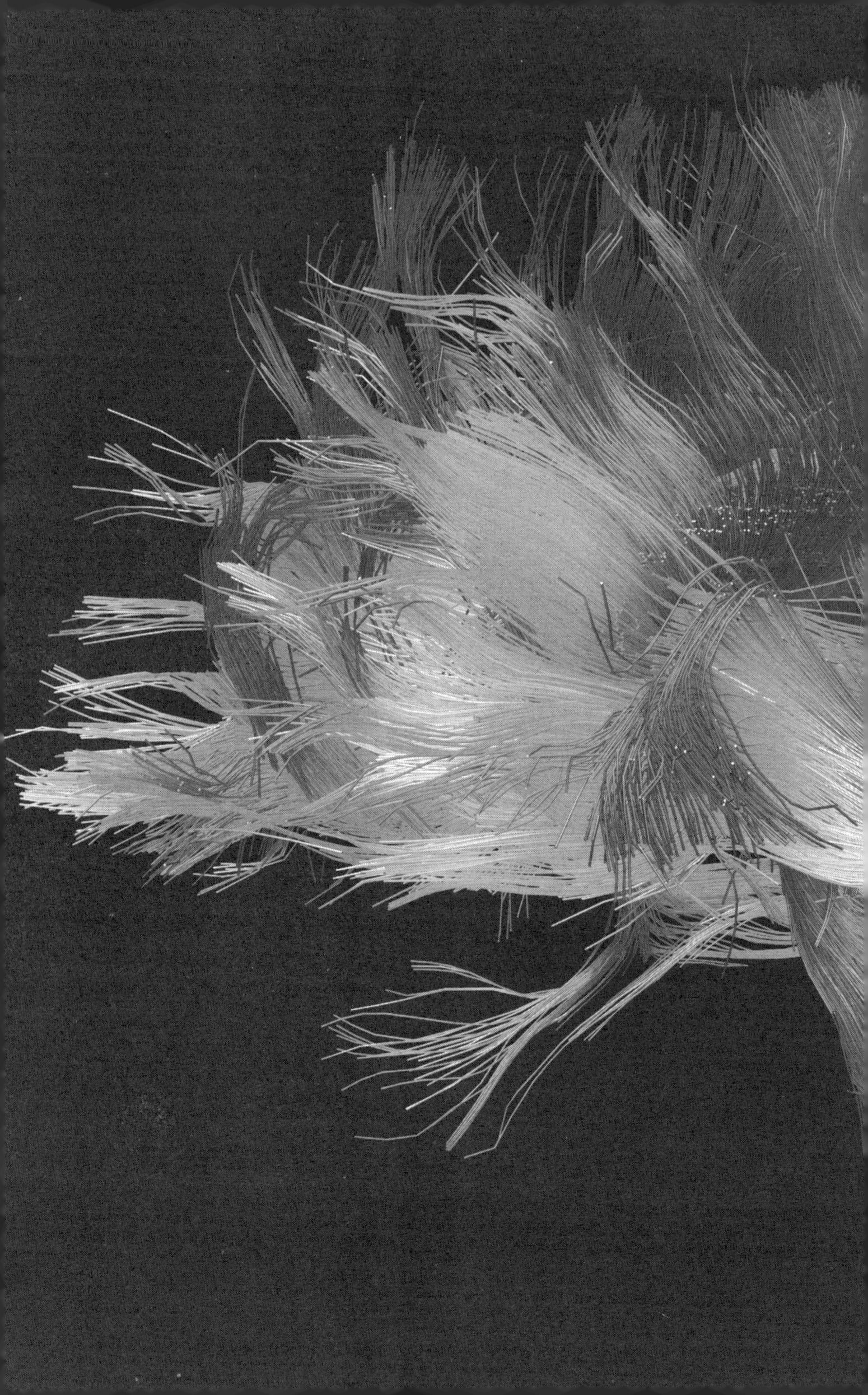

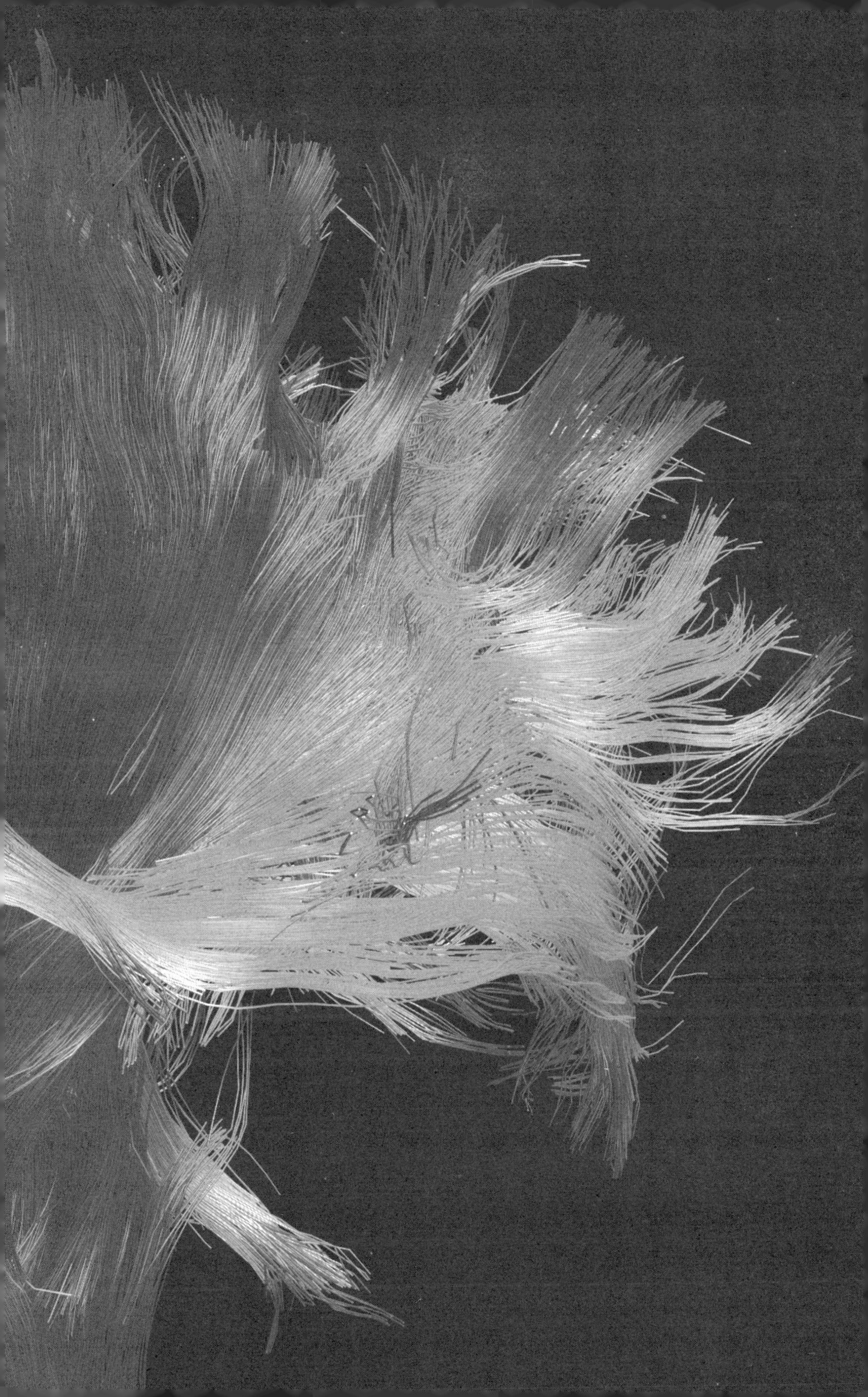

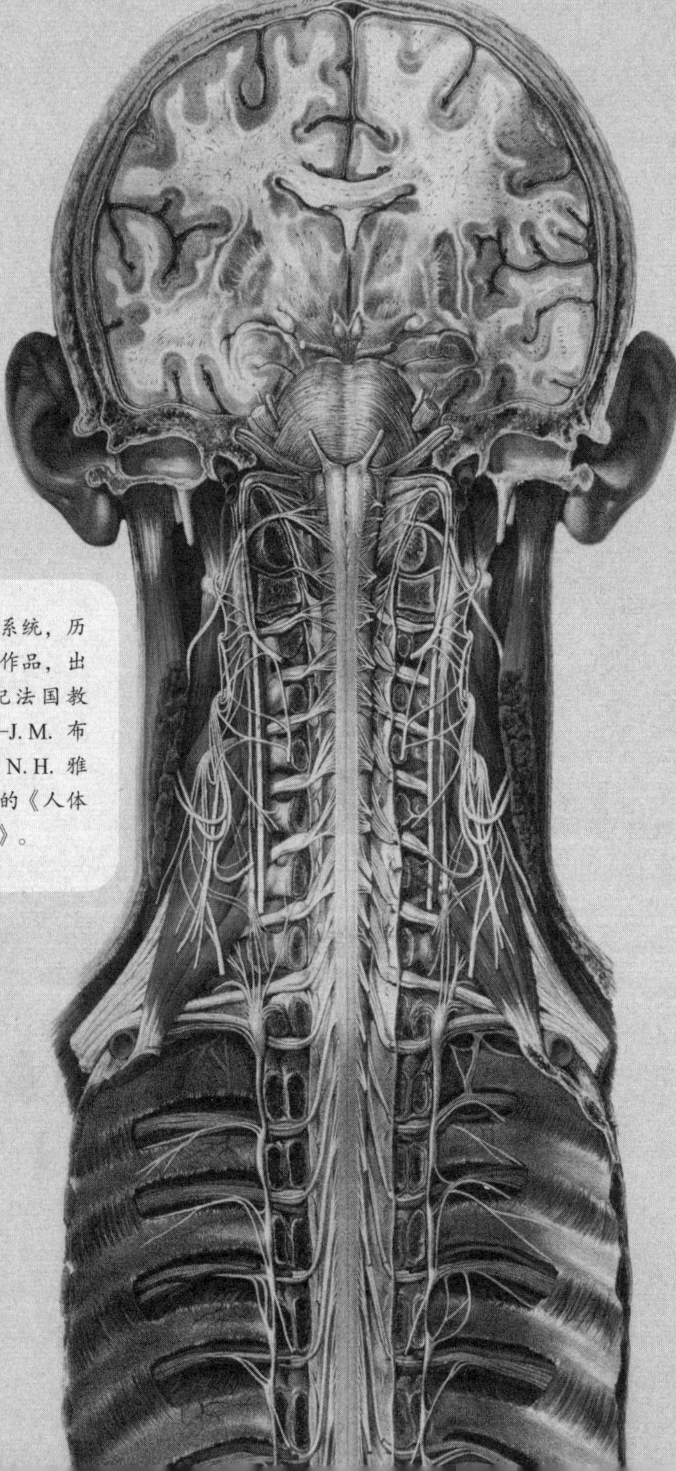

中枢神经系统，历史解剖学作品，出自19世纪法国教科书——J. M. 布尔热里和N. H. 雅各布所著的《人体解剖图谱》。

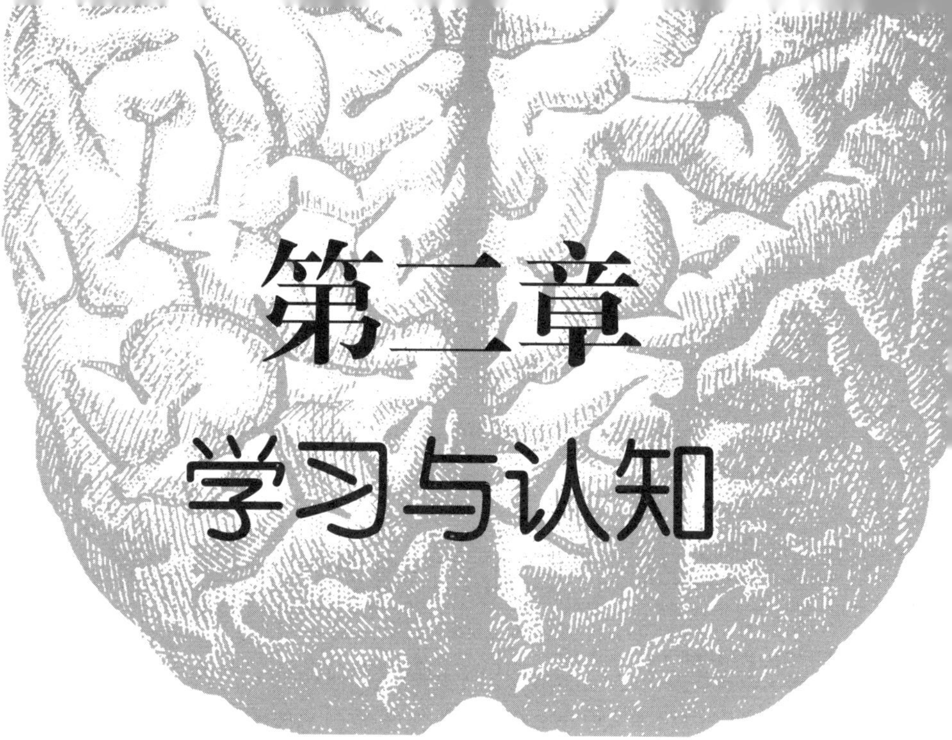

第二章 学习与认知

奇妙的认知之旅

第 132 和第 133 页图：
白质纤维结构扫描图。

人类在刚出生的时候非常脆弱，无法行走、说话，也无法喂饱自己，但很多动物一生下来就能够很好地行走，比如马儿在出生后一小时就可以四肢着地站立起来，而我们常常需要一年多的时间才能踏出第一步。其他灵长类动物，比如黑猩猩和倭黑猩猩，在出生的时候远比我们灵活机敏、聪明能干，与自身的成年状态相吕拉以典型的莫罗反射的姿势伸出双手，这是婴儿与生俱来的一系列原始反射之一。随着额叶的逐渐发育，这些反射会受到抑制，但它们可能会在成年或老年时随着额叶受到损伤或患痴呆而重新出现。当受到惊吓时，婴儿会产生莫罗反射。他们甩出双臂，然后紧紧地收回身体。据推测，这一反射是为了帮助婴儿依附于他们的母亲，但从我的女儿来看，我一直无法看出她是如何做到这一点的。

比，它们刚出生时的大脑成熟度比我们刚出生的时候高。事实上，如果人类的孕期延长到 18 个月，刚出生的孩子才能够达到其他灵长类新生胎儿的成熟度。对于为什么我们要在如此不成熟的状态下出生，目前仍然存在很多争议和猜想。

分娩悖论认为，人类婴儿的“早产”是进化在人类骨盆大小和婴儿脑容量大小之间权衡的结果。这个理论声称，为了有效地使用两条腿行走和奔跑（人类在灵长类动物中的独特之处），人类的骨盆需要尽可能地变窄。但是变窄的骨盆就要求胎儿出生的

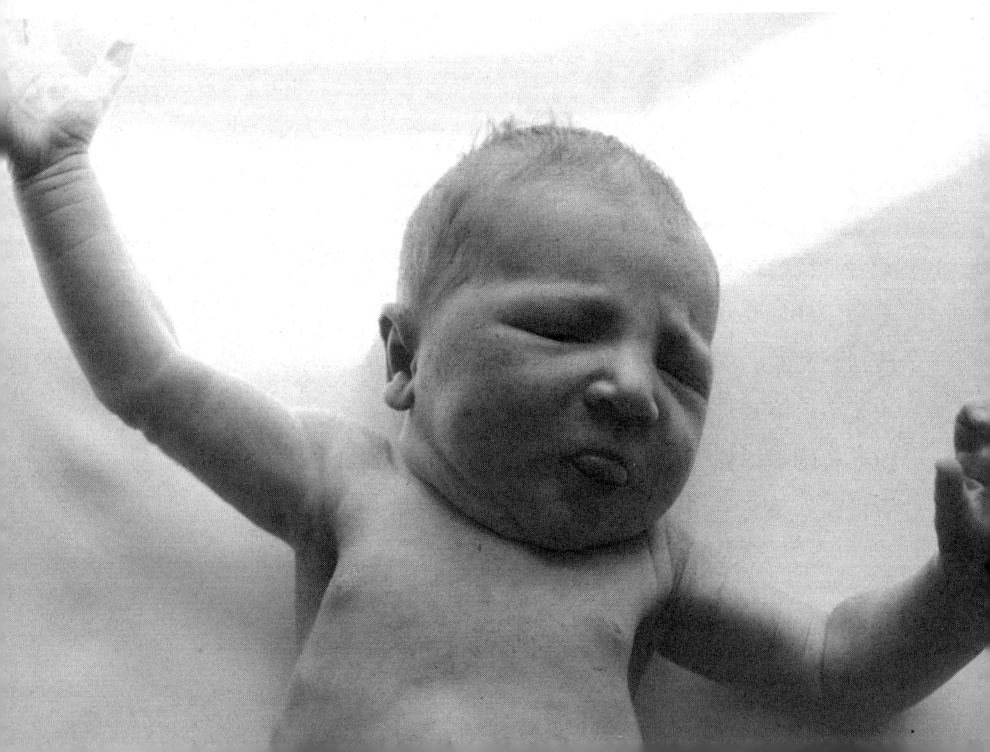

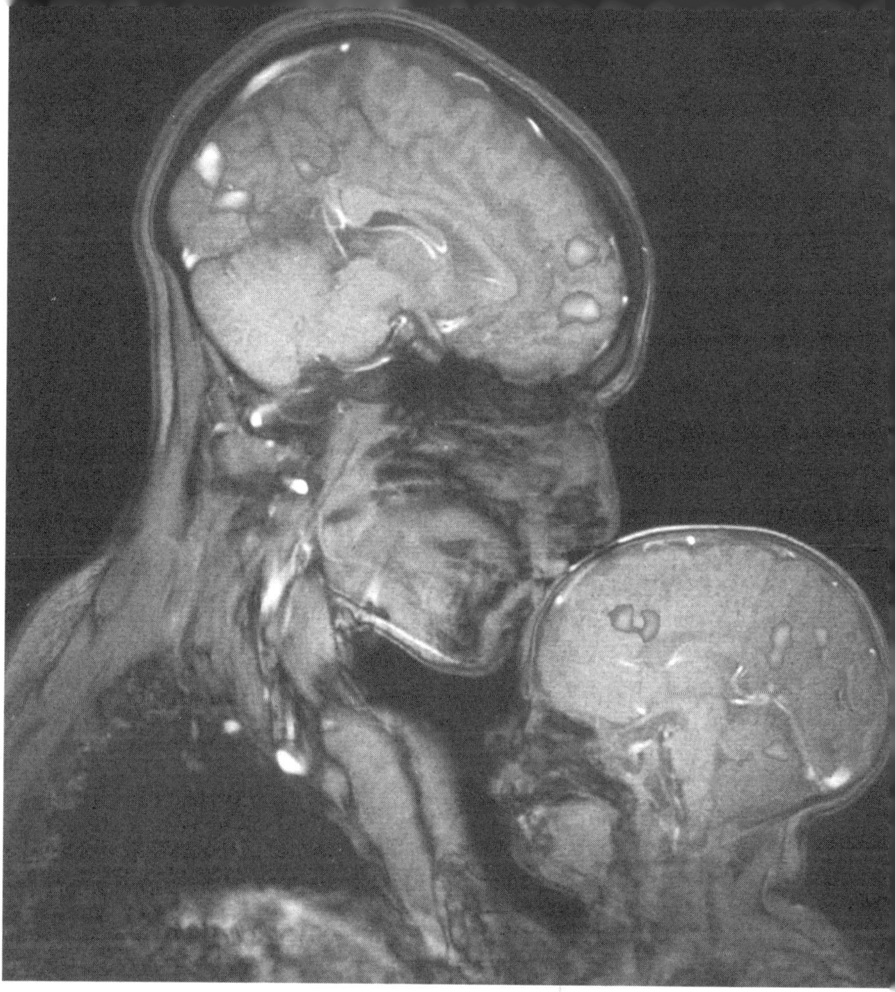

2015 年，神经科学家丽贝卡·萨克斯怀抱两个月大的儿子珀西，温柔地亲吻他。可以看到婴儿的大脑几乎没有髓鞘形成。

时候头比较小。在这场可移动性和成熟性之间的进化拔河比赛中，当女性的骨盆变窄之后，平衡就被打破了。作为代价，我们的后代需要出生得更早，也更为笨拙。婴儿的大脑尺寸只有成年人大脑的 30%，而黑猩猩新生胎儿的大脑尺寸是成年黑猩猩的 40%。20 世纪 60 年代，绰号“雪莉”的美国人类学家舍伍德·沃什伯恩第一次提出这一理论，随后这一理论一直以各种解读形式存在着。

不过，现在出现了一种具有竞争力的理论，并渐渐得到人们的重视。罗德岛大学的霍莉·邓斯沃丝教授和她的团队进行的研究发现，人类怀孕时间的长短是由怀孕所需要的能量决定的，而不是解剖学结构。如果邓斯沃丝教授的观点是正确的，那么孩子在9个月的时候出生就说明此时母亲的代谢已经不足以满足孩子的营养需求。“我们发现，当母亲无法为胎儿的发育提供更多的能量时，孩子就出生了，”她解释道，“母亲的能量才是主要的进化限制因素，而不是她的髋部。”

这是一个有趣的新理论。目前关于人类分娩时间的讨论仍然没有达成共识，但是人类的“早产”是一个不争的事实。不像其他的动物那样，我们生下来时如同一张白纸，在这张白纸上，会发生最奇妙的认知之旅。出生时，我们的能力可能是受限的，但是我们的大脑已经准备好从这个世界吸收养分，将我们变成地球上最具智慧且身体最灵活的生物。

学会骑自行车

在学会骑自行车之前它好像是一个根本不可能完成的复杂任务。但是学会之后，它就好像变成了我们的天性，成了一种自发的、无须费力的无意识技能。一旦掌握，没有人会再去想骑自行车的复杂性，就像没人会去深思走路时需要先迈哪只脚。我们不会去研究这种技能，我们只是使用它。但在学习时，即使是像骑自行车这样简单的技能，其复杂性也是无法想象的，你需要进行大量的身体协调能力训练。问题在于，为什么有些复杂的事情会变得如此简单呢？答案当然是练习。但是蕴含在从笨拙的初学者到娴熟的专业人士的旅程中的生物学过程，仍然藏着许多秘密。

丹尼·麦卡斯基尔也许是地球上最专业的自行车骑行者之一了。他的第一部电影《激动人心的骑行》在 2009 年发行，虽然只有 5 分 37 秒，但是现在（截至本书写作

丹尼·麦卡斯基尔回到他在苏格兰斯凯岛的老家，沿着惊险的库林山脊线进行了一次挑战极限的骑行。

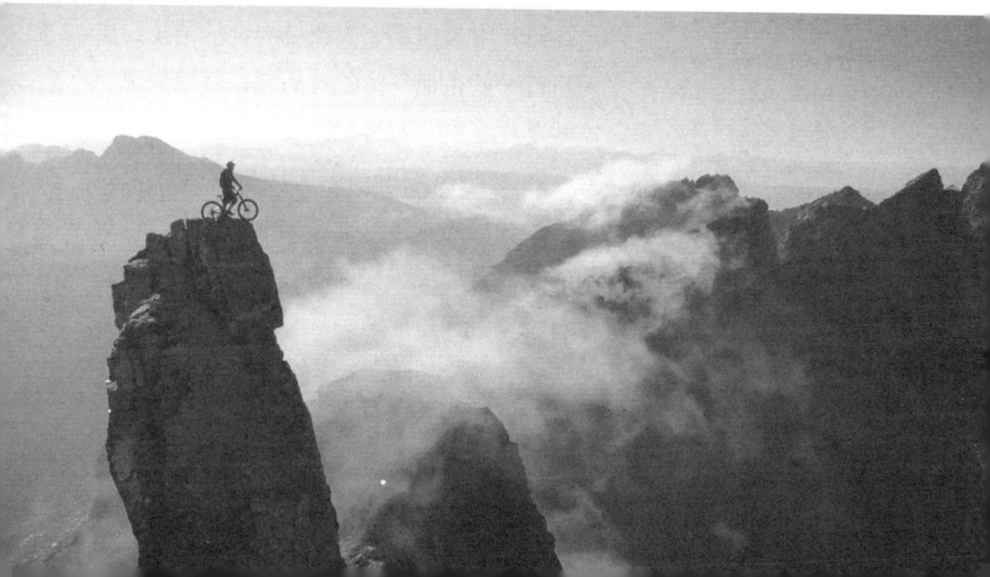

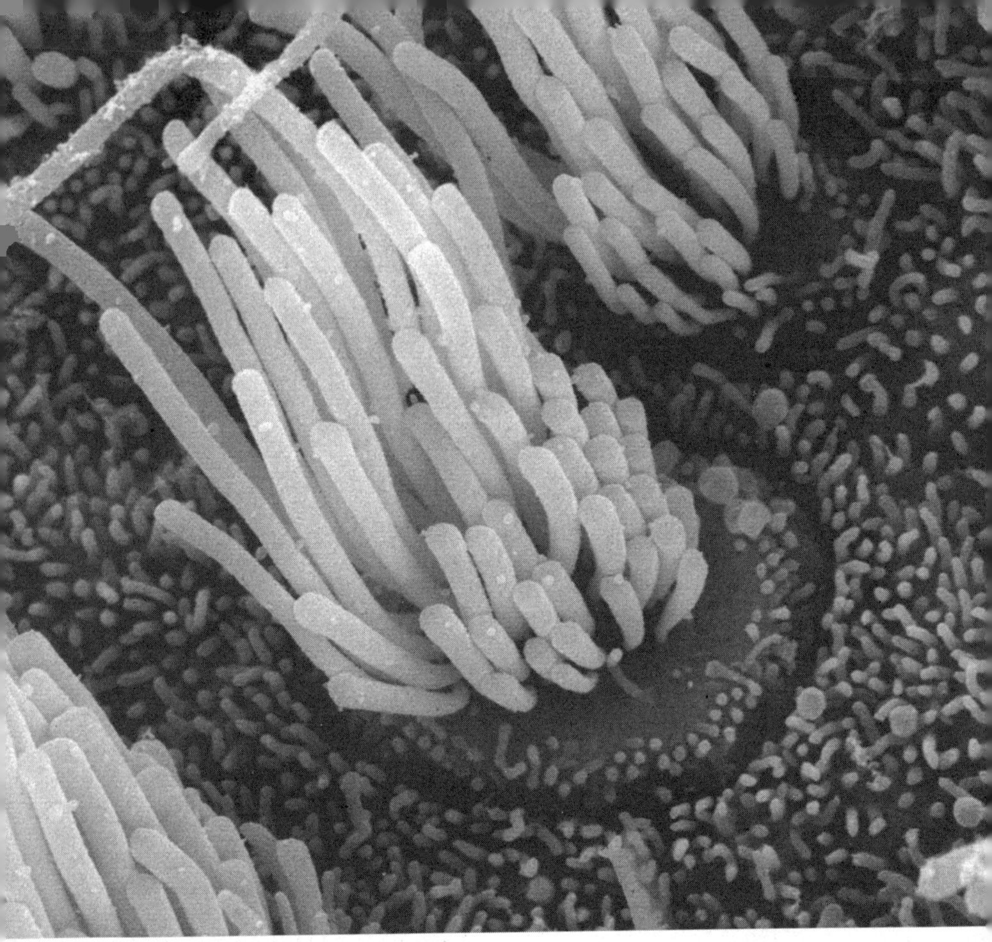

每个内耳的前庭系统由3个半圆形的管道组成：管道内有感受液体运动刺激的微小纤毛，这些纤毛通过前庭神经向脑部的运动控制中心，即小脑发送信息。

时），它已经被观看了超过3700万次。丹尼在影片中表演了令人瞠目结舌的绝技，仿佛自行车就是他身体的一部分，对他来说，这些动作简直轻而易举。

丹尼的极限表演令人印象深刻，但是弄清楚在他的身体里到底发生了什么，以及他的技能背后更深层次的生物学原理，可能更有意义。在丹尼“穿越时空”的骑行过程中，他全身上下多个系统配合无间，这使得他的身体与自行车有着高度的协调性。当丹尼的手抓住自行车手把、脚踩在脚踏板上时，他每平方毫米的皮肤表面上的 50 个感受器都在给脑部传递信号，告诉脑部它们所接触的物体的形状、大小和质地，以及物体是否在运动。与此同时，他的平衡系统与内耳、眼睛、肌肉、关节和脑部之间相互交流，通过位置检测、反馈和调整，持续地监测他的身体所处的空间位置。内耳的一部分负责听力，另一部分则追踪头部位置信息。每一侧内耳的前庭系统由 3 个半规管和 2 个称为耳石器的小囊构成，它们一起持续向小脑反馈头部运动信息。头部的运动引发了半规管和小囊中液体的流动。这刺激微小纤毛发生运动，从而将信息通过前庭神经传递到脑部的运动控制中心，即小脑。通过环境反馈信息，丹尼的脑部又会将信息传递给肌肉，指挥肌肉运动，调整身体的位置，从而维持身体的平衡和协调。

我骑行的时候，感觉自己与自行车融为一体——我甚至不需要去想它……我可以非常轻松地对距离、高度和人车平衡做出判断……我知道我在空间中的位置、车在空间中的位置，以及我们最终会到达什么位置。

——丹尼·麦卡斯基尔

丹尼能够在复杂的环境中控制他的身体平衡，是因为所有身体系统可以协调工作，而普通人即使只是在马路上骑车，身体协调过程的复杂程度也与前者相似。这些复杂性都掩藏在一个看起来很简单的“编程”背后，它发生在我们每个人的脑部，不管是学习骑自行车还是学习走路。

在学习骑自行车的过程中，上一分钟你还在左摇右晃、横冲直撞，下一分钟你可能就已经平稳前行，一切尽在掌控之中。这看起来真的像是触发了一个开关，那么在生物学意义上，这个“开关”是什么呢？

那就是曾被认为不怎么重要的白质。白质很长一段时间以来都被认为没有灰质重要，而灰质被认为是储存“思想”的真正物质。现在我们相信白质有着众多功能，其中，在学习和习得新技能方面，它扮演着十分重要的角色。

大量的神经元胞体组成了灰质。每一个神经元都会伸出一个轴突，轴突很长，很多轴突聚集成纤维束就形成了白质。白质之所以是白色的，是因为它不像灰质中的神经元胞体，白质中的轴突（神经纤维）表面覆盖着一层称为髓鞘的脂肪。髓鞘在这些神经纤维发挥功能的过程中起着重要的作用。在神经冲动传导的过程中，髓鞘充当绝缘体，防止相邻的神经冲动之间相互干扰。髓鞘还可以帮助神经冲动沿着轴突跳跃，使之更快地得到处理：如果神经纤维上没有髓鞘，神经冲动就会像波浪一样持续向下移动；而神经纤维有髓鞘的话，神经冲动就可以发生跳跃，这个过程称为跳跃传导，可以让神经冲动的传导速度变快 300 倍。

因此，白质可以成为不同区域的灰质间进行神经冲动传导的网络桥梁。除了这个整合功能，现在我们也发现，白质，特别是髓鞘，还扮演着更为重要的角色。

通过对一种称为多发性硬化症的自身免疫性疾病的治疗，科学家了解到了髓鞘的重要性。这种疾病直接破坏脑部和脊髓中覆盖在神经纤维上的髓鞘，最终导致患者运动能力和精神功能的丧失。由此可知，在健康的人脑中，髓鞘除了具有绝缘、加快神经冲动传导的作用外，还在学习过程中发挥着重要作用。事实上，它可能就是那个将我们从学习状态变成学会状态的“开关”。

髓鞘的主要作用是提高神经冲动沿有髓鞘的神经纤维传导的速度。在无髓鞘的神经纤维中，神经冲动如同波浪一样连续传导下去；但在有髓鞘的神经纤维中，神经部动以跳跃的方式传导。

最近有一些研究已经开始涉及人类习得新技能（比如骑自行车或者弹奏乐器）背后的神经机制。伦敦大学学院的比尔·理查森教授团队设计了一项实验，让小鼠学会在

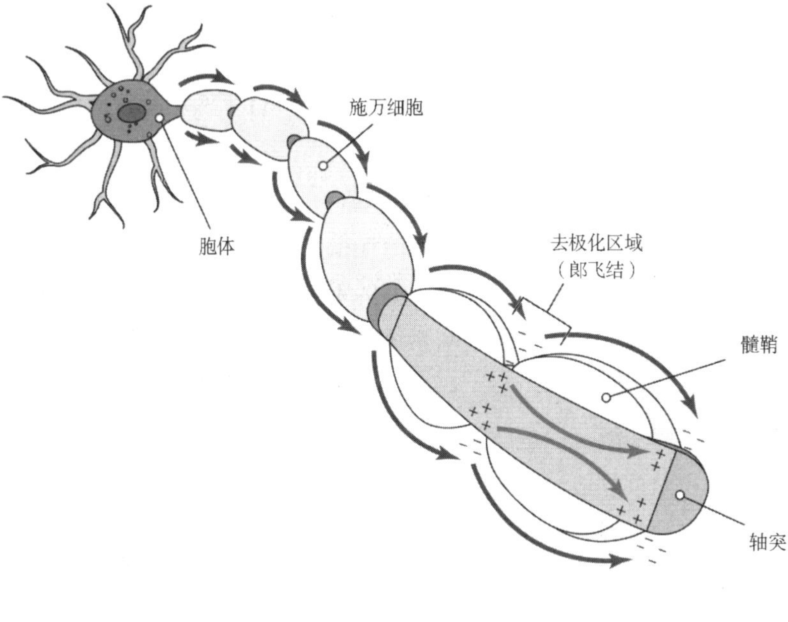

这种特制的轮子上奔跑。这个轮子的外周设置有间隔不规则的脚蹬横木，对小鼠来说，它不可能一下子就掌握奔跑技巧。这就创造出了一种学习的行为范式，从某种程度上来说有点像人类学习骑自行车的行为。在这个实验中，有两组小鼠进行了跑轮测试。在经过两小时的练习之后，第一组小鼠，也就是正常小鼠组别，它们已经能够应对轮子的不规则构造。但是第二组小鼠，它们被注射了一种阻止新的髓鞘合成的药物，不管学习多长时间，它们都无法控制轮子。看起来，如果髓鞘停止合成，它们的学习能力就会被抑制。后续的实验提供了更多的证据证明髓鞘化在学习过程中起到关键作用。已经学会跑轮的小鼠后续也被给药以抑制更多的髓鞘产生。但当它们被放回轮子上时，能够立刻开始在轮子上奔跑，即使它们产生新的髓鞘的功能已经被抑制了。这表明，当一项技能被掌握之后，记住和重现这项技能就不再需要髓鞘化的参与了。将这个实验与我们现有的知识结合在一起，就可以描述学习骑自行车或走路背后的生物学过程了。

从开始学习骑自行车的那一刻起，我们就开始在脑中创建一个连接网络，一个独属于这项活动的连接网络。“骑车网络”包含了所有我们能够在自行车上保持平衡的不同脑部元素，从对视觉信息和触觉信息的感知、身体平衡系统的所有组分，到为了维持平衡而产生的对多种肌肉的控制。最初，脑中的所有这些不同的部分都各自独立发挥功能，但是随着我们的每一次练习，每一次跌倒了又爬起来，我们重复地激发相同的神经通路，渐渐地，脑中分离区域之间的连接被加强并形成一个网络。当这一切发生的时候，一种名为树突胶质细胞的脑细胞被发动起来，这种细胞的数量开始增加，并

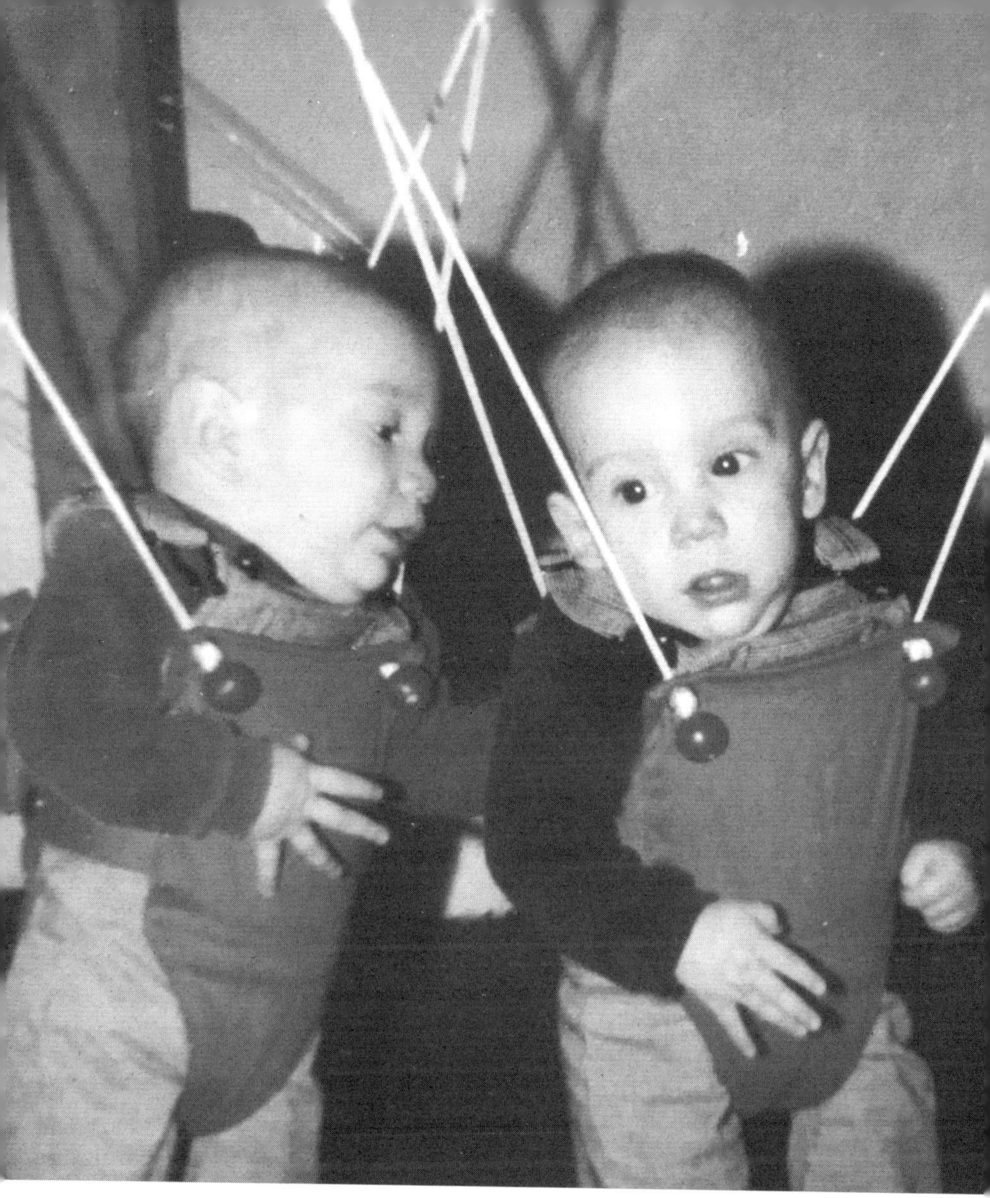

克里斯和桑德·范·塔勒肯两位博士幼时的照片。

开始在新出现的神经网络中覆盖更厚的髓鞘层。你练习得越多，髓鞘层就越厚，这使得脑中的神经元轴突在信息协同和传导的过程中变得更快、更高效。这是一个将大脑中松散的神经网络变成密集的超高速神经网络的过程。这个过程一旦完成，就会出现不可能到可能、从用尽全力到几乎毫不费力的神奇时刻，从此我们可以骑着自行车飞驰。

其实，这个髓鞘化的过程在我们生命的早期就开始了，在我们学习最重要的不需要思考就能够使用的生存技能时就开始了。用两条腿行走对婴儿来说就是必需而又最难掌握的技能之一，也可以说是我们掌握的第一项技能。经过很多周的练习和失败之后，我们在大约 18 个月时学会了这项运动技能，并在脑中形成了相应的基本神经网络。一旦髓鞘化的神经网络在适当的位置形成，我们就不会再“考虑”它了。小时候我们学习起来很高效，但是随着年龄的增长，学习一项新的技能，比如弹奏乐器或者杂耍，会变得越来越难，这背后是有生物学基础的。因为随着年龄的增长，人体形成髓鞘的速度会变慢，无法再像年轻的时候那样高效地形成一个新的神经网络了，但我们并没有失去全部能力。新的研究发现，当年纪较大的人在学习一项新技能时，脑部会通过增加可以产生髓鞘的细胞数量来形成新的髓鞘。这听起来像是一条更艰难的学习路径，但是这重新证实了一点，那就是也许“教会一只老狗新的技能”并不是不可能的。

学习，什么时候都不晚

我意识到这一点是在一项测试眼疾手快与否的意志对决中。我的对手是谁？一个 8 岁的孩子，他名叫“大湖”。对决的内容是什么？看谁先学会杂耍，同时接 3 个球。我很自信，大湖则很紧张。他被唬住了，也许是因为我的力气更大，也许是因为我的“冷眼相看”，或者只是因为一个成年人表现出了奇怪的过于好胜的气势。在工作人员认真阐明了对决的基本要求（也就是我们在杂耍方面都同样没有任何经验）后，我们被安排进行了一小时的练习。大湖手忙脚乱，很尴尬，也很沮丧。不过我更差，而且被他发现了。但是在这第一个小时里，我有一个秘密武器——我的前额叶。随着年龄的增长，前额叶却并没有过度发育，这意味着我可以容忍更多的延迟满足，而大多数 8 岁的孩子则做不到。面对嘈杂的环境，我会更为放松，并且我不在意摄像机的存在。

在这一小时结束时，我产生了一种奇怪的感觉，一种从有意识的不能胜任到无意识的可以做到的感觉。我可以同时玩 3 条手帕了。我也不知道自己到底是怎么做到的，我的手竟然可以出乎意料地在半空中接住它们。但这是个技术活儿，我没办法在核磁共振成像扫描仪中表演，如果可以，你会看到我整个脑袋都需要血液。在玩过手帕之后，我开始学习扔两个球，让球从一只手传到另一只手，这迫使我的左手以某种我认为不可能的方式模仿我的右手。然后又加入了第三个球，我用右手拿两个球开始这种杂耍。从左手抛球开始，然后右手抛一个球，这时第一个球开始下落，右手扔第三个球，随即接住左手扔出的第一个球。现在左手必须准备接球，然后立刻抛出，这要形成循环。事实上，抛球太难了，手放错了地方就无法进行后面的接球。很快，3 个球就都掉到了地板上。练习的大部分时间都是这样。但是我还是尝到了一点成功的甜头——有过几次很好的抛球，我想我肯定能超过大湖。

后来大湖和我以各自的方式继续练习。最终的杂耍比赛定在大约 7 天后。我认为从两方面来说，大湖都有更多的时间来练习。一方面是他年轻的脑部可以比我更快地产生新的神经环路，同时加强已有的神经环路。当然啦，他也没有什么旧的神经环路可供加强，因为他没有提到过他在杂耍方面的经验。另外，除生日聚会外，他很少应酬。

而我呢，要想各种办法挤出时间来练习，因为不断捡球，我的后背开始感到疼痛。我们被建议在床边进行练习，以便给脑部更多的时间去控制手接住掉落的球，这需要一个天花板比较高的房间，而我家明显没有这个条件。我有好几次尝试在户外进行练习，但是都被风雨交加的天气打断。而这个球似乎是我们家花园中狗屎的“导航设备”。另外，没有摄像机的拍摄，也没有一个 8 岁的孩子在旁边挑战，突然之间我对杂耍失去了很多兴趣。而我的妻子似乎天生就是杂耍的料，她能够同时抛接 5 个球。“你是怎么做到的？”我问道。“我也不知道，”她回答说，“但这也太简单了。”

因为我差不多比大湖大 30 岁，所以大湖的妈妈认为我不是那种会被 8 岁孩子打败的人，但我的前额叶确实没有那么发达。

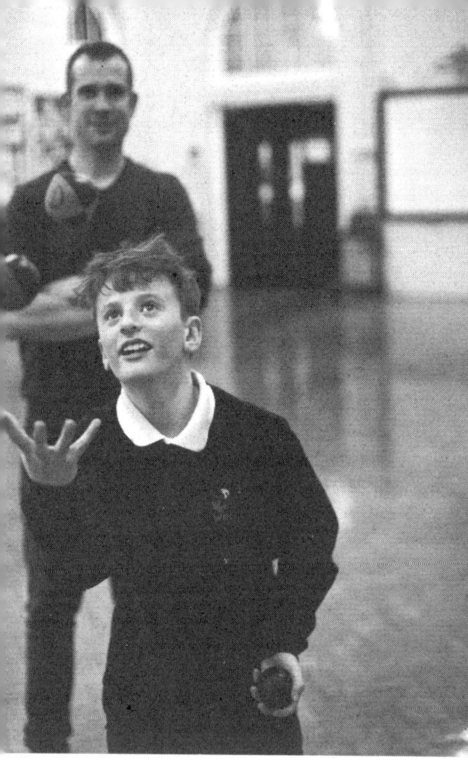
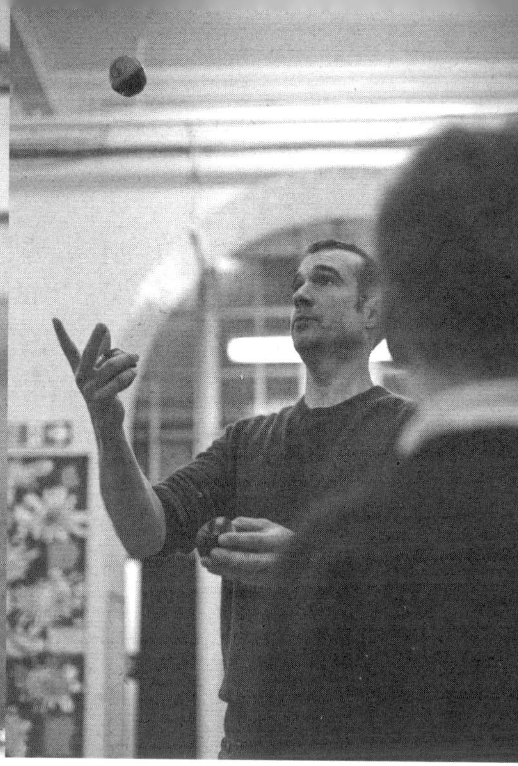

不过，大湖没有我参加过的测试多，所以我知道他的弱点。没错，大湖比我有更多的时间进行练习，但在拍摄时他常常紧张慌乱。当我再次见到他的时候，我能做的只是每次把 3 个球都接住，只比我们上次分别的时候好上一点点。随着测试时间的临近，摄像机开始将镜头转向我，我开始练习了。我在到处挤时间练习的一周里还是掌握了一些技巧，我的手开始能够接到球了。我会把球抛得高一些，这样就有更多的反应时间。到我们开始拍摄的时候，我已经能够完成一

杂耍。大湖正准备抛第三个球。他踉踉跄跄地向前走着，在房间里跑来跑去地接球，多亏了他的髓鞘（和他的母亲），他能够成功地接住 20 多个球。

整个抛接球的循环，好的时候还能做到八九个循环。

这让我想起了最近另一个相似的经历：学习主持电视节目。这当然比学习杂耍要容易，但是我遇到的最主要的问题，就是面对摄像机说自己想说的话。为了阐明一个主题，我要将一个话题放入一个语境，透过镜头以短篇报道的形式传达给观众。几乎所有的主持人最初都经历过这样的挣扎，我记得因为结巴或者忘词，有时一段视频需要重录 20 遍。现在，大约 10 年过去了，我可以在一分钟内记住一段文本，只需两三次录制就可以完成拍摄。这是一种奇怪的变化，我体内的这些神经机制早已渐渐无意识地被完全加强和固化了。

学习杂耍是一次展示自我的机会。作为成年人，我们很少会被逼着或者被鼓励着学习一项新的运动技能。这让我意识到脑部学习过程中并不只是发生了髓鞘化，还有新的突触形成，旧的突触也会被加强。能够驱动这些改变的练习是非常简单的，而主观能动性、时间和欲望可能更难以获得。无疑，如果我们花相同的时间，大湖肯定比我做得更好。但这件事让我重新燃起了信心——即使年纪很大时，我们仍然可以学习新的技能。

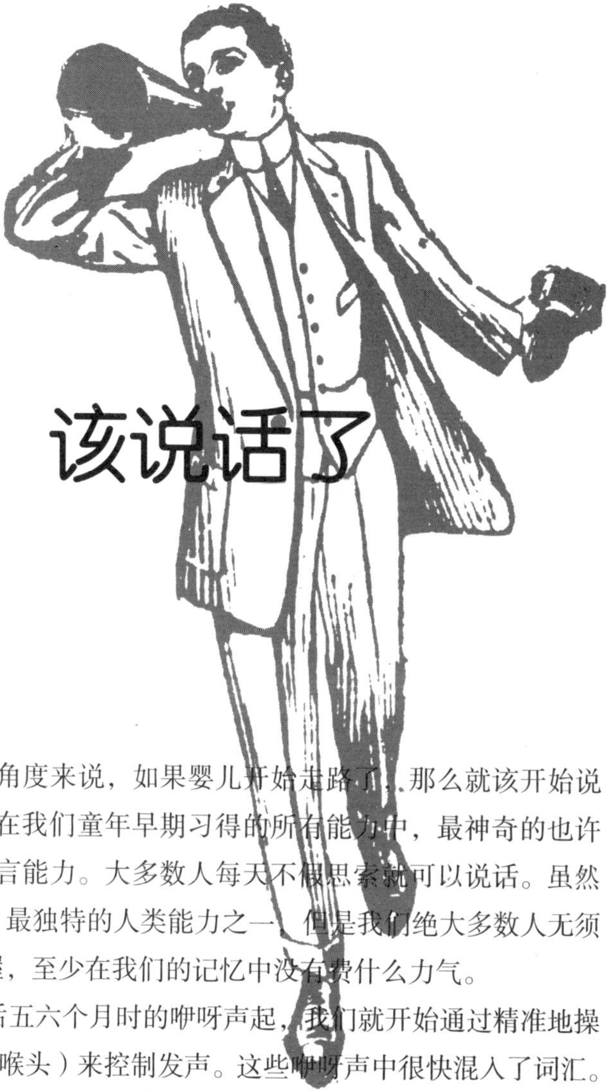

该说话了

从发育的角度来说，如果婴儿开始走路了，那么就该开始说话了。在我们童年早期习得的所有能力中，最神奇的也许就是语言能力。大多数人每天不假思索就可以说话。虽然语言是最复杂、最独特的人类能力之一，但是我们绝大多数人无须费力就可以掌握，至少在我们的记忆中没有费什么力气。

从出生之后五六个月时的咿呀声起，我们就开始通过精准地操纵唇、舌、喉（喉头）来控制发声。这些咿呀声中很快混入了词汇。但是在此之前，我们经历了最令人沮丧的阶段，我们虽然理解某个词的意思，但是无法发出它的声音。这时我们心中满是小脾气和愠怒，因为我们已经理解了语言，但是没有说出这种语言的能力。在这一时期，我们依赖于一连串的动作（竖大拇指、不耐烦地用手乱

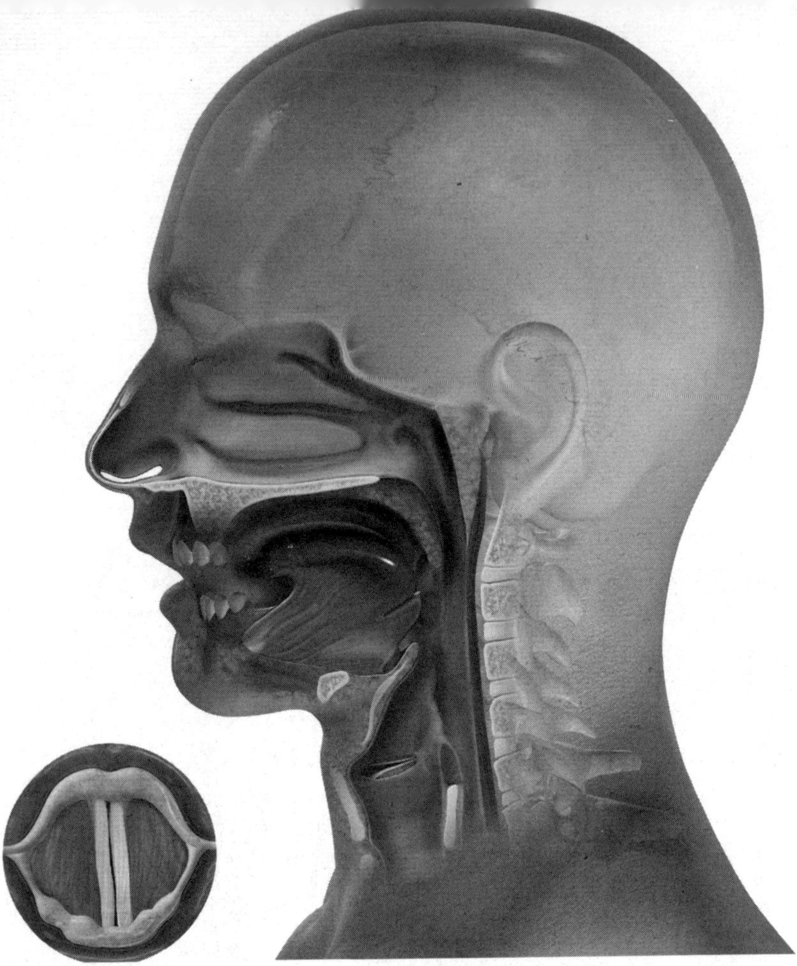

与人类语言相关的头部和颈部的结构。胸腔和膈对于使空气顺畅地通过声带并调节音量也是至关重要的。

指以及噘嘴等）来表达自己的需求和情绪。然而，从大约 12 个月起，我们就开始以惊人的速度掌握语言能力，最开始只是简单的词语："妈妈""爸爸""不""我的"。之后，复杂的词语开始缓慢出现，在我们长到 18 个月的时候，大约已经可以说出 50 个词语，而我们能够理解的词语数量更多。

在学会使用词组之后，很快我们又学会了使用句子。在随后的几年里，我们掌握的词汇量呈指数级增长，在 20 岁出头时，增长速度达到峰值，然后缓慢增长至中年阶段就几乎停滞了。一般来说，我们掌握的词汇量会从 2 岁时的 300 个，增加到 5 岁时的 5000 个，再增加到 12 岁时的 15000 个。以不同的方式评估，一个以英语为母语的成年人的平均词汇量也会有所不同。在英文单词测试中，没有上过大学的人的平均词汇量为 35000 个，研究生的平均词汇量为 50000 个，而英文教授的平均词汇量高达 75000 个。或者你可以统计一下书中的词汇量。莎士比亚一直被视为掌握词汇量最多的作家，但是数据并不支持这一点，他使用了 15000 ～ 20000 个词语就完成他的戏剧作品。与此同时，令人印象深刻的是，农场工人间的日常交流，只需要几百个词语。

如果你认为掌握 50000 个英文单词还不够厉害，那么可以每天学习两个新单词，让自己的词汇量持续增长。学习是一个完全可见的奇迹般的过程，但是尽管经过了几十年的研究，关于人类如何学会说话，至今仍然是个谜。

蹦出第一个词语

技术的进步在很多方面提升了我们探索人类发育的能力，其中最特别的便是在 2005 年，由夫妻档团队德布·罗伊和鲁帕尔·帕特尔首先应用的新兴数码技术。一开始，罗伊在麻省理工学院尝试设计和建造一个可以对话的机器人。罗伊意识到，他正在尝试教一个机器人做一件孩子轻而易举就能完成的事情。他使用了当时最先进的视频技术，结合新兴的机器学习和图像识别技术。一开始，罗伊和帕特尔让他们学院的教职工带自己的孩子到实验室，在此期间对他们进行长时间的视频录制和观察，试图抓住语言习得和发育的真实过程。然而，在实验室环境中很难抓取真正的家庭互动场景，于是他们尝试在真正的家庭环境中获得数据。2005 年 7 月，罗伊和帕特尔正在期待他们第一个孩子的出生。作为一名热衷于技术的准爸爸，罗伊知道大数据时代的曙光已然浮现，记录孩子生命第一年的每分每秒的这个不切实际的想法即将变成现实，于是人类家庭语言计划开始了：他们在家里装上了一种经过特殊设计的视频声音系统，摄像机和麦克风记录下了他们的儿子在醒着的状态下的每分每秒。从最开始的咿咿呀呀，到他蹦出第一个词语……在这记录了 1600 万个词语的视频里，隐藏着关于人类如何学习语言的秘密。只是让孩子观看和聆听一个像“水”这样的词语，这个词语就能在几天或者几周的时间里缓慢地从孩子嘴里模糊地说出，最后会完全成形并被使用，这是一个极其深奥而又人性化的过程。罗伊和他的团队称这样的过程为“词语诞生”，而在时空范围内可以被追踪的历程则称为“词语历史”。

在数量庞大的数据中寻找线索时，罗伊和他的团队发现了一些模式，有些在预料之中，有些则在之外。孩子在 1 岁左右蹦出第一个词语是一种普遍现象，视频中也体现了这一点。但是令人意外的

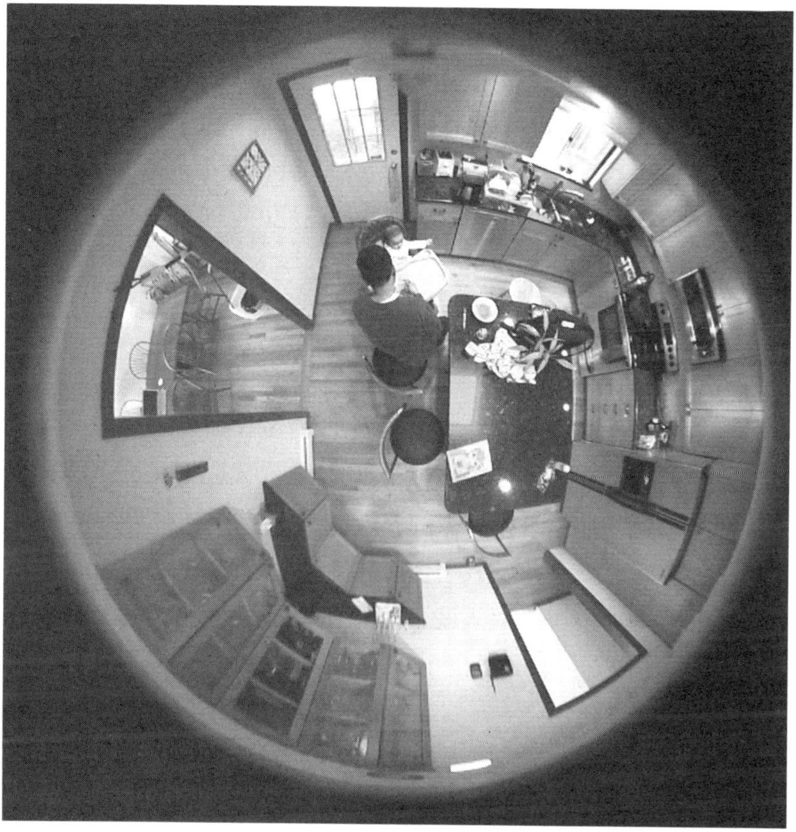

人类家庭语言计划样本：厨房里的视频图像。

是，在孩子大约 19 个月的时候，新词语的学习突然开始减速了。更吸引人的是，后续的分析发现，在同样的时间点上，随着词语学习的减速，两个词语组成的句子出现了，这表明孩子的大脑开始由词语学习转向语法学习了。

人类家庭语言计划产生了如此多等待着被挖掘的数据，它是一个宝藏，存在着大量可研究的点，并且还会在未来数年的时间里持续产生新的洞见。

通用语法

科学家和哲学家长期以来致力于理解人类语言获取的本质，想弄清它是先天的还是后天的。语言是一项习得的技能吗？它是从我们生活的环境中吸收，并在生命的早期写入我们如白纸一样的大脑的吗？抑或它

词景用来显示一个词的诞生过程。在德布·罗伊实施的家庭语言计划中，立体柱状图用于显示与“水”一词相关的每个音节的数据。

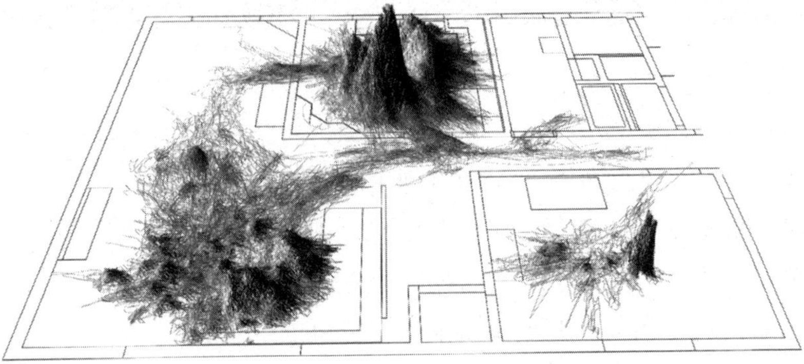

本就是人类大脑具有的一项功能？是不是我们的祖先碰巧获得了某种具有优势的遗传特性的基因突变，因而在自然选择和进化的驱动下被留存下来？在过去的50年中，对于这一问题的探索一直由诺姆·乔姆斯基主导。乔姆斯基被认为是现代语言学之父，从20世纪60年代起，他开始推崇这样一种观点：人类生来就具备语言能力，是每个人在生物学层面上共有的“通用语法”，所有的人类语言都依赖于这样一种内在的能力。乔姆斯基还提出了这样一种颇具争议的观点：在大约10万年前，某个人类个体发生了一次基因突变，于是他获得了一种非凡的语言能力。尽管这个观点现在仍然没有被广泛认可，但是乔姆斯基广阔的理论背景仍然驱动着人们去寻找能够证明语言是人类本能的证据。

这里有一个探索大脑中语言的起源的有趣尝试，其来自一个与语言不太相关的方面——给小宝宝听音乐。这听起来也许并不是触碰人类语言问题的根源最有趣的方式，但是范德比尔特大学音乐认知实验室的蕾娜·戈登教授和她的团队认为，语言的基础是我们不曾想到的东西——韵律。

想象这样一个场景，你在某时某刻听到了一首你很多年，或许10多年都没听过的曲子，不知怎么的，你就跟着唱出了歌词。在这么久都没听这首歌的情况下，你仍然记得所有的歌词。你也许并不记得这首歌的名字，甚至也不记得歌手或者乐队的名字，但是你身上的某些东西帮助你记住了歌词。到底是什么东西呢？是什么与音乐相关的东西，使得我们具有如此惊人的记忆力呢？答案似乎可以回归到一种我们都拥有的与韵律相关的内在反应。

戈登教授在田纳西州的纳什维尔召集了一组婴儿，给他们听各种节奏的音乐，他们似乎都在试着跟随音乐的节奏舞蹈——有的宝宝会表现得更好。随着节奏舞蹈似乎是一种对音乐的内在反应，我们相信这是一种普遍的反应，一种从出生时就被“锁”进大脑的内在反应。如果能够跟上节奏，宝宝们就会表现出一种很明显的愉悦感。他们的肢体也许并不能完美地与节奏配合，但是很明显，音乐节奏的改变会引发他们肢体运动的改变。

我们不仅能够跟上节奏,而且能够预测接下来会出现什么节奏。我们能够在有预见性的同时灵活地应对节奏的改变，这种能力被称为相位自校正，即使是与我们亲缘关系最近的大猩猩也无法做到这一点。与语言能力一样，这是人类独有的能力。我们现在认为，能够感受和预测节奏是一种与人类大脑处理语言密切相关的能力。

在怀孕 24 周时，宝宝的听觉皮层开始发挥作用，他们听到的第一个节奏就是母亲的心跳。在宝宝们听到词语之前，他们就已经知道了节奏，这应该是引导他们学习语言的关键时期。原因在于，这个时期人类的大脑为接受复杂的口语做好了准备。了解语言中包含的节奏，使得大脑能够预测最有可能发生的事情，于是语言的习得对我们来说变得轻而易举、不假思索。这就是我们能够记得一些很久都没有听过的词语甚至歌曲的原因。

通过一系列不同形式的研究，戈登教授证明了节奏感知能力与语言能力之间具有很强的相关性。我们现在发现，那些能够更好地跟上节奏的孩子，在 6 岁时话说得更好，因为节奏影响着人们使用和理解语言的方式。同样，通过学习一门乐器来提高在语言学习方面有困难的孩子的节奏感知能力，似乎也可以帮助他们提升语言能力。

这项研究还为破解人类语言获取之谜提供了另一个小小的线

索，那便是语言是人类内在的一部分，是人类与生俱来的。研究结果同样支持这个观点。但是要将这种内在的能力转化为对语言使用能力的完全掌握，我们每个人都需要经历学习的过程，从而建立起一个庞大的词汇库。这个过程就将我们带入了另一个大脑功能的迷宫——记忆，特别是在短时记忆和长时记忆之间如何移动我们思维的“文件柜”。

记忆时间的长和短……

如果我现在给你10个你可能从来没见过的单词，比如abomasum（皱胃，牛或羊等反刍动物的第四个胃），或者sesquipedalian（多音节的，冗长的单字），你用多长时间能记住它们呢？它们中有多少能真正成为你大脑中的记忆呢？一小时后，或者明天，甚至是明年，你还能够记住它们、拼写它们，甚至记得它们的意思吗？记忆的过程是怎样的？几个世纪以来，关于记忆是如何形成的这个秘密一直令人着迷。过去，只有哲学和教育领域的学者在尝试理解记忆的本质。路径记忆法，又称为记忆宫殿法，已有上百年的历史，它的意思是，将你需要记住的东西放入一个想象出的三维空间——一个思维的“宫殿”中。这个方法起源于古希腊诗人西蒙尼德斯（又译为西莫尼季斯）。一次，他在参加宴会时，宴会厅突然倒塌，他幸运地逃了出来。之后，他根据同行客人所坐的位置记起了他们的名字，从而分辨出他们已面目全非的遗体。现在，记忆力惊人的苏雷什·库马尔·夏尔马，可以背诵圆周率这个无限不循环小数到它的小数点后70000位。

10个不寻常的词：Apoptosis（凋亡）、Entomophagy（食虫体）、Jumentous（兽腥味）、Borborygmus（腹鸣）、Portolan（多兰）、Strappado（吊刑）、Imspissate（浓缩）、Eucatastrophe（否极泰来）、Sesquipedalian（多音节的）、Kinnikinnick（熊果）。

“我能够记住的最长的英文单词是pneumonoultramicroscopicsilicovolcanoconiosis……这是一种肺部疾病。”阿卡什·武科蒂，一个7岁的孩子说道。

尽管过去的几个世纪里，记忆术研究者们一直在研究令人震惊的记忆力，但是贯穿整个20世纪的研究最近才打开了人类大脑的“黑匣子”，使我们第一次理解一些非常简单的过程，例如学习一个新词汇背后的机制。

儿童时期，我们会以一种令人惊异的速度学习新词汇。一个2岁的孩子，其词汇量一般已达到300个。之后，他会以每年1000个左右的速度增加词汇量，直到童年结束。所以，平均来说，7岁儿童的词汇量大约有6000个——他们每天都会学到几个新词。但是阿卡什·武科蒂的词汇量并不是

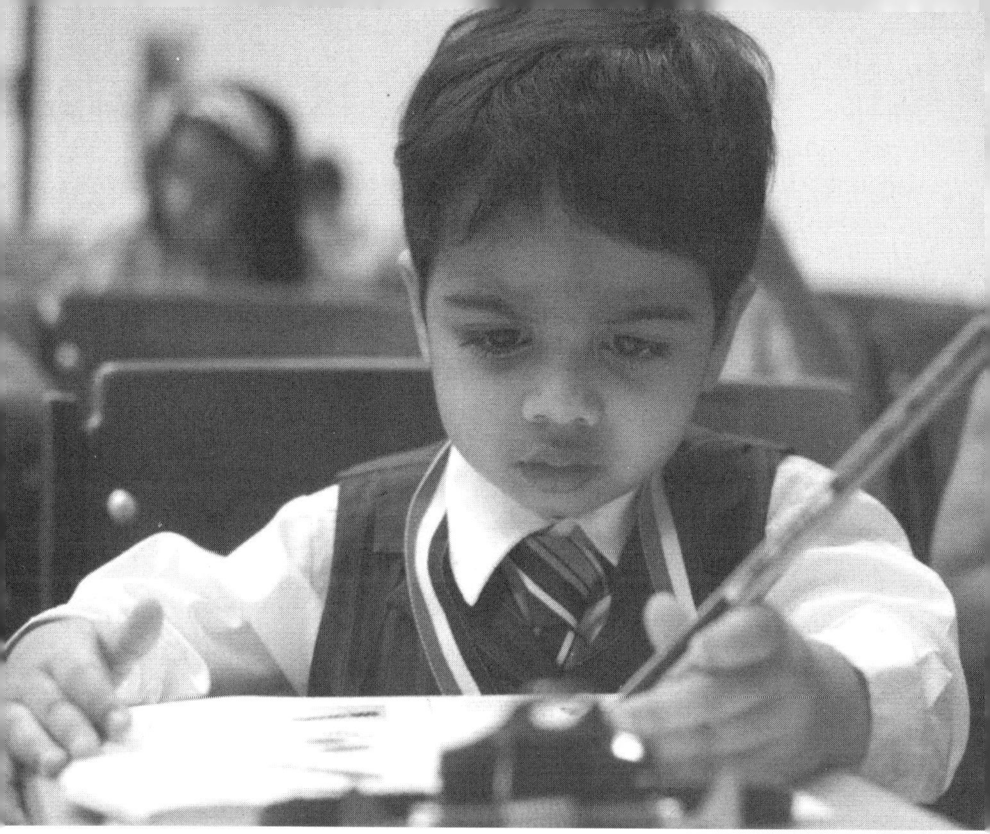

一个 7 岁儿童的平均值。2015 年到 2017 年，他曾多次参与竞争激烈的单词拼写大赛。他的词汇量已达 50000 个，在拼写能力上更接近 12 岁的儿童。他表现出的才能使得他成了斯克里普斯拼字比赛总决赛最年轻的参赛者。阿卡什每天会花 2 小时和他的姐姐艾姆丽塔一起记忆新单词。

2012 年，阿卡什·武科蒂在 2 周岁时，第一次参加斯克里普斯全国拼字比赛。

记忆的过程我们都很熟悉，但是这个过程实在令人难以捉摸。我们很自然地就知道要通过不断重复来学习某种东西，但是当

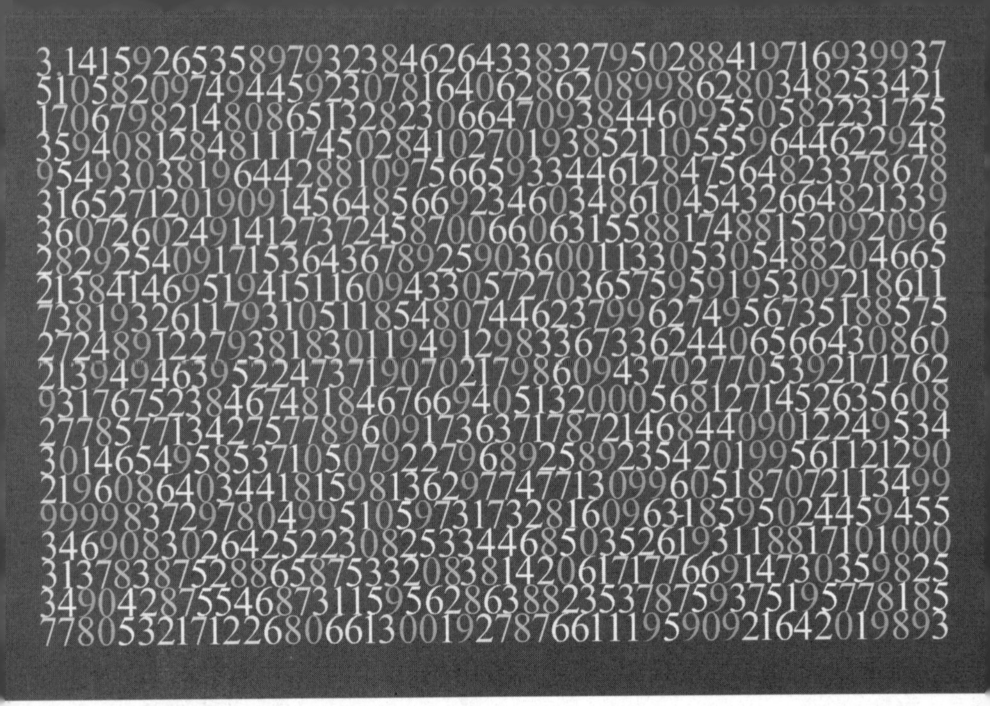

圆周率（π）的小数点后1001位。

一个新单词永远被大脑储存起来的时候，其中发生了什么呢？当我们尝试去学习新单词的时候，我们就是在把经历变成一些永恒的东西，并且这个过程是一种可以创造的物质过程。创造短时记忆的过程需要外界信息输入并融入大脑。

经典的认知心理学将记忆的过程分成3个阶段——编码、储存和提取。编码阶段就是感觉信息的输入，主要是视觉、听觉或者语言信息进入大脑。当阿卡什学习一个新单词的时候，3种类型的信息输入他都会用到。他看到一个新单词，然后大声读出来并听到它，再通过学习这个单词的意思来理解它。

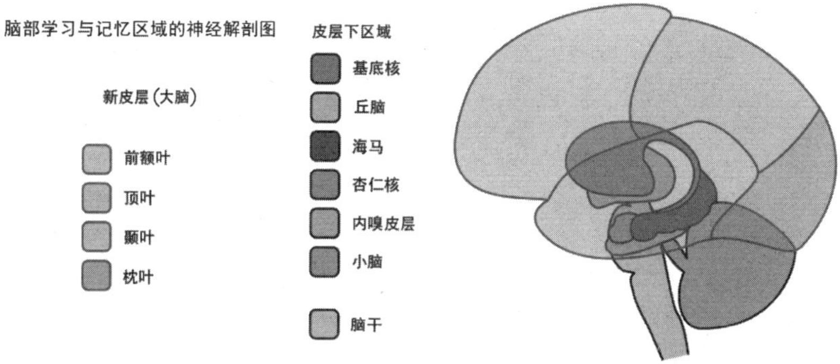

这些感觉冲动会激活不同的特异性脑区（视觉皮层在大脑的后部，听觉皮层在颞叶），比如当他学习单词的意思时，颞叶的前部会被激活。当一系列我们需要记忆的新事物被展示出来时，我们就会自发地尝试通过听觉途径来学习它们，即不断地大声说出来、重复或预演这些信息。可见，多种输入的结合才是创造新记忆的关键。

被激活的不同脑区之间的联系是储存所有新记忆的基础。形成一个记忆的生理学基础的秘密在过去几年才被科学家们发现。

这张令人惊奇的图片就展示了记忆形成的生理学过程。图片中的每一个亮点都是一个被荧光标记的信使 RNA 分子，我们现在认为，正是这些分子沿着大脑中的神经元分支的运动产生了新记忆。

对一段能够转化为记忆的经历来说，由感觉输入产生刺激形成的网络需要保存在大脑的神经元结构中，而突触会将网络连接起来。比如在学习像 abomasum 或者 sesquipedalian 这样的新单词时，听觉、视觉和语言输入都需要被捕捉到。而大脑中允许这一切发生的关键结构叫作海马——因为其形态像海马而得名。作为边缘系统的一部分，海马位于大脑的深处。我们每个人都有两个海马，分别位于大

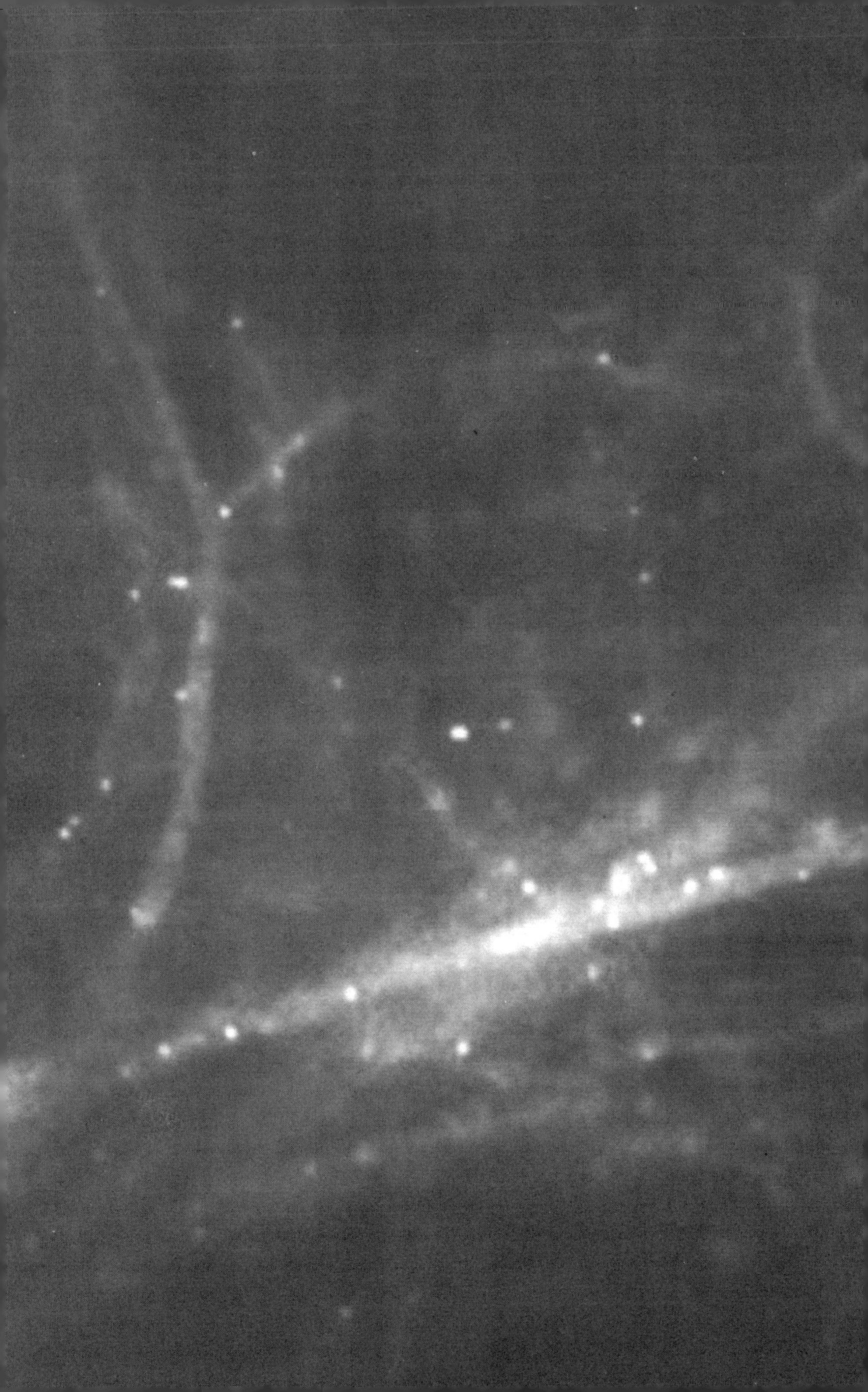

第 164 页图：分子在大脑中形成记忆——纽约叶史瓦大学阿尔伯特·爱因斯坦医学院的研究人员进行的开创性工作。

脑的两个半球中，正是这些结构在巩固一个记忆时起到了重要的协调作用。当大脑皮层的不同区域被新单词的学习激活时，这种活动被投射到海马的对应区域，记忆的加强就在这里被开启和控制。

最近，阿尔伯特·爱因斯坦医学院的一项研究首次精确揭示了新记忆在大脑中储存的机制。神经元之间开始形成稳定的、长时间持续的联系时，新记忆就开始建立了。神经元通常是又细又长的，其中膨大的地方是细胞核。它的末端会伸出长长的手指样的被称为树突棘的突起，神经元之间通过这些突起相接触。突触就是这些突起相接触的位置，在这里，化学信号以神经递质的形态从一个细胞传递到另一个细胞。学习和记忆包含了通过重复的刺激强化这些突触结构的过程。人们发现，一个名为 β-肌动蛋白的蛋白质在这一过程中非常重要。β-肌动蛋白在所有的细胞中都能找到，并且它具有很多功能，它是细胞骨架的重要组成成分。细胞骨架是一种维持细胞强度、形态和完整性的蛋白纤维。β-肌动蛋白还与肌肉细胞中可以使肌肉运动的肌动蛋白密切相关。重要的是，β-肌动蛋白能够帮助细胞运动和改变其形态，这对于发育中的胚胎至关重要。正是这种功能使得它在产生记忆方面起到了核心作用。当记忆形成时，β-肌动蛋白似乎会使树突棘发生生理性的形态变化。对于阿尔伯特·爱因斯坦医学院的科研团队来说，问题出现了，这样一种普遍存在且在所有细胞中都会表达的蛋白质，是如何参与创造这个对于记忆的形成来说必需的精细结构的呢?

这要从深藏于海马中的特定神经元的细胞核说起,就是在这里，用于合成 β-肌动蛋白的信使 RNA 被制造出来。对于任何蛋白质来说，位于细胞核中编码它的 DNA 密码首先会被变成与 DNA 相似的信使 RNA 分子。接着，信使 RNA 会编码氨基酸序列，从而形成蛋白质。在这种情形下，实际上是信使 RNA 负责形成记忆的任务。在此重点强调的不是这个被制造出来的蛋白质（毕竟 β-肌动蛋白是一种普遍存在的蛋白质），而是在什么时间点上，这个信使 RNA 会被翻译为 β-肌动蛋白。

阿尔伯特·爱因斯坦医学院的科研团队使用小鼠的神经元，在我们难以想象的微观层面上追踪这个过程。当小鼠海马中的神经元受到刺激时，在 15 分钟之内，编码 β-肌动蛋白的信使 RNA 就在细胞核中被制造出来了。他们使用了一种荧光染料来标记这个信使 RNA，当它在细胞核中被合成出来的时候，就可以追踪它。他们看着这个信使 RNA 离开细胞核，在神经元细胞中沿着树突（分支）“旅行”直至终点，也就是神经元相互连接的位置，这个位置是数百亿个突触所在的位置中的一个。

这个团队的重要发现就在于 β-肌动蛋白能够在确定的突触位置沉积下来。有趣的是，大脑神经元在神经细胞中看起来是很独特

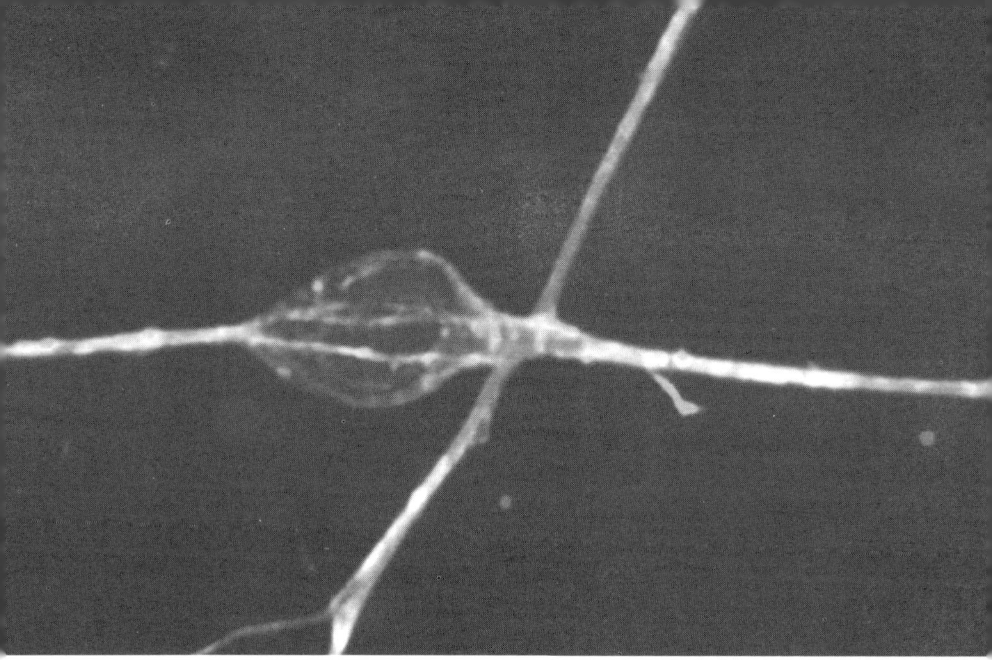

培养中的小脑颗粒细胞（一种神经元）。

的，因为它们不仅能够控制 β-肌动蛋白的产生，还可以控制它在什么时间点被变成蛋白质。信使 RNA 被装在一个小囊里，直到它完成贯穿整个神经元的“旅行”，到达它应该发挥作用的目的地。受到刺激的神经元会解构这些小囊，使得蛋白质能够在正确的位置精确地被制造出来。在接收到刺激几分钟后，小囊重新形成，信使 RNA 被再次包装起来，以防止形成太多的 β-肌动蛋白。“经常刺激神经元使得信使 RNA 可以随时产生频繁可控的爆发，使得 β-肌动蛋白能够精确地在需要突触强化的位置发生积聚。”进行这项研究的实验室负责人罗伯特·辛格教授说。

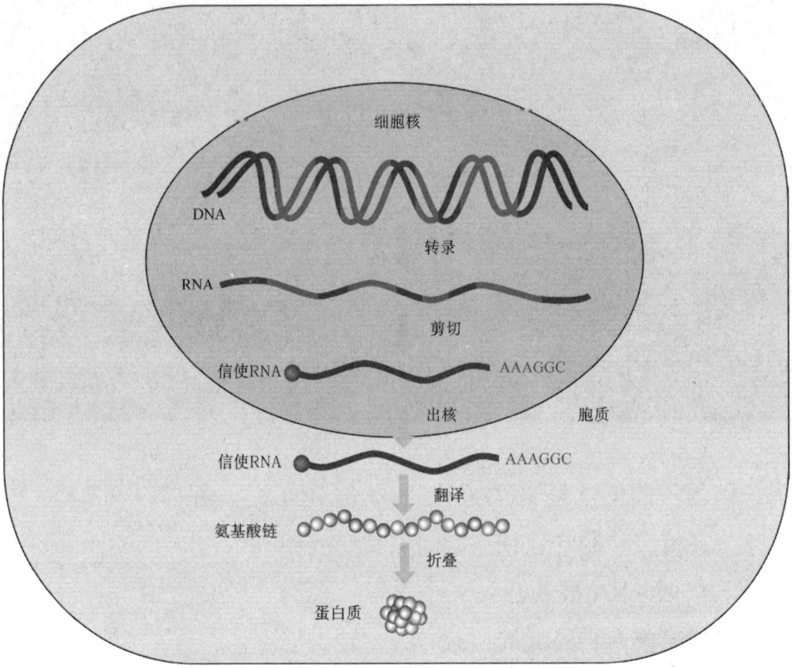

在 DNA 中，蛋白质是这样产生的：在一个叫作转录的过程中，以 DNA 为模板可以形成一种类似于信使 RNA 的化学中间体，这种中间体从细胞核中输出；核糖体在一个称为翻译的过程中被读取，这一过程中氨基酸链被创造出来，氨基酸链经过折叠形成了蛋白质。

现在人们认为，对这些突触结构的强化是产生新记忆的关键。而我们现在知道，β-肌动蛋白在改变树突棘的形态和强化这些突触结构方面具有重要的作用。当被标记的信使 RNA 分子到达突触末端时，它就开始合成新蛋白质，从而使得神经元产生全新的连接，于是记忆就留存在了大脑的解剖结构中。通过建立和强化神经元之间的连接，一个短暂存在的短时记忆就可以被转化为长时记忆。

这项研究的深层次美感是令人震惊的。其中的一位研究者花费了数年时间尝试建立一套系统，使得信使 RNA 分子在结构和功能不受影响的情况下被打上荧光标记。这样我们就可以看到这个分子，从而理解小囊的形成过程。这项研究提示我们，即使已经知道了参与记忆形成的其中一个分子，我们仍然在探索最基础的分子生物学原理之一，即从 DNA 到 RNA 再到蛋白质的转化。阿尔伯特・爱因斯坦医学院科研团队的研究向我们展示了，如何通过最简单的由 4 个碱基构成的 DNA 密码创造出人类最基本的组成部分。

经常刺激神经元会使得信使 RNA 随时可以产生频繁可控的爆发，使得 β-肌动蛋白能够精确地在需要进行突触强化的位置发生积聚。

——罗伯特・辛格

最新研究发现，如果我们想让新形成的记忆稳定存在，就需要不断地学习记忆的内容，这样大脑就可以在睡眠过程中巩固这个记忆。根据最新的睡眠研究，在慢波睡眠阶段，我们会重新激活最近形成的记忆网络，这些记忆会被转移到更为高效和固定的大脑区域，这使得在第二天重新唤醒这些记忆变得更加容易。

所以当你学习了 abomasum 这个单词后，第二天醒来可以问问自己，是否还记得牛的第四个胃叫什么名字。如果你真的用足够多的 β-肌动蛋白强化了突触结构，你就可以回想起这个由多个音节组成的单词。

这种记忆类型（能够回想起事实和活动的能力）常常被称为语义记忆。这是我们认知整个世界常识的基础，对日常生活的正常进行起着重要作用。1970 年，杰出的加拿大神经科学家托尔文首次对记忆方式进行了分类，现在我们仍在使用这种分类方法。他将记忆分为两种主要类型——内隐记忆和外显记忆。内隐记忆又称为程序性记忆，通常指像骑自行车、开车或者弹钢琴之类的技巧和能力的记忆。每当我们重复某项活动时，这类记忆就会完全无意识地呈现出来。这就是为什么当我们跨上一辆自行车，或者进入汽车驾驶室时，并不需要经历有意识的回忆过程就能熟练操作。但对于外显记忆（或者称为陈述性记忆），我们要唤醒它则需要经历有意识的回忆行为。托尔文进一步将这种类型的记忆分为两类——语义记忆和事件记忆。对于语义记忆，我们已经知道它是对词汇和事实的记忆；而事件记忆则是我们记忆中的“自传”部分，是我们储存经历的珍贵区域。这些对于或好或坏的活动、互动时刻的记忆中蕴藏着情绪，深藏在我们的个性和性格之中。这些记忆从很多方面定义了我们是谁，这也是我们接下来要谈的内容。

是它组成了记忆

你能够回想起来的最早的记忆是什么？在你思维宝藏的最深处，你能够找到的最遥远的时刻是什么？对于我来说，这个时刻是

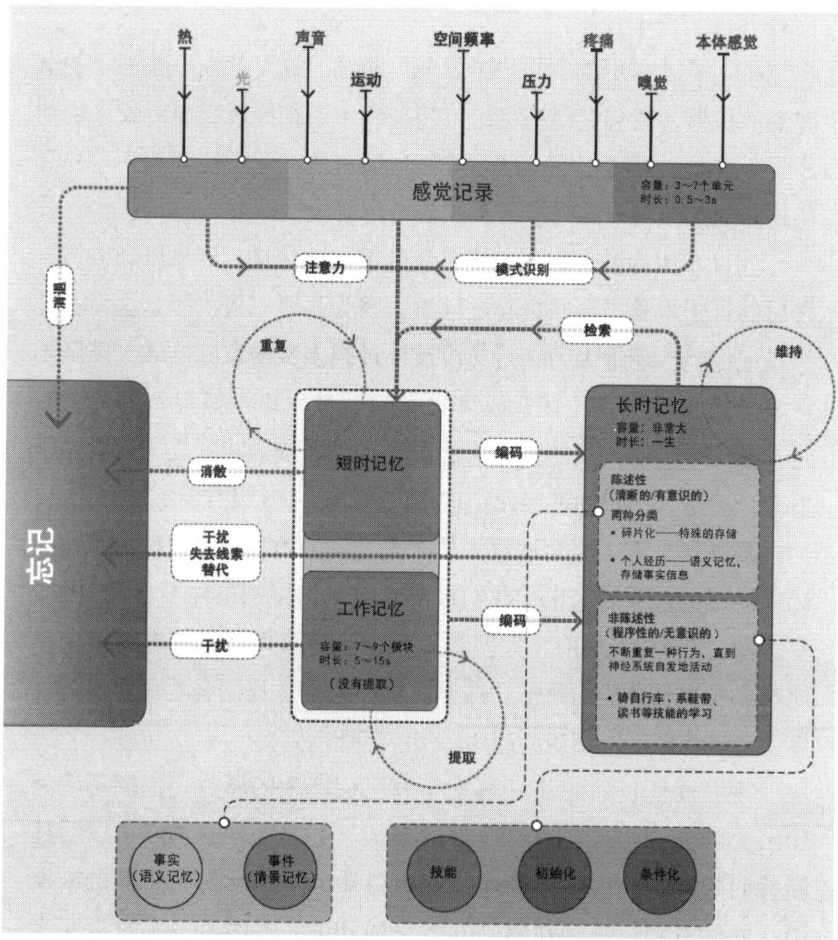

有意识学习：陈述性记忆会随着时间的流逝呈指数级自然衰退并最终失去。每隔一段时间就对事实或情景性细节进行复现和检查，可以恢复信息，随后的衰退会更慢、更少。最终，这些信息将被永久存储，衰退相对较少。

1981 年的夏天。

那时，才 3 岁的我在一个泳池内游泳，这个泳池里有一个制造波浪的机器。桑德觉得把我的脑袋按到水下很好玩，而对我来说则非常不好玩。当我把 20 世纪 80 年代城市的泳池中混合着头发和膏药的泳池水咳出来的时候，我发誓一定要报仇。

这件事因为两个特点而成了我的第一个记忆，即恐惧和愤怒。之后的日子里我仍会回想起这件事，因为我要“报仇”。这真的是一段记忆吗？还是因为它是一段被说过很多次的家庭故事，以至于它成了信念而不是记忆？或许它真的是被生物学捕捉到的一个瞬间，在这个瞬间，我的大脑从让世界飞驰而过，转变成了让世界留下来，于是，在我的神经元结构中就留下了一个化学印记？

现在还没有人完全理解为什么人类都会出现通常被称为童年失忆症的现象。一般来说，我们最早有记忆的特别事件不会发生在 2 岁之前。在 10 岁之前，大多数人很少会有事件记忆，也就是关于地点、人物和事情的记忆。然而在那个时期，我们有着最多的与世界上的事物第一次相遇的经历。

现在我们仍然无法理解童年失忆症产生的原因，也搞不清为什么大脑能够记住 3 岁时发生的事情，并且即使在 100 年以后还能够回想起它。这些神经连接和蛋白质分子使我们在生命的末期仍然能够看到、听到和感受到生命最初的一些时刻。不过近年来神经科学的蓬勃发展，使得我们能够揭示自传体记忆发生的精确机制。

对这种现象的解释出现在 20 世纪，大部分研究成果是通过研

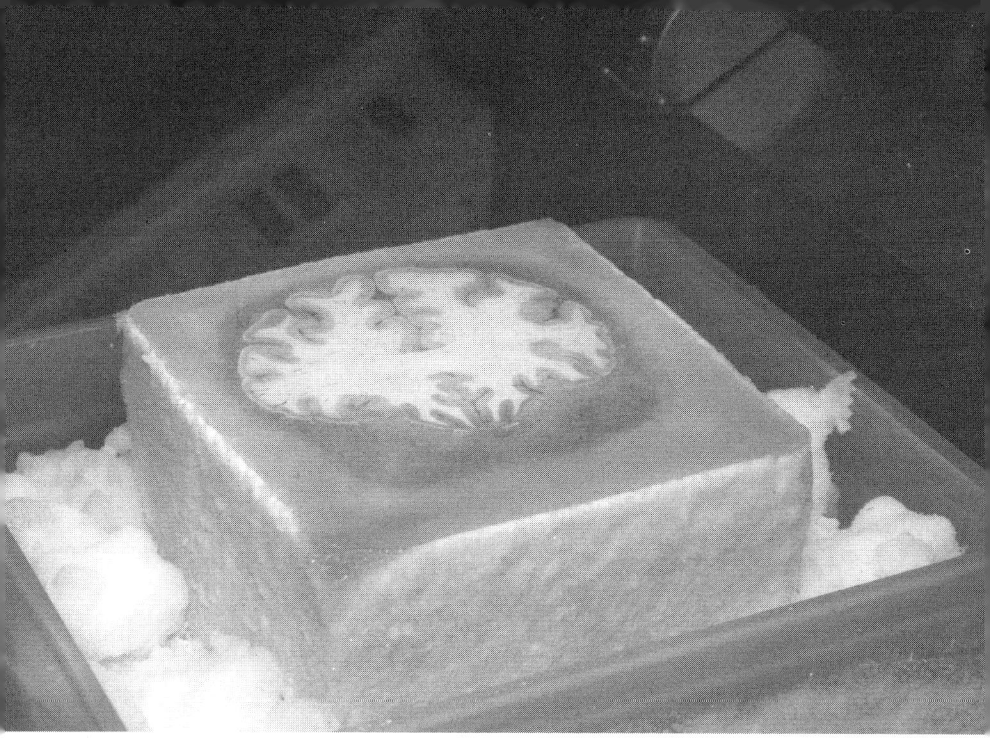

究严重脑损伤幸存者的行为获得的。在 20 世纪，创伤医学和抗生素方面的进步提高了头部受伤和中风患者的存活率。与此同时，外科医生也在拓展知识的边界，了解了不同脑部区域的功能。其中最有名、最具启发意义的便是一个名叫亨利·莫莱森的男人的传奇故事。

莫莱森的大脑被冷冻在一块明胶中，然后扫描到一个三维模型中。这些图像是通过直接安装在切片机上方的数码相机获得的，该相机拍摄了 2401 张数码解剖图像。研究者还选择了相应的组织学切片，这些切片是在不间断的 53 小时中收集的。

一个忘记了自己的人

1926年，亨利·莫莱森出生在康涅狄格州曼彻斯特市，82年后，他在距其出生地北部几千米的地方去世。他的一生见证了数不尽的令人震惊的事件，从世界大战到人类登上月球，然而，莫莱森经历这些事件的方式，数十年来引起了神经学家的好奇和困惑。从10岁开始，莫莱森的癫痫越来越严重，对他的正常生活影响越来越大，他一直在与频繁且严重的癫痫症状斗争。由于大剂量的抗惊厥药物效果甚微，他最终向康涅狄格州哈特福德医院的神经外科医生威廉·斯科维尔寻求帮助。斯科维尔医生在检查之后认为，癫痫的病因位于莫莱森大脑的颞叶。在当时的手术风尚的驱动下，斯科维尔医生决定为其实施双侧内侧颞叶切除术。换句话说，就是通过切除莫莱森大脑中一个很重要的部分来控制癫痫的发作。

1953年9月1日，斯科维尔医生打开了莫莱森的头骨，将位于大脑两侧深处的结构取了出来，包括他的海马、杏仁核和内嗅皮层。手术看起来基本是成功的，莫莱森的癫痫症状减轻了。但大脑中如此重要的部分被切除，其副作用也是灾难性的。从在哈特福德医院的术后护理病房醒来的那一刻起，莫莱森的记忆似乎就被冻结在了时间的长河中。他大脑中负责长时记忆的区域无法再接收任何新的信息，每天的活动发生之后他就会立刻忘记。在手术之前发生

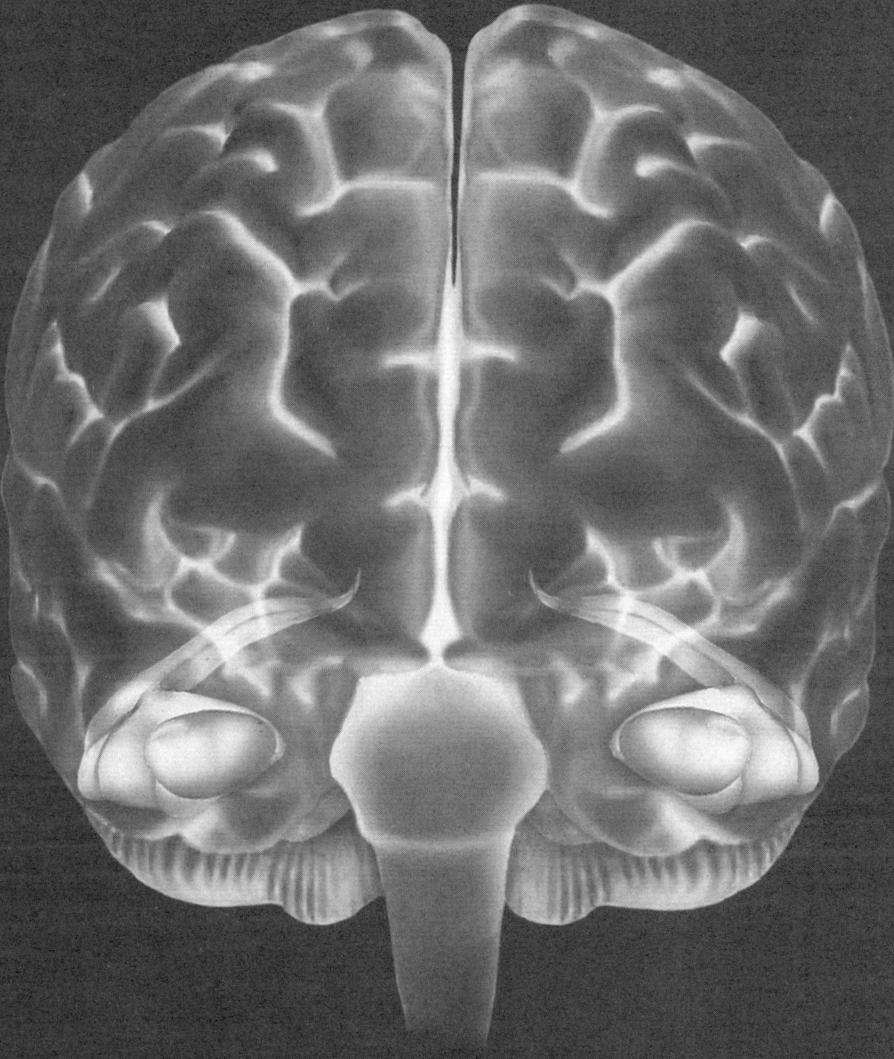

第 175 页图：一名 30 岁的患者的健康大脑的正面三维核磁共振扫描照片。在脑干两侧的颞叶中可见两个海马体。海马体在记忆和空间定位中起着重要的作用。

下图：克莱夫·韦林的日记。韦林是另一位著名的慢性顺行性和逆行性失忆症患者。他是一位音乐学家、指挥家、男高音歌唱家、键盘手和早期音乐专家。他因疱疹病毒感染患上脑炎，导致海马体受损，无法存储新记忆，因此他的日记中记满了一页又一页这样的条目。

的事情仍然鲜活而真实地存在于他的记忆之中，但是从那之后，他的记忆档案库似乎就被锁住了，再也无法接收任何新的文件。根据早期的报道，莫莱森低估了自己的年龄，会忘记几分钟前遇见和结识的人，但是他能够跟他们进行正常的对话甚至记住一连串的数字。不过他所经历的事情都无法在他的记忆中存在超过 15 分钟。在接下来的 50 多年里，他将看到岁月从他的身旁走过——而对他来说，时间永远停在了 1953 年。更痛苦的是，他的认知能力和思维能力并没有受到手术的影响。没有人可以想象他所经历的痛苦，他能痛苦地意识到手术给他留下的后遗症。“就像从梦中醒来……每一

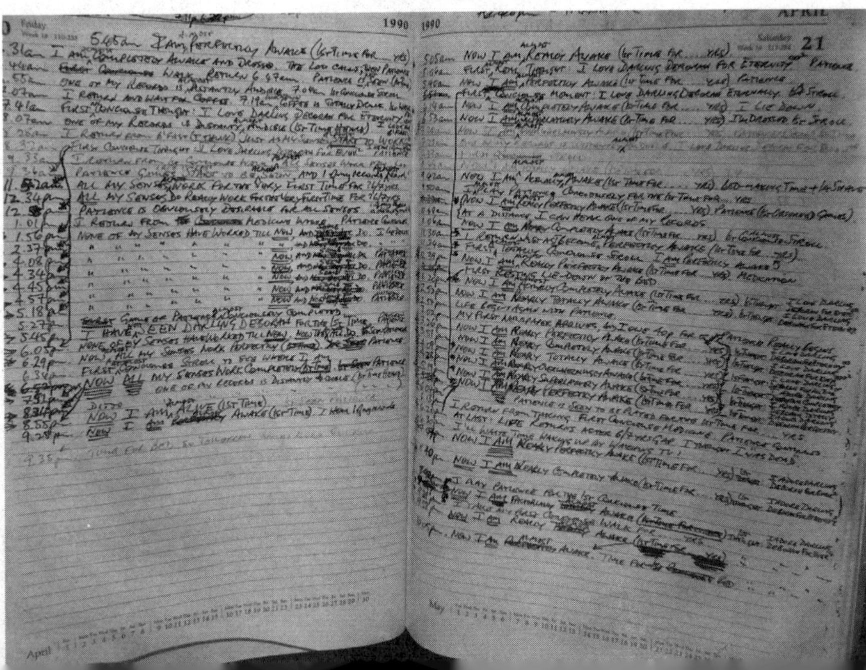

天都是孤独的一天……”当布伦达·米尔纳请他形容自己的状态时，他这样说道。米尔纳是最早对他进行研究的研究者之一。与米尔纳以及其他科学团体的“对话”在莫莱森之后的生活以及他死后一直持续，因为他的状况所包含的悲剧色彩及其后遗症的特异性，都使他成为最重要的人类研究对象之一，对他的研究革新了我们对于记忆如何发挥作用的理解。

在接下来的50多年里，研究者对莫莱森和他的记忆缺陷的详尽研究，帮助科学家建立了许多关于记忆功能是如何在大脑中被组织起来的基本理论。如果储存新的长时记忆的能力丢失了，但是手术之前形成的记忆仍然存在，那么这就表示，长时记忆储存系统位于手术去除的区域（海马体，也叫海马区、海马回）之外。在之后的数年时间里，科学家们仔细研究了发生在莫莱森大脑中的实际损伤，还在他晚年时使用核磁共振方法扫描并制作了其大脑组织的尼氏染色切片。基于从莫莱森（以及其他局部脑损伤患者）身上获得的发现，再结合研究实验室中模拟他的脑损伤的动物模型，绘制出一幅关于中部颞叶区记忆系统的结构和功能的详细图画已经成为可能。大脑中的这个网络将海马体及其邻近的一系列结构，包括内嗅皮层、边缘皮层和海马旁回等连接起来。我们从本章前面已经了解到，海马体对记忆功能的发挥是至关重要的。在过去的几十年里，这个网络成了我们理解一个记忆从短时记忆变成长时记忆的关键步骤。这些结构与剩余新皮层的分散储存位点结合在一起，创造出对于整个记忆的表现形式。成千上万的研究证实了最初从莫莱森身上获取的数据的正确性，为我们理解记忆提供了扎实的理论基础。这个观点的核心在于，长时记忆的形成有一个完全分离的时间轴，首先在海马体中形成短时记忆或者工作记忆，然后通过一个将记忆转移至前额叶进行储存的过程，渐渐形成长时记忆。

最近由日本理化学研究所－麻省理工学院神经环路遗传学中心的利根川进教授领导的团队进行了一项开创性的工作，这项工作挑战了关于记忆形成的传统理论模型，并提出了一种非常不同的机制和时间轴。科学家们使用新兴的光遗传学技术，激活大脑中特定的细胞，使之能够形成一个特定的记忆。通过在小鼠模型上使用这一极为精准的神经元控制方法，他们发现从短时记忆到长时记忆的转换过程并不是我们所认为的线性过程。这项工作揭示了当一个记忆开始形成时，它是被平行储存在大脑中的。之前我们认为只有海马体中会保存短时记忆，而现在我们认为前额叶中也会保存短时记忆。看起来，一个记忆好像被大脑同时制造了两份。在海马体中储存的短时记忆是非常直接、强烈且活跃的，而在前额叶皮层中储存的记忆则是“安静的”，需要两周多的时间才能成为成熟的、完全可回忆的记忆活动。与此同时，短时记忆的强度在逐步减弱却并没有完全消失，但如果是一项不必要的记

第 179 页图：转基因小鼠海马区的神经元。

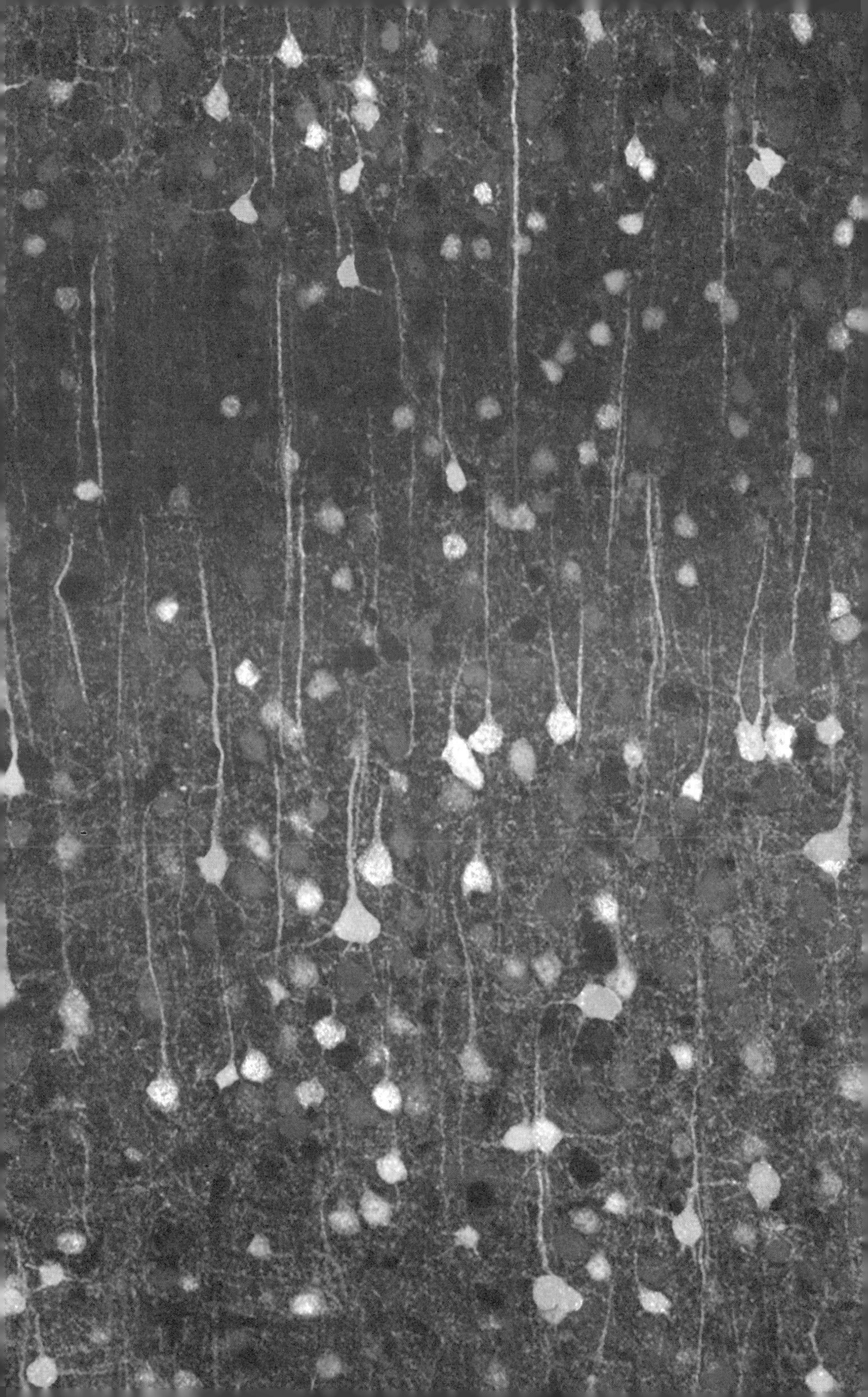

忆，那么它就不会再重现了。这就好像大脑为同一个活动拍摄了两张相同的图片：一张是立等可取的、色彩鲜明的高清图片，但是它很快就会变得模糊；而另一张相对不那么清晰，并且需要两周左右的时间才能形成。“我们认为在海马体与皮层之间存在着一种记忆轨迹的运动，并且这些轨迹同时参与了记忆的形成。这是对现有概念的挑战。”参与这项研究的研究员保罗·弗兰克兰说道，“随着记忆的成熟，当记忆被重新唤醒时，这些轨迹的平衡会发生偏移。”

这项引人注目的研究开创了人类对记忆系统的新理解。正是记忆，保有了我们每个人深刻的内在属性。但这项研究也表明，我们对于记忆的形成过程是多么无知，而想要了解记忆的更多秘密，还有漫漫长路要走。

从一个出生时柔弱无助的婴儿到一个拥有复杂的运动能力、语言能力和智慧的高度成熟的个体，学习的过程是如何改变我们的？这个问题仍然笼罩在迷雾之中，人体还有许许多多的秘密等待我们去挖掘。近年来，神经科学的迅猛发展，在日渐增多的各个令人惊讶的方面加深了我们对于人类学习过程的理解。从在学习用两只脚或两个轮子“站立”的过程中发挥重要作用的髓鞘，到帮助我们开口说话的节奏，我们逐步了解了新记忆的形成过程，也对获得那些珍贵记忆且重新存储的过程有了初步的认识。在对人体诸多细节的探索中我们发现，不仅我们的大脑在学习，我们的身体也在学习。

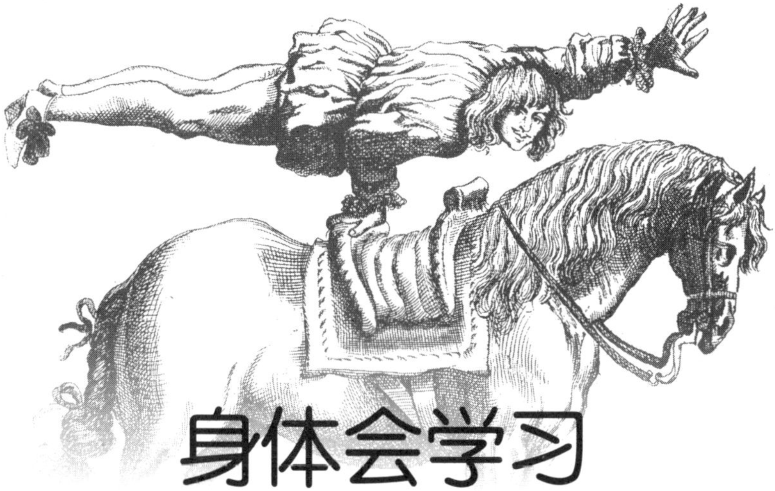

身体会学习

1995年3月22日，俄罗斯航天员波利亚科夫乘坐“联盟号”返回舱返回地球，在哈萨克斯坦大草原安全着陆前，返回舱曾以高达28163千米/时的速度向地面下落。波利亚科夫钻出外壳已经烧焦的返回舱，在没有人搀扶的情况下走向帆布躺椅，这是迎接每一位俄罗斯造宇宙飞船航天员的常规配置。波利亚科夫迈出的那几步，打破了非常严格的俄罗斯宇航局协议中的部分条款：在太空飞行一段时间后，航天员非常虚弱，并且在乘坐返回舱返回地球的行程中体能消耗极大，正常情况下，他们会被抬出舱体，像新生儿一样被放到正在等待他们的椅子中，拍摄一些返回纪念新闻图片并讲几句话。波利亚科夫还实现了一个创举：他刚刚完成了人类历史上历时最久的太空任务，这个纪录直到我写这本

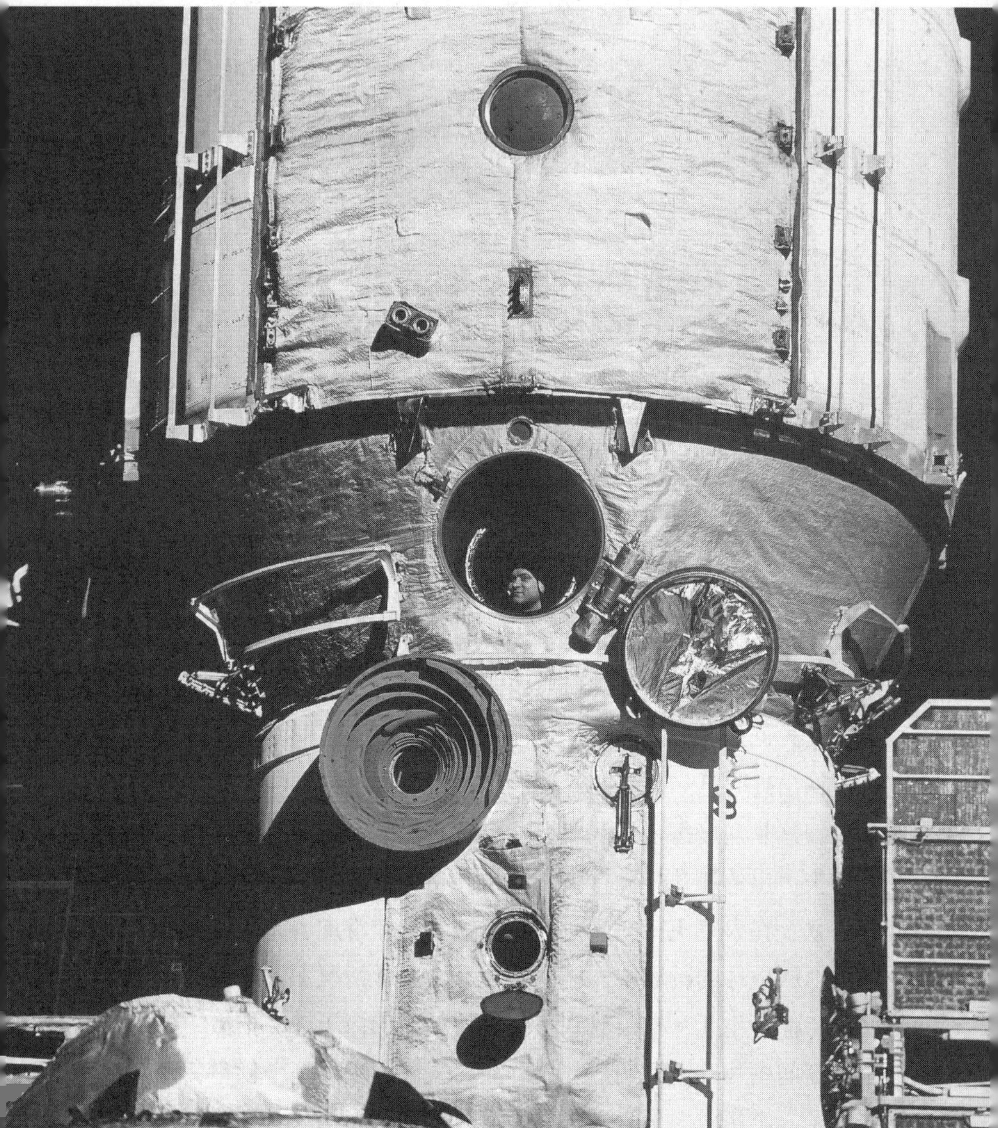

书时仍由他保持，他在“和平”号空间站上工作了437天。也许有一天，在太空中经历同样长时间的飞行后，人类能踏上地球之外的另一个适宜人类居住的星球的表面。

在绕地球飞行7000圈后，波利亚科夫完成了人类历史上最长距离的太空飞行，也完成了人体应对空间极端环境的全方面测试。每一位曾长期处于空间站微重力环境中的航天员都面临着生理状态的极大改变，因为他们的身体要去适应一种与地球生态非常不同的环境。

近年来，人们逐渐认可了为期两年半的载人往返火星旅游项目的可行性，因此越来越关注长期微重力环境对人体生理状态造成怎样的影响。2016年，美国航天员斯科特·凯利完成了近一年的太空飞行，而他的航天员双胞胎兄弟则待在地球上，用来比较在国际空间站的那段时间里凯利的身体发生了怎样的变化。越来越多的长期研究，包括对波利亚科夫返回地球后两年的身体监测，所得出的数据都显示，在太空中人体会发生多方面的、持续的适应性改变。

失重引发的第一个效应发生在平衡系统上，人由于失去方向感而产生了一种类似

第182页图：1995年2月6日，“和平”号空间站与“旅行者”号航天飞机会合时，航天员瓦列里·波利亚科夫向窗外望去。

晕车的状态，被称为宇航病。人体中液体的重新分布会快速引发鼻窦堵塞和面部浮肿。视力也会受到影响，航天员们需要佩戴眼镜才能看清物体。出现这种现象的原因可能是在太空中眼球会微微变扁，视神经会稍微肿胀，但没有一个人知道确切的原因。唯一的解决方案就是在国际空间站中一直备着眼镜。然而，除了这些微小的改变，一系列严重的生理和解剖学上的变化还会极大地影响航天员的健康。在微重力的作用下，肌纤维会收缩，处于不活跃的状态，肌肉会快速萎缩。与此同时，由于骨骼不再需要支撑肌肉，也不再承受重力，航天员在经历了一次

“远征35号”指挥官克里斯·哈德菲尔德（左）、俄罗斯飞行工程师罗曼·罗曼年科（中）和美国国家航天局飞行工程师汤姆·马什伯恩在国际空间站上待了5个月后，降落在哈萨克斯坦的一个偏远地区，离开返回舱几分钟后他们就坐在了椅子上。

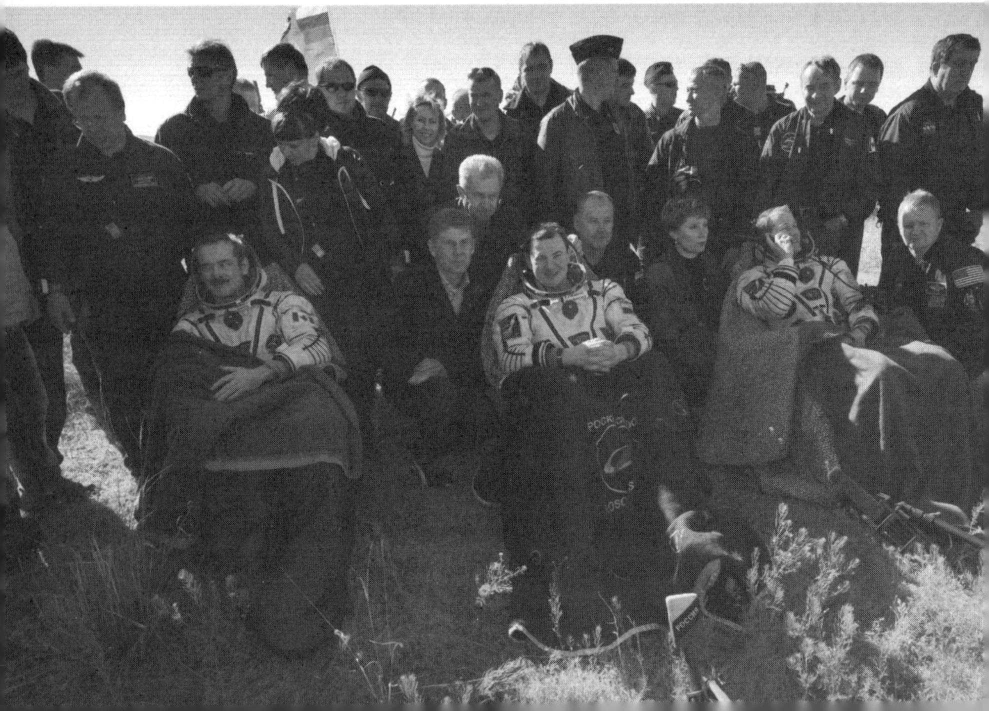

长期飞行任务后，会失去 1/5 的骨量。他们的心血管系统也会受到影响，多项研究显示，航天员的心脏体积会减小，并且心脏形状发生了改变。尽管科学家们做了很多努力以帮助航天员对抗这些影响，但是经历了长期飞行的航天员仍然需要花费 2 ～ 3 年的时间恢复，并且仍然有一些影响可能会长期存在。

太空旅行也许是展示人体从环境中学习并适应环境的极端例子。但回到地球之后，我们每一个人的生理学和解剖学状态都会受所处的环境和所参加的活动的直接影响而发生深刻的改变。正如我们在接下来的一章中将会了解到的，人类的身体被“设计”成一个个能够维持多种内在参数（比如体温、血糖、pH），并且只在一个很小的范围内波动的系统，这些系统会与地球上的环境精准地发生连接。我们所生存的星球有约 20% 的含氧量、$9.8m/s^2$ 的重力加速度。我们的身体与这些条件相适应，当这些条件改变时，人体也会随之改变。但是除了这分分秒秒都维持着的严格稳态，从长期来看，我们每天在地球上所做的事情也会对身体产生巨大的影响。

弗雷娅·克里斯蒂，一位颇有前途的 19 岁网球运动员，她已经在女子职业巡回赛的激烈竞争中崭露头角。在 5 岁半的时候，弗雷娅就开始打网球了。从那时起，她的身体就开始以一种神奇的方式适应她施加在其上的压力。网球运动特别有趣的一点在于，它将身体变成了两部分——它是一项不对称的运动，对身体产生的作用差别在身体内部和外部都有反映。不管是在应对超高的球速，还是在正手动作沿直线向下传递时，施加在弗雷娅的右臂，也就是她网球臂的压力、负荷和运动，都导致这只手臂中的肌肉被挤压、弯曲和扭转，同时，骨骼也经受了不计其数的反复冲击。这些在过去的

15 年间塑造了她的身体。

如同曝露于太空极端环境之下的航天员一样，弗雷娅的身体被曝露于专业网球运动员专属的环境之下。从外表来看，她身体的左右两侧并没有什么不同，但是她的右臂骨骼的厚度和骨密度都比左臂强 40%。在手腕这样的关节部位，这种运动的强度会导致骨骼尺寸和密度的增大。而她的骨轴为了应对高负荷的冲击，只能形成体积更大的骨骼，在骨骼的内外表面上都会有更多的骨组

2017 年 6 月 10 日，在诺丁汉网球中心举行的埃贡网球公开赛第一天的预选赛中，弗雷娅·克里斯蒂反手击球。

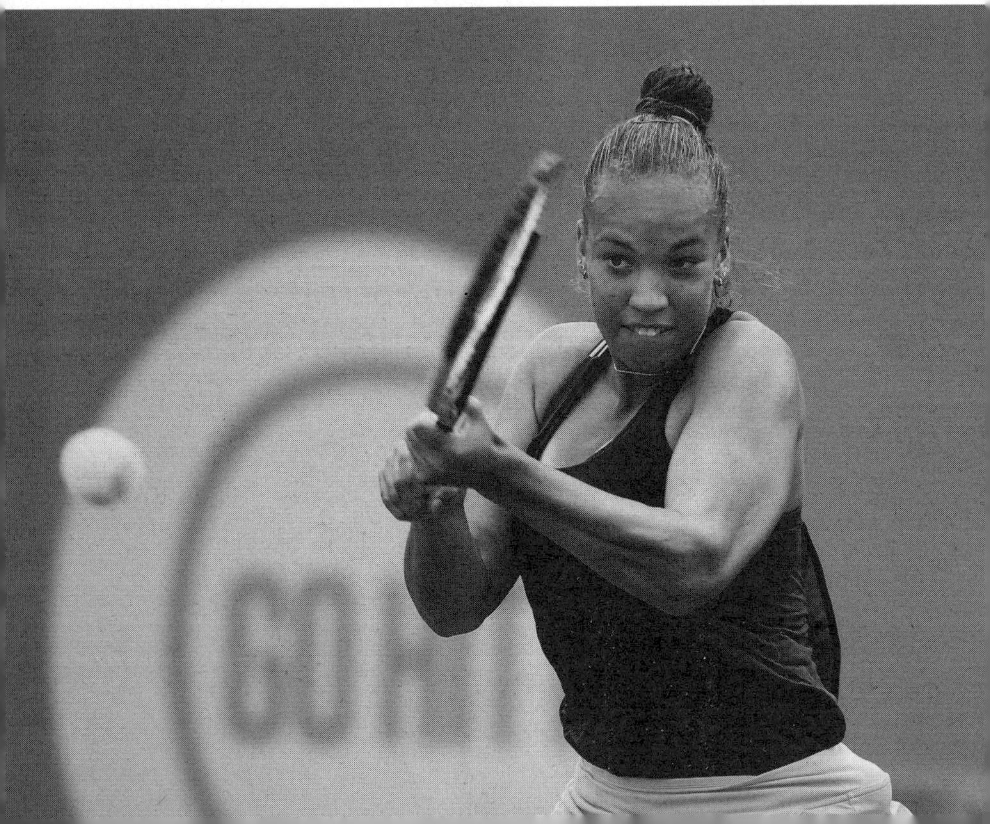

织产生，但是骨密度不会有很大的改变。

为了适应每日的高强度活动，弗雷娅骨骼的形态和结构发生了改变。如果她是一个成年人，这种改变不会这么显著。在青春期，弗雷娅的骨骼仍然活跃地生长，性类固醇雌激素和睾酮通过刺激类胰岛素Ⅰ号生长因子的分泌促进其生长，骨骼的长度和宽度都增加了，正如手臂发生的变化。

由于我们绝大多数人在写字或拎包时倾向于使用某一只手臂，因此两侧手臂骨骼的大小有微小的差异。但弗雷娅的身体由于训练发生了巨大的变化，身体差异大约是普通人员的 10 倍。

不仅骨骼发生了改变，弗雷娅心脏的内腔也变大了，心脏在每一次跳动时会将更多的血液泵向全身，她的静息心率只有 47 次 / 分钟（其他 19 岁青少年的平均静息心率为 70 次 / 分钟）。血容量的增加意味着她的身体更能应对极限训练的挑战。

弗雷娅的关节结构也适应了高强度的运动。每次比赛，她的肘部、肩部和手腕的肌腱将力量从肌肉传递到骨骼，这样她就能够进行精确、可控和有力的运动。弗雷娅握网球拍的手臂的肌腱变得更强健，能够更有效地传递力量，随着肌腱的增强，她的肌肉力量也在增强。

骨骼肌可能是人体内适应性最强的组织，它由肌纤维构成。每根肌纤维都含有一束较小的肌原纤维，每条肌原纤维都由粗肌丝和细肌丝组成，以肌节为单位排列，是负责肌肉收缩的基本单位。在训练场上，如果弗雷娅用力过猛，这些肌纤维就会受伤。这时，肌卫星细胞就会被激活、增殖并试图修复损伤。肌卫星细胞是专门产生新肌肉细胞的干细胞，它们通常在肌纤维周围“休眠”。在修复

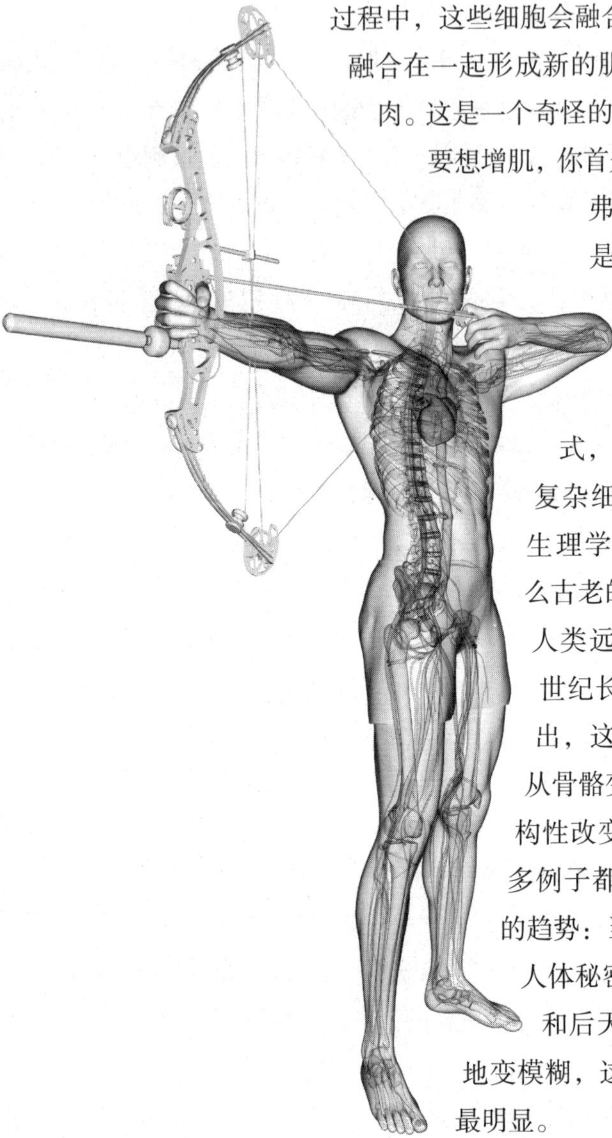

过程中，这些细胞会融合到现有的肌纤维上或融合在一起形成新的肌纤维，从而增大了肌肉。这是一个奇怪的反直觉的“设计”——要想增肌，你首先要做的是损伤它们。

弗雷娅身体的所有变化是一个展示后天锻炼如何改变先天条件的典型范例。这是人体内在的自适应模式，它表明了每个身体的复杂细节对自身的解剖学和生理学的要求。这就是为什么古老的骨骼里保存了那么多人类远祖生活的秘密。从中世纪长弓手的骨骼中可以看出，这种自适应模式带来了从骨骼变化到骨盆和脊柱的结构性改变。以上这些和其他许多例子都揭示了一个日益明显的趋势：当我们试图解开更多的人体秘密时，我们会发现自然和后天之间的界限正在迅速地变模糊，这在遗传学领域体现得最明显。

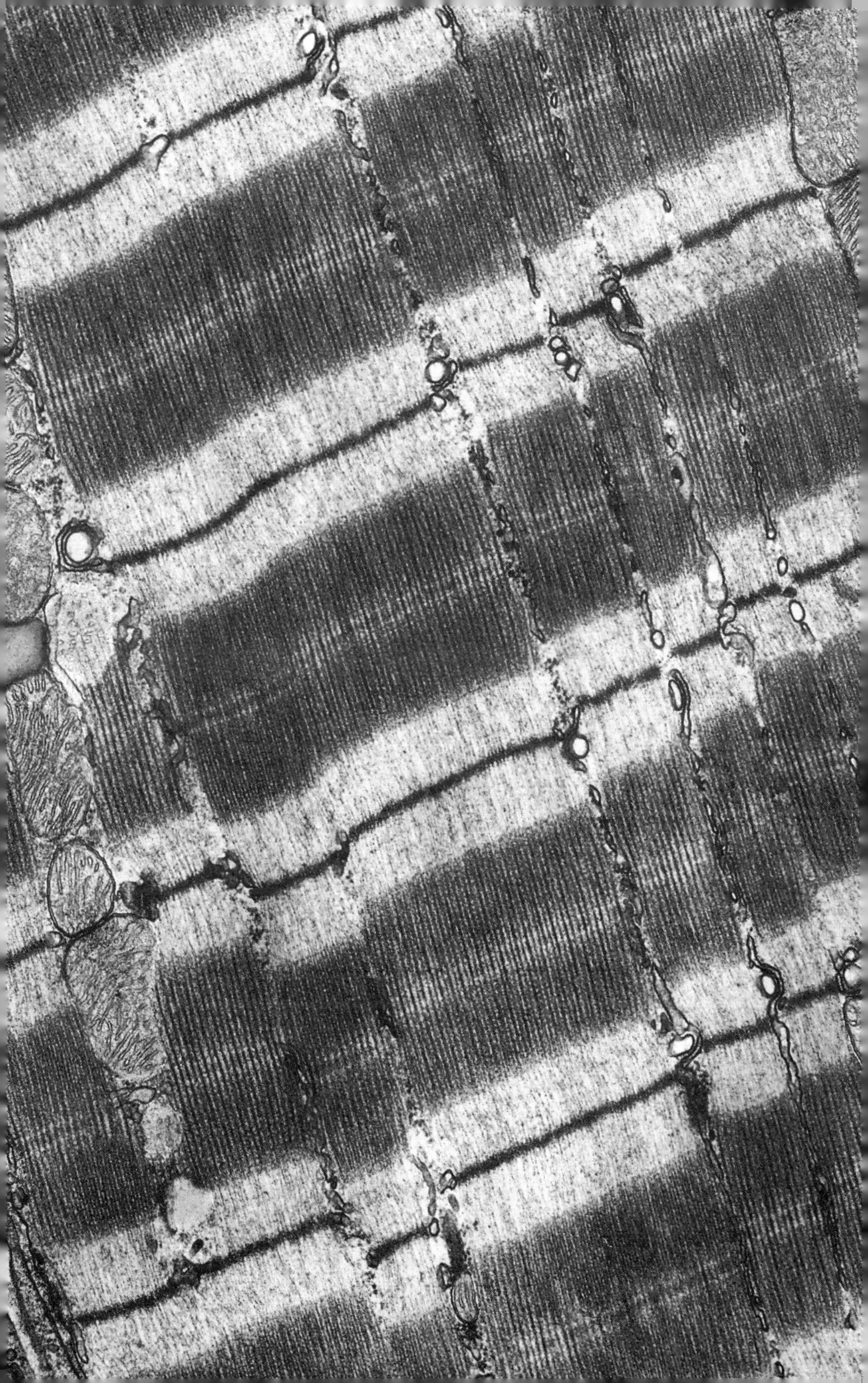

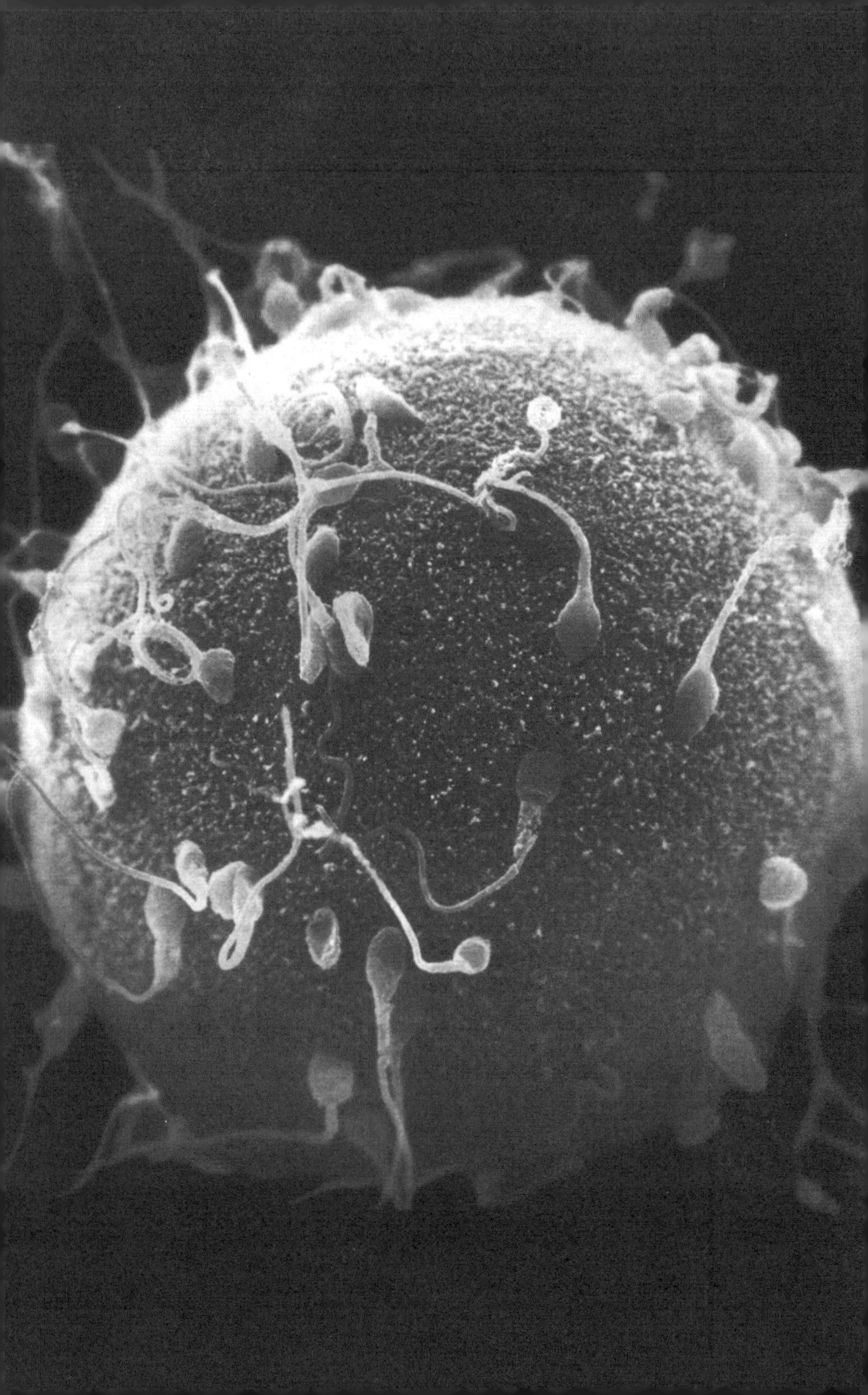

自然养育

在我们每个人出生前38周左右，有一天标志着我们生命的开始，甚至我们的父母还没意识到。这一天是你出生前平均268天发生的一系列事件的根源。这一天就是孕育你的日子，更具体地说，即精子遇到卵子的那一刻，你的父亲的23条染色体和你的母亲的23条染色体结合在一起，创造了一个崭新的人类个体——你。

150多年前，格雷戈尔·孟德尔第一次用他的豌豆园揭示了遗传定律（称为孟德尔定律，包括分离定律和自由组合定律），此后我们逐渐认识到基因融合的力量。在基因融合的那一刻，无论是你的体态、生理、心理还是病理等许多特质都已确定，这些特质构成了你身体的基因模板，以及你将要度过的大部分生活的模板。在基因融合的那一刻，你的外表就几乎确定了，从身高、眼睛的颜色、肤色到头发的直度；你的血型和脉搏在那一刻也有了某种定义；你寻求刺激、

第189页图：健康心脏心肌纤维的透射电子显微镜图。线粒体为肌肉细胞提供能量。肌原纤维被横小管穿过。

第190页图：受精过程中人类卵子表面的精子的扫描电子显微图。每个精子都有一个头、脖子和一条长长的尾巴。在这里，精子试图穿透卵子厚厚的表面。人类女性通常会产生一个大的卵子，但在释放出来的数百万个男性精子中，只有一个可以穿透卵子与卵子核融合。一旦受精，卵子就开始发育成人类胚胎。

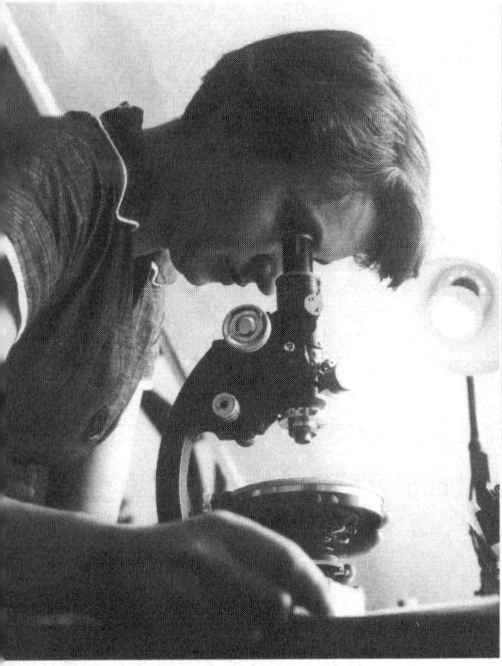

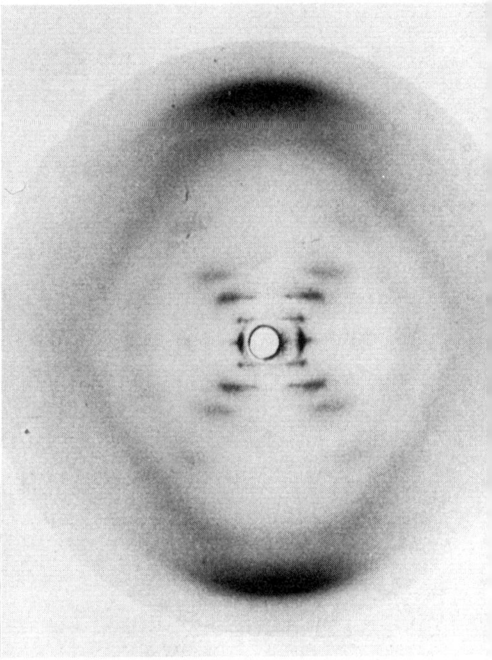

上方左图：英国 X 射线晶体学家罗莎琳德·富兰克林，她的工作是制作 DNA 的 X 射线图像，这对发现 DNA 的结构至关重要。她拍摄的 DNA 晶体 X 射线图像的质量很高，对沃森和克里克最终确定 DNA 结构至关重要。

上方右图：1952 年 5 月，伦敦国王学院的研究人员富兰克林和雷蒙德·戈斯林获得的 DNA 的 X 射线衍射照片。这张照片通常被称为 51 号照片，显示的是 B 型 DNA 结构。这张照片的图像是由 DNA 晶体散射的 X 射线形成的。DNA 结构的各种特征可以根据斑点和条带的模式确定，条带的交叉表现了 DNA 的螺旋性。

焦虑甚至失去童真的大概年龄也都受到那一刻你所获得的各种基因的影响。你一生将要忍受的疾病的“初稿”确定了你的生命长度和质量，从严重的遗传疾病，如囊性纤维化和亨廷顿病，到你患心脏病或某些癌症的概率，这些都是由基因决定的；甚至如果你是一名男性，是否秃顶也是在那一刻决定的。在你还一无所知的那一刻，有太多的事情已成注定！

这一观点可以追溯到 19 世纪中叶孟德尔通过实验首次提出的两个遗传定律。尽管这两个遗传定律在最初被忽视了，但在 40 年后，通过对携带等位基因的性状的描述，孟德尔的发现成为我们理解遗传学的基础。这些等位基因由生物体的配子携带，它们可能是显性的，也可能是隐性的，这些配子就是例子中的精子和卵子。在过去的 150 多年里，在孟德尔定律的基础上，人类又获得了一系列令人称奇的知识，这些知识使我们能够非常详细地理解性状遗传的机制。1902 年，沃尔特・萨顿和西奥多・博韦里进行的独立研究确定了染色体为遗传物质的载体。他们以海胆和蚱蜢为研究对象，托马斯・亨特・摩尔根则以果蝇为实验对象，这些研究都为染色体在遗传中起到的作用提供了无可辩驳的证据。到 1915 年，摩尔根的果蝇实验已经巩固了这样一个观点：染色体是遗传性状的载体，它们包含位于染色体特定位点的单个基因，这些基因是遗传的基础。又过了 38 年，染色体结构和它所包含的基因才最终被揭示。1953 年 4 月 25 日，在《自然》杂志上，弗朗西斯・克里克和詹姆斯・沃森发表了一篇两页的论文，通过描述一种叫作脱氧核糖核酸（DNA）的分子分享了人类遗传以及地球上所有生命遗传的秘密。他们的工作，加上罗莎琳德・富兰克林和莫里斯・威尔金斯的工作，揭示了每一种生物的遗传过程。这个过程只使用了4种不同成分的“代码”，这4种“代码”正是被称为碱基的核苷酸亚单位，即腺嘌呤、胸腺嘧啶、胞嘧啶和鸟嘌呤，这4种简单的“代码”分别用字母A、T、C和G 4表示，它们包含了能将受孕时的单个细胞转变为构成新生人类个体的万亿个细胞的所有指令。这一发现似乎揭示了人体的终极秘密，展开了人类生命的蓝图。但为了完整地阅读这份蓝图，人类又经历了50年的探索。2003年4月，人类基因组的初稿完成并公开，我们似乎真的能接触到人体所包含的每一个秘密了。然而，遗传密码的传递过程远比我们想象的复杂，它还与我们的生活息息相关。

在过去的大约10年时间里，遗传学家已经开始理解，受孕的结果远不止是你的生命被锁定在基因所描绘的蓝图里，它还启动了一项基因工程。表观遗传学这个新兴领域揭示了DNA本身并不是一个静态的预定程序，无论基因是好是坏，它都正在从你所处的环境中学习并不断适应、变化。你的基因、遗传特征和天性正在得到很好的培育。

生活在稀薄空气中的人

科罗拉多州的布雷肯里奇是北美洲海拔最高的滑雪胜地。海拔近4000m的特迈尔瑞格山脉是落基山脉北部的一部分，它为那些寻找理想斜坡的滑雪者提供了令人惊叹的场地。但在这个海拔，许多人，可能无法获得完美的滑雪体验。布雷肯里奇镇位于山谷的较深处，海拔接近 3000 米，这个海拔高度对人体的影响是相当巨大的。布雷肯里奇的空气密度只有海平面空气密度的 3/4，因此，人们每次呼吸获得的氧气分子的数量都会减少 25%。

高原反应无法预测。一些人可能会在海拔 1500 米就出现高原反应，但严重的高原反应或急性高山病最常发生在海拔 2500 米以上。这意味着约有 20%的人在到达布雷肯里奇后就会感到各种不适，包括头痛、疲劳、手和面部肿胀以及失眠等。2015 年，马克·本森从低海拔的俄亥俄州搬到这里时，就遭遇了这些状况。在一个新城镇开办一家建筑企业并不容易，再加上希望成为当地山区救援队的成员，马克·本森出现了急性高山病的一些症状，对他来说这并不是一个新生活的理想开端。但是，在短短几周内，急性高山病的所有症状就都消失了，马克·本森发现他的身体已经完全适应了高海拔地区的生活。他的身体没有受到缺氧的影响，反而很快就适应了当地的含氧量。

人类可以适应在高海拔地区的生活。在整个 20 世纪，科学家们对秘鲁的奎丘亚人和尼泊尔的夏尔巴人深入研究，试图了解他们特殊的生理适应性。现有的证据有力地证明，至少对夏尔巴人来说，这种适应性是自然选择在人类身上发挥作用的罕见实例。这一群体已经在喜马拉雅山脉生活了 3000 多年，他们似乎已经形成了有利于在高海拔地区生活的呼吸特征，如肺活量、呼吸速率和脑血流量。几千年来，对于他们来说，这种极端环境的压力已经从养育生命变成了适应自然——他们出生时就已经为在稀薄的空气中生活做好了准备。

形成这种遗传适应性需要数千年的时间。对生活在低纬度的人来说，人体依然有着惊人的能力来应对高纬度生活的挑战。值得注意的是，最新的科学研究表明，即使在短期内，我们的基因也能够学习并适应环境的改变。

对于像马克·本森这样从俄亥俄州搬到布雷肯里奇的人来说，从低海拔到高海拔地区，短时间内的适应过程必须经过即时的生理反应，才能维持他的生命。当血液中的氧气含量减少时，人体会通过提高呼吸的深度和频率、提高心率、将血液从肠道等部位转移到心脏和脑部等方式，维持体内环境的平衡。随着呼吸深度和频率的提高，血液中的酸性二氧化碳得以去除，身体略呈碱性。这意味着肾脏必须从血液中去除碱性碳酸氢盐来进行补偿。在接下来的几天或几周中，人体会缓慢地对新环境做出更长期的反应。海拔平均每升高 1000 米大约需要 11.4 天的适应时间，因此，马克·本森的身体要适应海拔 3000 米的布雷肯里奇的生活，大约需要 5 周的时间。

在这段时间里，马克·本森的生理机能将发生明显改变：在他的体内，肌肉组织中的毛细血管的密度会增大，以提高氧气输送的效率；心脏的右心室会变大，从而向肺部输送更多的血液，这反过来又会改变肺部周围的血液流动，使氧气输送量达到最高水平。所有这些改变都发生在最初的几周，与此同时人体会进行代谢调整，这一切都有助于氧气吸收和利用。对形成适应性至关重要的就是生理上的明显变化，这也是优秀运动员长期以来通过高原训练提高成绩的内在原理。

在最初的几天或几周里，较低水平的血氧浓度会逐渐刺激肾脏产生较高水平的促红细胞生成素，这是一种控制红细胞生成的糖蛋白激素，通过刺激骨髓促进红细胞生成。红细胞的增加提高了血液的携氧能力，这意味着马克·本森的肌肉可以获得更多所需的氧气。产生较高水平的促红细胞生成素的生理反应涉及控制促红细胞生成素产生的基因的改变。

罗伯特·罗奇是科罗拉多大学医学院高原研究中心的主任，该机构是世界领先的高原研究中心之一。在过去的 10 多年里，罗奇和他的团队一直在探索人体对高原缺氧（低氧）环境的反应。在一系列创新性的实验中，包括派遣一批优秀运动员登上玻利

来自乌罗斯的两个女孩划着芦苇船，到达秘鲁的一个独特的浮动岛屿，这里的湖面海拔 3812 米。

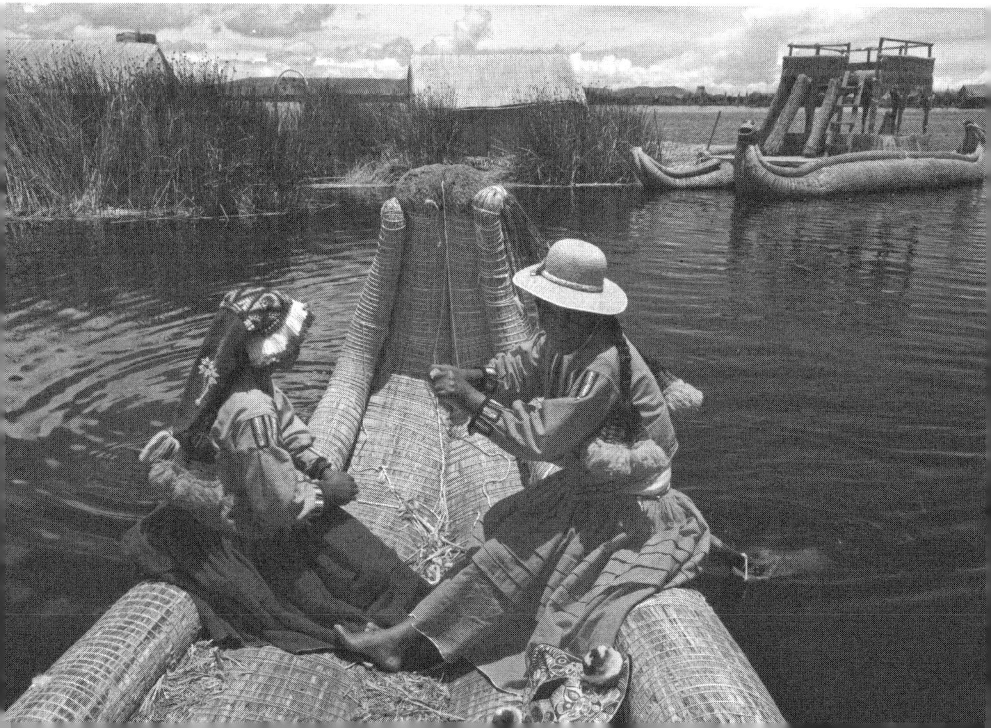

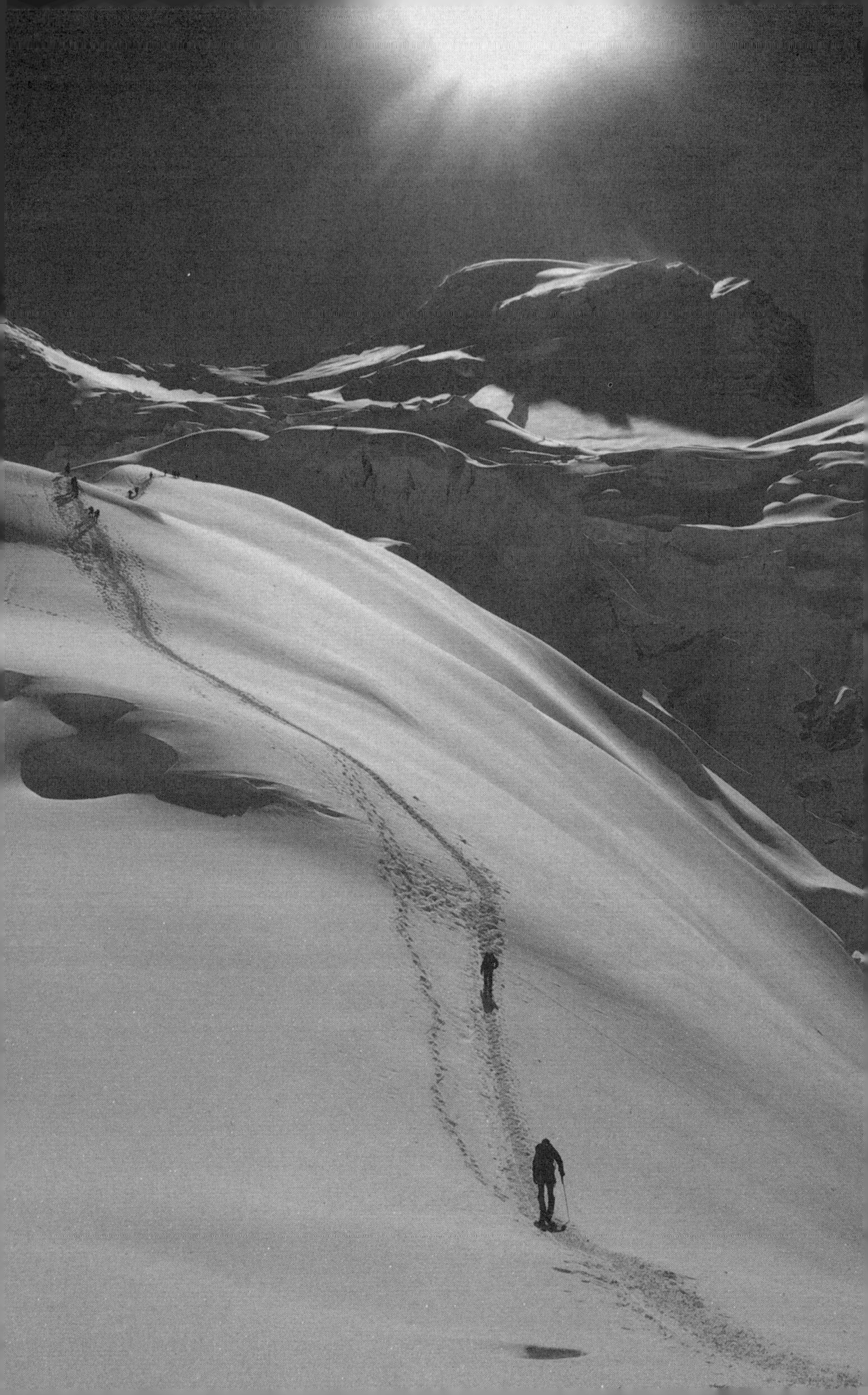

维亚海拔 5421 米的查尔雅亚山顶，他们发现之前许多关于人体对缺氧反应的假设都是错误的。例如，在查卡塔雅山顶进行的实验证实，当人们进入高海拔地区时，体内的红细胞对氧气的吸附能力在几小时内就会发生变化，而不是几天后，由此证明人类对高海拔环境的适应速度可能比我们以前想象的要快得多。有趣的是，这项实验还表明，人体“记住”了这些变化，因此，即使这些志愿者离开查卡塔雅山顶 1 ～ 2 周，当再次回到山顶时，他们也会适应得更快，仿佛他们的身体已经学会了如何应对这样的环境。为了弄清这种快速的代谢适应机制，罗奇和他的团队将研究重心转向了表观遗传学这个新兴领域。

第 198 页图：桑德在攀登世界第六高峰卓奥友峰，不久之后因高原反应返回。

表观遗传学研究的是在 DNA 序列没有变化的情况下基因功能的改变。它们是基因“表面”一层的改变，就像增强或减弱基因活性的“开关”一样。表观遗传变化的有趣之处在于，与 DNA 序列的改变需要经历漫长而缓慢的自然选择过程不同，表观遗传因素可以通过环境快速而直接地改变。经过几十年的研究，人们已经证实，在不同的组织中，一部分基因被“打开”或“关闭”是由一个相当清晰的“转录控制”过程操控的。被称为转录因子的蛋白质与DNA的某些区域结合，按照产生信使RNA的机制，将其转化为蛋白质。表观遗传的改变则增加了一个更高、更不容易理解的控制层。但值得注意的是，一些证据已经表明这些变化可能也是遗传的。在我们的基因“上面”还有一个表观遗传控制层，它会对环境做出反应，在某些情况下这可能会遗传给后代。我们的生活方式对基因的表达方式有更直接的影响。

通过对高海拔适应性方面的研究，罗奇和他的团队现在相信：在适应环境的过程中，基因会从新的环境中学习，并通过表观遗传发生改变。将一些化学基团添加到DNA序列中，可使DNA序列更容易打开或关闭。当像马克·本森这样的人在布雷肯里奇建立新家时，研究表明这会导致促红细胞生成素的编码DNA的表观遗传发生改变。在他的肾细胞内，100多个甲基标记被添加到调控促红细胞生成素生成的基因中。这些甲基标记是微小的碳氢指令包，当它与某个基因结合后，就会对这个基因说“这一点应该忽略掉”或“这一部分可以放大”。

这或许可以解释不携带氧气的极端高海拔登山者年龄特征的异常。世界上有几十名登山者已经攀登了多座海拔超过8000米的山峰，像这样的山峰全世界只有14座，而最高的珠穆朗玛峰被认为是其中较容易攀登的山峰之一。攀登过全部14座山峰的登山者组成了一个精英俱乐部。尽管其中许多人都是在35岁左右开始攀登的，但最难攀登的山峰往往都是其在50多岁或更大的年龄攀登的。这可能要归因于表观遗传学的修饰，它让人们下一次比上一次更容易登上高海拔地区。我只经历过为数不多的几次攀登，十几岁时，

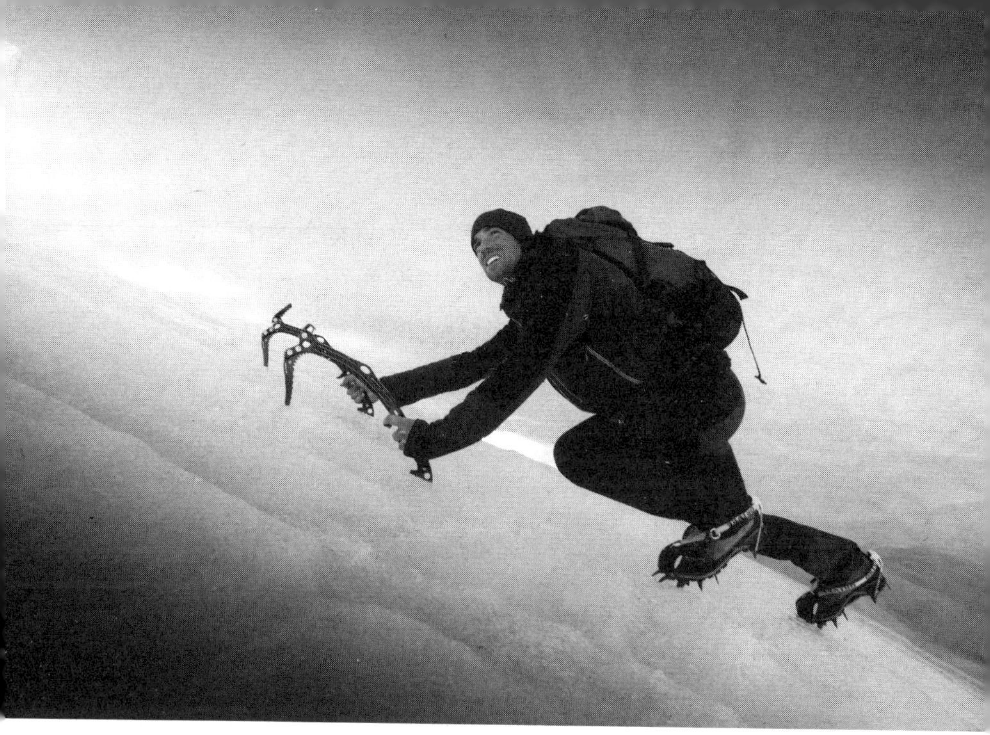

克里斯在格陵兰岛攀冰，实际是在海平面上。

我攀登阿尔卑斯山就生病了；20 多岁时，我在喜马拉雅山攀登到海拔 6000 多米；到了 30 多岁，我才能够攀登到海拔超过 7000 米的地方，然后我和桑德及另外两名医学同事在帐篷里待了一夜，尽管我们没有感觉到不适，但在没有确定我是否已经做了表观遗传修饰时，尝试继续往上攀登是不明智的。

这些修饰标记改变了基因的读取方式，因此马克·本森体内的促红细胞生成素会长期增加。新的科学研究表明：在海拔超过 2225 米的地区停留 5 天后，这种效应就会产生表观遗传记忆——持续 5 天或更长时间的甲基化，罗奇把它描述为“高海拔记忆”。当他的研究对象一次又一次地回到高海拔地区时，他们变得越来越容易适应这种环境。罗奇解释说：“当人们在高海拔地区适应环境后回到低海拔地区，然后又回到高海拔地区时，我们从数据中看到了这一改变，这似乎是一种保护，但它同时也重新启动了基因表达程序……因此，你可以更快地做你需要做的事。”

虽然表观遗传学的研究还处于初始阶段，但关于自然与养育之间是一种怎样复杂的平衡关系，有关表观遗传效应的新兴研究为我们提供了新见解。现在我们已经知道，环境塑造我们的方式比我们以前想象的要复杂。压力、创伤、运动和肥胖等众多因素似乎正在改变我们的基因，相关的线索已经开始显现，它们可能会通过两代甚至三代遗传下去。表观遗传虽然还未被证实，但科学家们已经获得了一些不错的成果，其中大多数证据来自对小鼠和大鼠的研究。在一项研究中，应激反应导致的 DNA 甲基化造成了三代肥胖的现象，在线虫、猪和鱼身上也发现了类似的现象。

基于你在生活中受到的身心压力，你的基因正在不断地学习、适应甚至改变，这些变化可以持续几天、几个月甚至一生。这意味着你的祖父或祖母所过的生活很可能影响了你今天的健康和幸福，同样，你所做的生活选择也很可能会波及你的后代。当然，这些表观遗传的变化对我们自身和后代的影响还有待观察，但毫无疑问，它揭示了我们的基因和我们的生活之间的秘密联系。

学习……适应

从出生起，我们就在以惊人的速度学习，人类的大脑与地球上其他任何动物的大脑相比，能够学会更复杂的技能，这些技能涵盖了从走路到说话，再到建立我们的身份记忆、文化，直至我们已经建立的文明等各个方面。我们的身体也在无休止地学习，并带着我们每个人的生活记录，这些都体现在精妙的身体结构和基因中。环境影响着人类生物学的方方面面，不管怎样，我们都无法脱离一种类型的生存和学习方式——以群体、部落与社会的形式生存和学习，而不是单打独斗。

我们是地球上最大的脊椎动物群落。从小村庄到数千万人口的特大城市，人类彼此之间过着高度协调与合作的生活。令人惊奇的是，在这个群体中，鲜少出现规则的破坏者。而要使这些“社群”

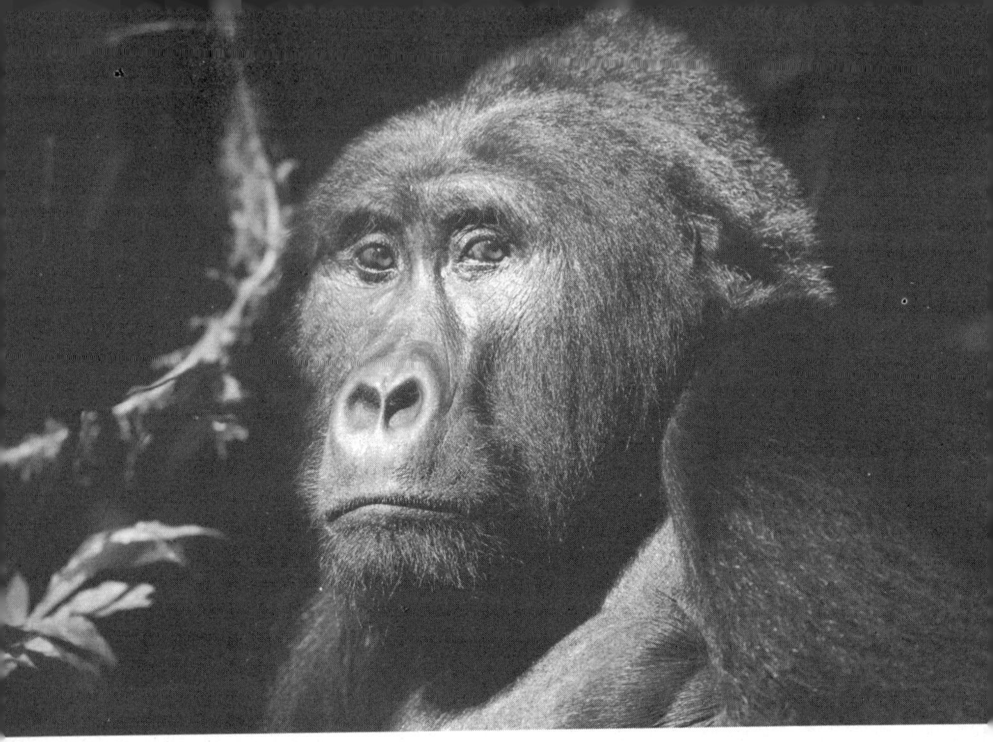

乌干达布温迪密林中的一只野生山地大猩猩。通过面部表情和喉部发声两者的配合，大猩猩彼此间进行着丰富的交流。

发挥作用，我们需要具备一种驾驭复杂社会的能力，这是一项每个人必须学习的技能。我们学习理解他人的情感和思想，作为回报，我们也希望他人能够读懂并理解自己所表达的情感。如果你通过极少的表情就能够读懂对方的情绪，那么几乎可以肯定，你就是一个训练有素、经验丰富的“识人专家”。有心理学家曾经认为人类的情绪可以体现为6种基本的面部表情。

当受试者被要求观看表现人类情绪的照片时，他们中的许多人很快就给这些照片

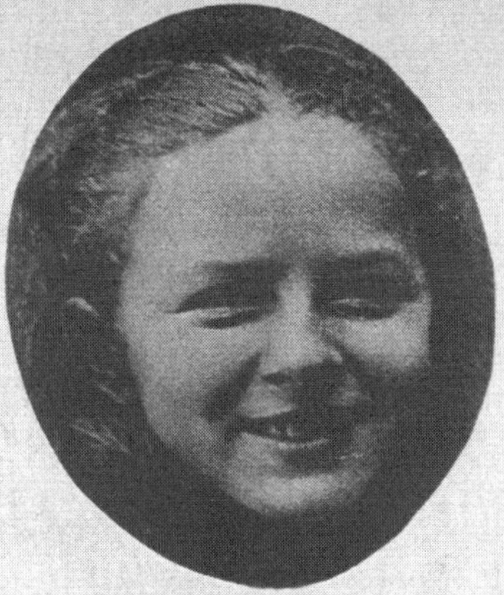

1

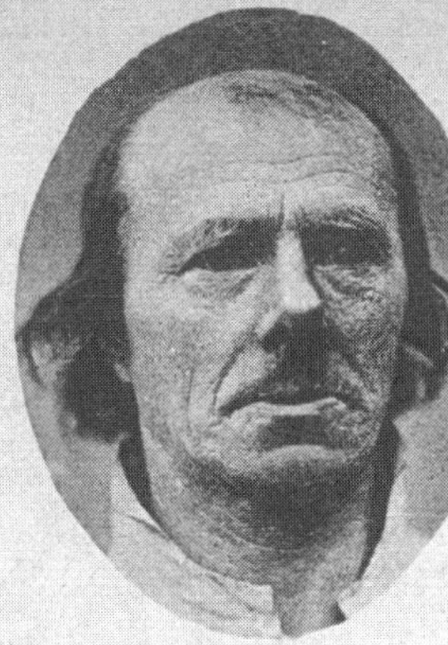

4

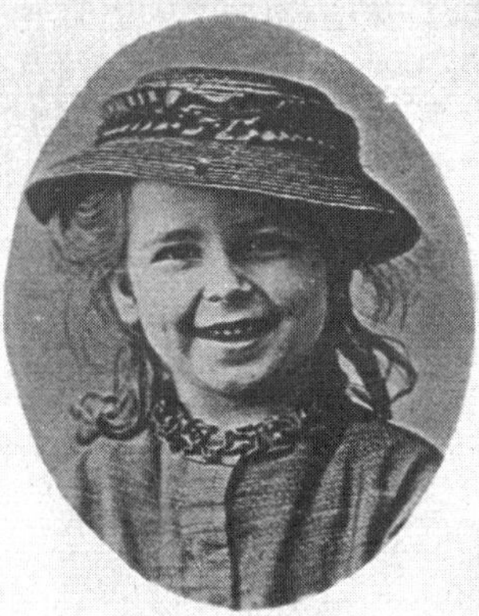

2

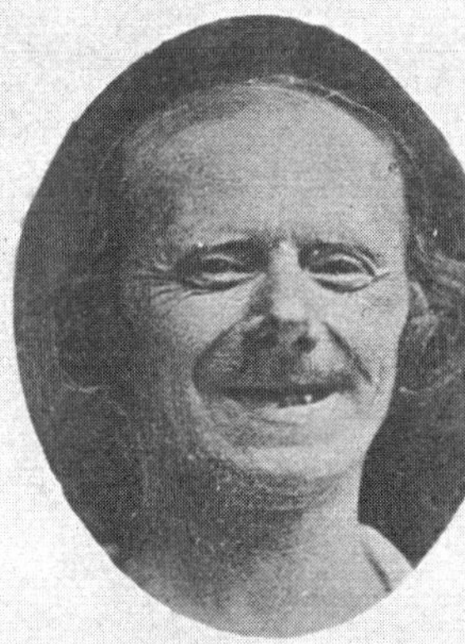

5

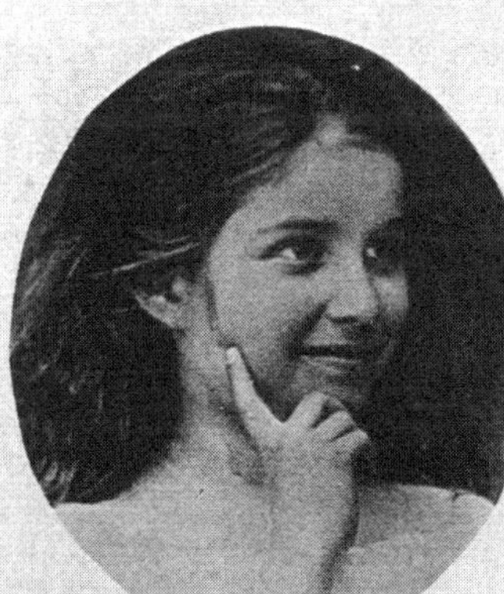

3

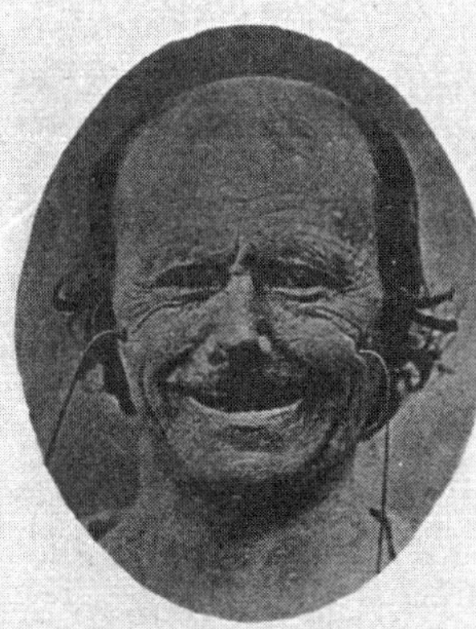

6

第 205 页图： 达尔文在 1872 年的著作《人类和动物的表情》中用胶版印刷方式呈现的微笑表情。这是最早用胶版印刷配图的书籍之一。达尔文想要展示人类表达和情感的动物起源，他认为摄影是精确捕捉简短表情的有效工具。

贴上了这样的标签：厌恶、恐惧、快乐、惊讶、悲伤和愤怒。现代心理学已不再仅仅将这 6 种表情作为情感表达的基础。来自加利福尼亚大学旧金山分校的著名心理学家保罗·埃克曼已经证明，我们每个人都有能力用超过 10000 种独特的面部表情进行交流，其中至少有 3000 种是用于情感交流的。非语言交流的复杂性的特别之处就在于，它是广泛适用的，但人们也认识到了面部表情所表达的情感在不同文化间的细微差异。最能清晰地表达人类情感的“语言”是两种最有效的表达方式：笑和哭。

哭泣是我们天生就会的一种社交技巧，它的力量在我们的一生中都很强大。

直到出生第五周，我女儿的啼哭才具有了真正的威力。因为这时她的眼睛能够流出泪水了。那时，她的泪水能够让我和她的妈妈为她做她想做的任何事。事实上，哭泣的时候为什么会流泪，我们目前仍然还不清楚。1982 年，威廉·弗雷博士测量了泪水中的皮质醇含量，提出了身体可以通过流泪来释放压力激素的假说。也许这就是哭过后，我们会感觉好多了的原因。但另一方面，大多数泪液通过泪道进入鼻腔后，就会被吞入腹中，所以这种解释还需要更多的证据来佐证。

笑是和哭同样重要的社交工具。不论我们来自世界的哪个角落，我们都会笑。笑，不管真假，都是一种“社会情感”，它把我们聚集在一起，成为我们联系的纽带，不管某件事情是否真的值得我们一笑。这是因为当你和别人一起笑的时候，你是在向他们表示你喜欢他们、你认同他们，甚至你和他们属于同一个“战壕”。事实上，如果你和别人在一起，你笑的频率是独自一人时的 30 倍。我们熟悉的人最容易给我们带来笑声，当我们发出笑声时，我们的整个身体都会做出反应。

当我们发出笑声时，心跳和脉搏会加快，然后笑声开始强行控制我们身体中用来呼吸和说话的部位。你的膈和呼吸系统中的其他部分有节奏地收缩着，于是你就发出了“哈哈”或“呵呵”的声音，当然这种节奏我们自己也能经常感觉到。会厌部半封闭了喉部，造成呼吸频率不规则、喉部通气不顺畅，这样就导致正常的呼吸循环模式被破坏：其实，笑与呼吸是直接冲突的。当人们歇斯底里地抗议“停下，你要笑死我了”，其实他们离“真相”已经不远了。

笑对我们的社交很重要。我们已经“开发”出一种特别的笑，可以用在公众场合，这种“摆拍式的笑”是仪式性和策略性的，拿捏出来的声调通常鼻音更重，但不管是“摆拍”还是真的，笑都让我们感觉良好。人们常说笑是最好的良药，而幽默则是止痛药，大笑会让身体释放出一种可止痛的化学物质，叫作内啡肽。

要想弄清情绪和因某种情绪而产生的行为，比如笑和哭，就要引出关于意识的本质的话题。为什么我们需要体会某种情绪？毫无疑问，任何普遍存在的行为都曾给我们的祖先带来进化上的某种优势，即在这个纷繁复杂的世界中，它为保障我们祖先的生存发挥了某种作用。

喜欢和被喜欢

无论是开学的第一天，还是一个令人尴尬的工作场合，我们融入集体的欲望似乎都很强烈，那为什么归属于一个群体对我们如此重要呢？加利福尼亚大学洛杉矶分校的科学家在最近的一项研究中发现，从神经生物学角度分析，这种欲望与吃巧克力相似。

加利福尼亚大学洛杉矶分校的研究小组进行了一个独特的社交媒体实验，让 32 名青少年浏览 148 张图片，其中 40 张是他们自己提交的，每一张图片下都显示了它得到的点赞次数，但实际上这些点赞次数是研究人员事先设定好的。受试者每次翻阅图片时，研究人员都会对他们的大脑进行扫描。不出所料，当受试者看到一张点赞数很多的图片时，他大脑的奖励中心，一个叫作伏隔核的特殊区域，就会高度活跃。

这个发现本身可能并不令人奇怪，但社交媒体实验的有趣之处就在于，它为我们提供了一种量化的方法，这种方法可以用来衡量关注度对一个群体的影响。社会上出现的各种舆论似乎以无法控制的方式影响着我们。当要求受试者为他们喜欢的图片点赞时，他们会受到那张图片原本点赞数的巨大影响。研究人员将一张点赞数很多的图片展示给其中的一半受试者，而将点赞数很少的同样的图片展示给另外一半受试者。有趣的是，那些看到高赞图片的受试者，也倾向于喜欢这张图片，即使拍这张图片的人是他们从未见过的。而受试者却声称，他们没有注意到图片的点赞数或受到图片的点赞数的影响。

我们所做的决定都在不知不觉中受到同伴的影响，并且这种影响在青少年中显得尤为强烈。因为青少年时期是我们一生中的一个关键阶段，我们参与社会决策和推理的大脑前部仍在发展，我们需要学会与周围的世界互动。

因此，我们与生俱来的内在冲动很可能使我们愿意接受影响。

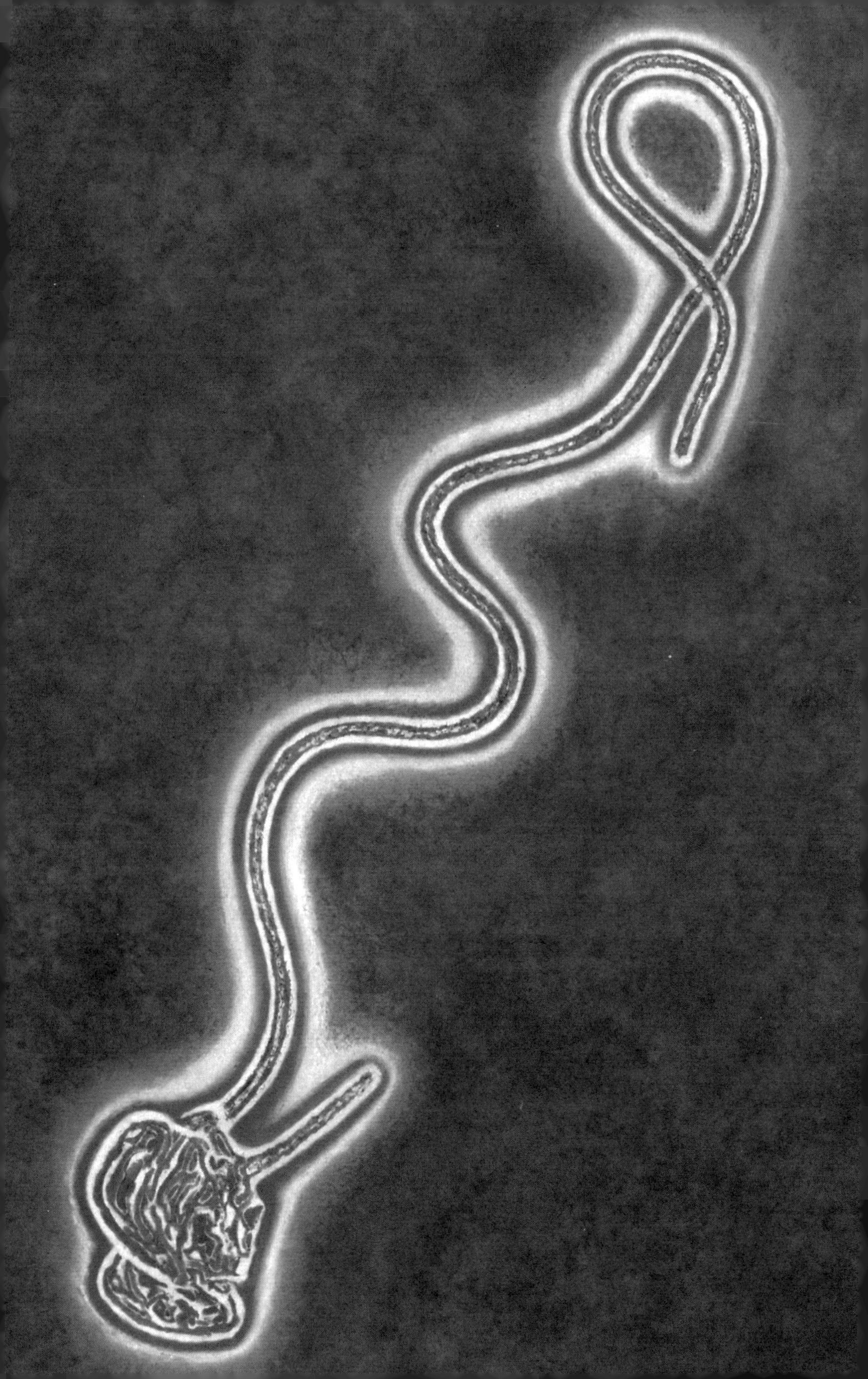

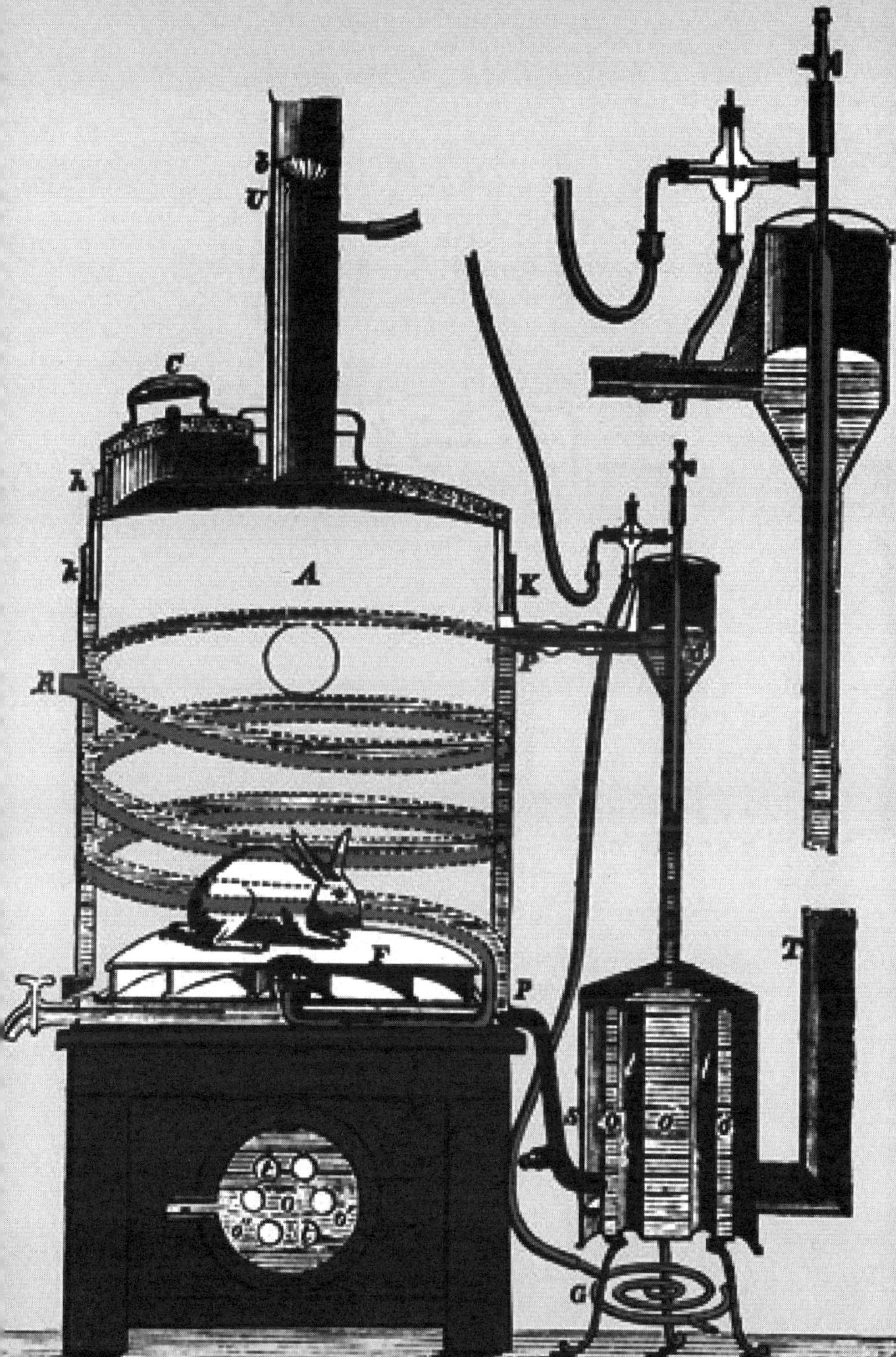
C
A
K
R
P
F
P
T
G

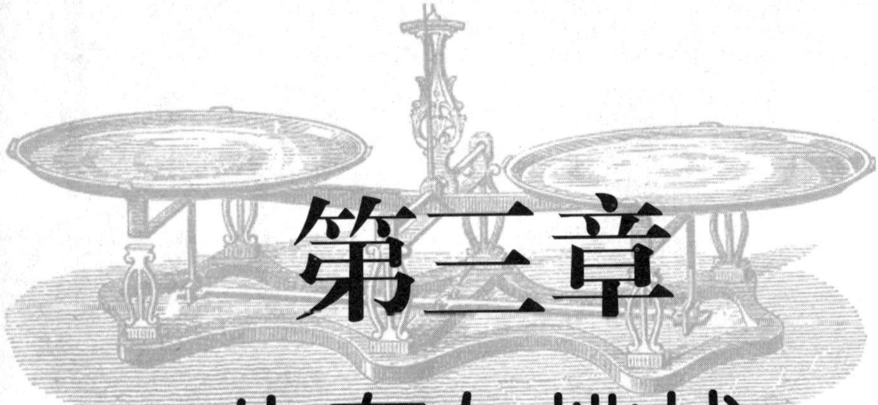

第三章 生存与挑战

第 211 页图：由法国生理学家克劳德·伯纳德发明的研究动物个体热量平衡的仪器。内环境（后来被称为内环境稳定）是伯纳德提出的关键概念。

也许你刚吃过饭，正坐在温度适宜的房间中阅读，附近也没有豺狼虎豹威胁你。但请你别大意，因为外面的世界危机四伏。从你第一次呼吸到生命终结，你的身体一直在为维持生命所需的特定条件而持续战斗。这场战斗被称为体内稳态——字面意思是“保持不变”，它指的是即使外界环境发生变化，身体的内在系统仍然维持稳定状态的倾向。

为什么体内稳态是生命的重要基础？我们通过观察反映身体状态的各种各样的关键指标就可以找到答案，这些指标稍有变化就可能导致生命终结。温度、pH、氧气和葡萄糖是最常见的几项指标，此外还有很多，人体的这些指标只要稍微发生改变，其后果就会是灾难性的。人体的每个细胞都是一个复杂的化学反应单元，其中的反应需要特定的条件。人体时刻面临着挑战，因此更需要与周围的环境和谐相处。每天 24 小时，每年 365 天，人体不停地对环境进行监测、回应和调整，确保内部系统保持稳定状态。人体这种自适应性涵盖了心率、血压、尿量、热量消耗和其他保持体内稳定状态的参数。

体内稳态不仅仅是生理上的，它与我们的情感也息息相关。恐惧就是这样一个体内稳态系统，当我们的心理平衡受到威胁时，无论是面对毒蛇的毒害威胁，还是悬崖边的失足威胁，我们都会胆怯并产生躲避行为。恶心是另一种体内稳态系统，它让我们避免受到变质食物的侵害，因为变质食物一旦进入体内，就会迅速打破体内的平衡状态。当这些早期预警系统失效，病原体就会通过食物或空气进入人体，此时免疫系统就会对体内稳态平衡的所有威胁做出反应。

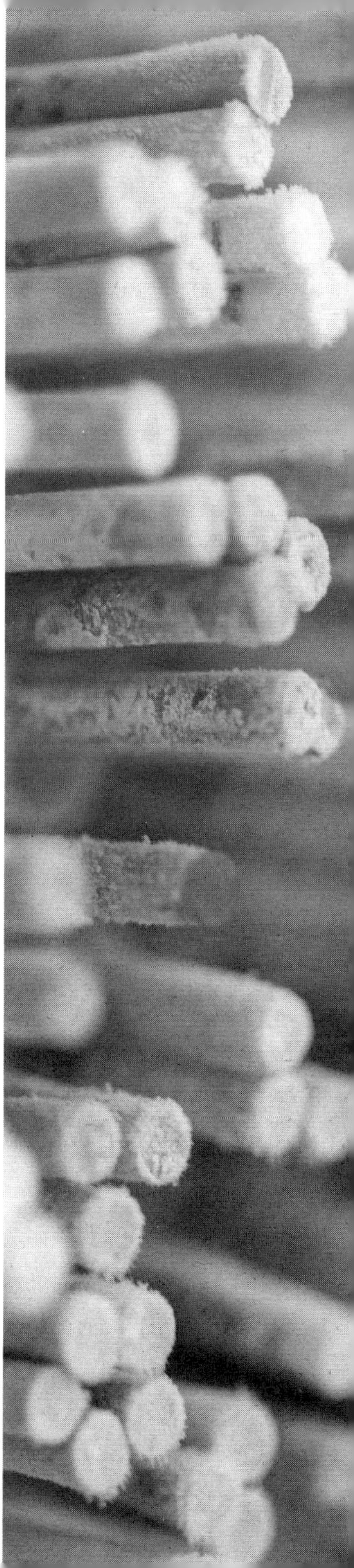

从成为受精卵的那一刻起，每个细胞都处于体内稳态，这就是生存之战的开始。

生命之初

我见证过一次人工受孕过程，但没有亲眼看见它成长为一个生命。

在一家私人诊所地下室的实验室中，一名技术人员展示了一个直径 10 厘米的培养皿，其中有两滴液体，一滴是精液，另一滴含有几颗人类卵细胞。对于培养皿中的精子，即使是非专业人士，也不会感到很好奇，它们的外表看起来畸形、游动迟缓、稀薄，而且只有在显微镜下才能看出来几个精子在游动。这些卵子同样不起眼。

显微镜头下的载玻片两侧有一个由两根中空玻璃针连接起来的杠杆系统，玻璃针比人的头发稍粗，但在显微镜下看起来就像巨大的玻璃管。技术人员先用左侧的玻璃针将卵子轻轻地吸入针的末端，如同将一个网球吸入吸尘器的末端；接着将精子的尾巴切掉以激活它，再将其吸入玻璃针的另一端（右侧）；最后把针刺进卵子。这一过程中会遇到阻力，卵膜先在针尖的压力下变形，然后被穿透，最后精子被注入卵子，生命的火花瞬间迸发！一个新的生命在这个培养皿中被孕育出来，一个拥有性别和完整基因组成的人类细胞诞

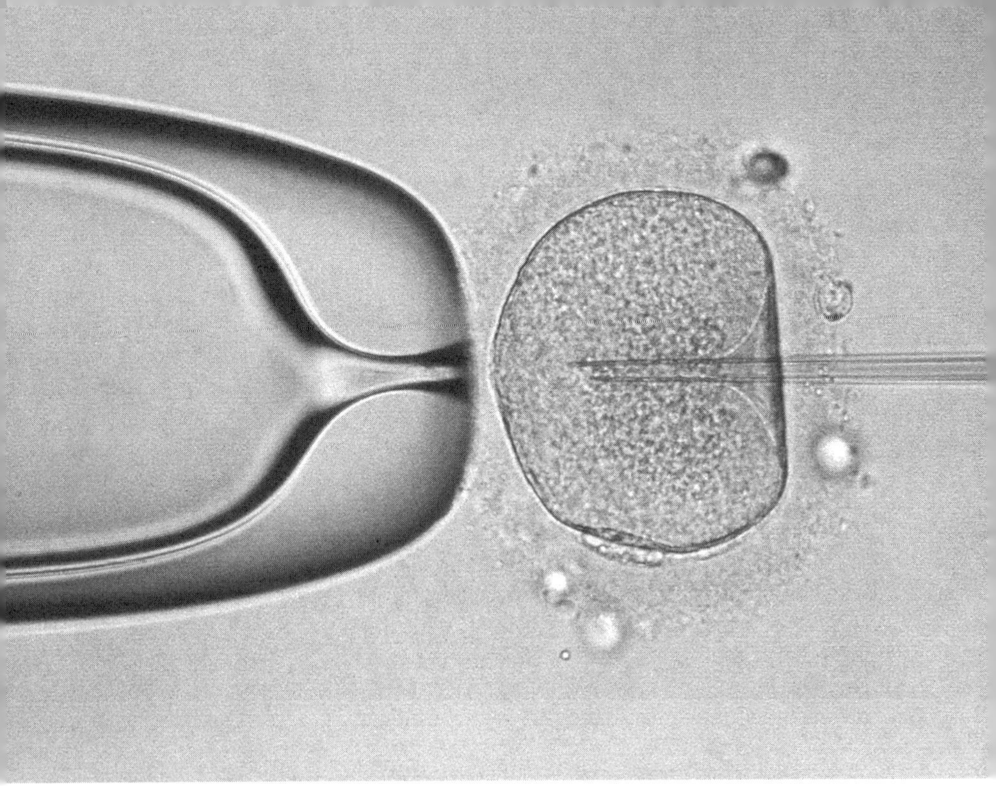

生了，它即将成长为一个可以持续存活 80 年甚至更长时间的身躯。

这个完整的人类细胞要延续近 100 年，它令我惊奇。此刻，它就在培养皿中，在死亡的边缘徘徊。实验室严格控制着一系列参数，任何一个参数的改变对这个细胞来说都是致命的。培养皿中的酸、氧、二氧化碳和盐浓度等参数的变化不可超出有限的范围。实验室很温暖，大约为 28℃，但这是这个完整人类细胞在它后续生长中“感

上图：将精子注入卵子的瞬间。

第 213 页图：冷冻精子的吸管和在液氮中低温保存的胚胎。

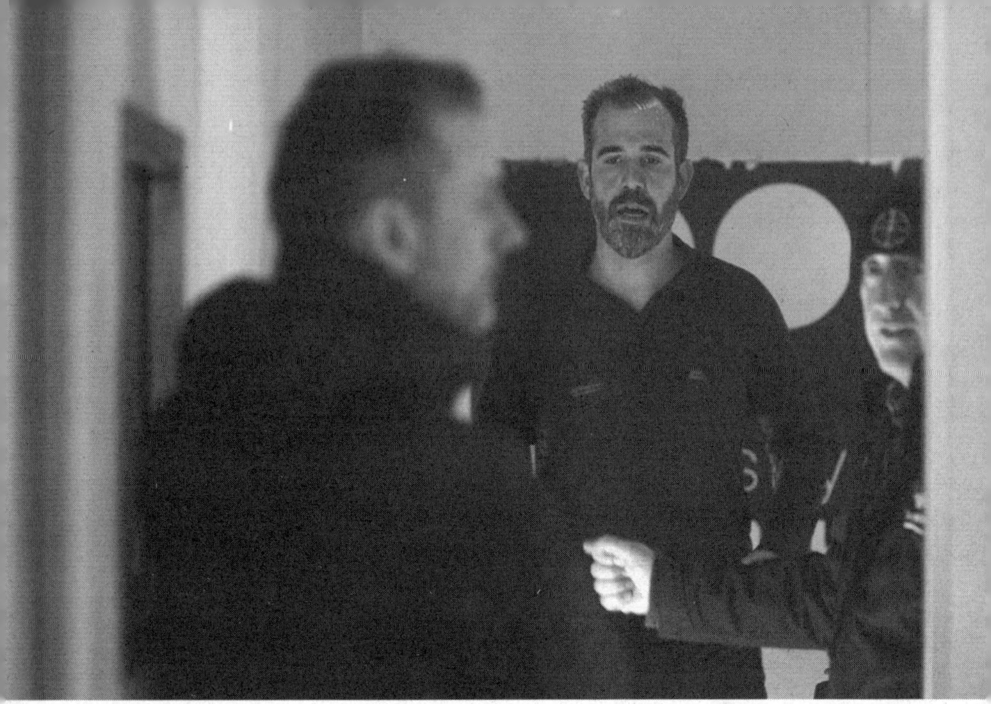

桑德在迈克·蒂普顿教授世界级的极端环境实验室里跑步。

受”过的最低温度了。一旦它被植入母体，在后续的数十年内，卵子和精子融合后分裂产生的所有细胞的特征几乎相同。在生命周期的大多数时间内，这些参数将保持恒定。只有在参加运动时，肌肉深处的一些细胞才可以在短时间内忍受较高的酸度、温度和盐浓度的变化，而近体表的细胞会经受几摄氏度范围内的温度变化。当这个胚胎发育成长为人后，他可能会攀登珠穆朗玛峰、穿越撒哈拉沙漠，甚至登上火星，但对于体内的某个细胞而言，它是无法感知到这些极限环境的。

致命的体温

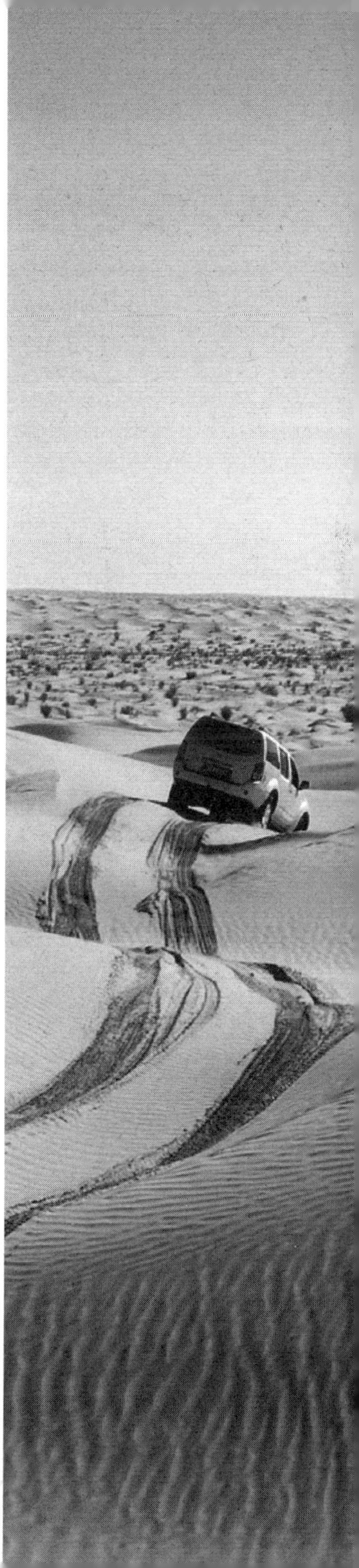

人体保护内在环境的能力是科学家们关注的焦点，比如朴茨茅斯大学生理学教授迈克·蒂普顿在他的极端环境实验室里，经常打破人体内部参数的平衡。在这里，他可以让你“跑马拉松”，经历北极冬天与死亡谷的夏天。如果你还想玩其他花样（如果他认为有必要），你可以进入一个满是浮冰的水槽，模拟在白令海峡里游泳。其间，如果你表示“已经玩够了”，实验人员会根据采集到的数据做出迅速反应。

例如，你感觉热得难以忍受，但体温计上的读数会“反驳”你。迈克会很夸张地告诉你，你离“死亡”还有几摄氏度的距离，你可以安全地继续，并认真地补充说，你当然可以在任何时候、以任何理由停止。同样，当你声称自己已筋疲力尽时，工作人员可以通过观察你的耗氧量做出判

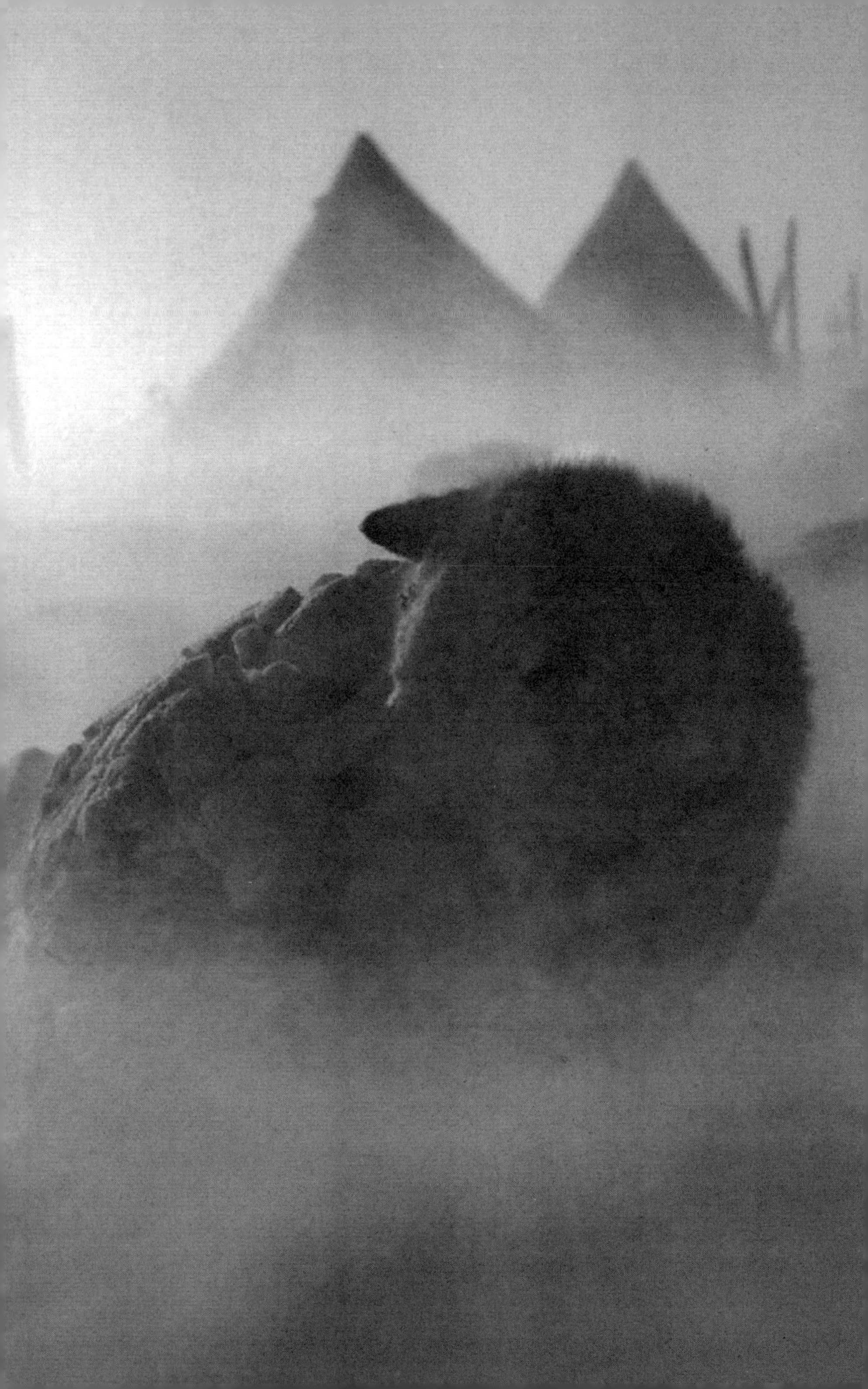

断。事实证明，当我们感到崩溃时，其实离自己的身体极限还很远。近年来，我经常去迈克的实验室，尽管见到他时总是心有余悸，但他已成为我的朋友。

第 218 页图：我的爱斯基摩犬在一场重力风暴中安然入睡。当时的环境温度为 −30℃，风速约为 111 千米 / 时。

这次可不一样，我很高兴，我带来了桑德，并负责在他跑步时监督他。桑德的实验将从 −20℃开始，到超过 30℃结束。值得一提的是，迈克非常重视安全和伦理问题，他提前告知了我们相关的安全注意事项。

迈克想向我们展示体内稳态的力量如何保护身体免受极端环境的伤害，以及如何避免自身受到伤害。其中一个重要问题就是体温调节，因为让人体能够正常运转的体温波动范围极小，并且人体会持续产生大量的热量。

迈克解释道："一个小型有机体受到的主要影响因素来自外部，但当它变得足够大时，影响因素则主要来自内部而非外部。人体本质上是一个充满原生液体的皮囊，液体中富含不停进行化学反应的盐水。随着皮囊长大，酸性废物和热量的快速排出变得越来越困难。在进化的大部分时间里，人类生活在气温几乎与体温相当的环境中，所以人体进化成了一个极好的'散热机器'。"

在特别冷的天气里保暖是个不错的选择。但在迈克看来，假日里沿着海滩慢跑理论上比在北极奔跑对生命的威胁更大。即使是在休息的时候，你的身体所产生的热量也足够点亮一只老式灯泡。如果你非常健康，当你冲刺时，你的身体所产生的热量就相当于双管加热器（或一个高温水壶）在你的肚子里工作，换句话说，除非你能很快地甩掉自己产生的热量，否则它足以把你自己煮熟。在北极，热量很容易散失；而在海滩或者温度为 30℃的实验室，热量的散失就困难得多。

今天的慢跑实验将从模拟北极环境开始。房间的温度已经预冷到 -20℃，实验前桑德吞下了一个胶囊式测温器，测温器会发射无线信号，将桑德的体温数据信息发送到实验室的一个数字显示器上。我们用热成像摄像机观测他体表皮肤的确切温度。在跑步机上，桑德开始了慢跑。

桑德戴着帽子和手套，却穿着沙滩短裤和 T 恤。你可能认为血液会从他的手转移到身体核心以保持体温。但运动产生的热量是如此之大，即使在 -20℃的环境下，在他脱下手套和帽子几分钟后，他的手摸起来仍然很温暖。没过多久，他开始出汗，但汗水不是顺着他的脸流下来，而是在他前额的发际线上形成了一道美丽的冰线。即使是在这样的环境温度下，他的身体仍然通过将血液转移到体表皮肤的方式来散热，这让他感到很舒适。由此可见，在严寒中生存依赖于强健的体魄和耐力。在几次探险中，我穿着一件羊毛套衫和一条斜纹棉布裤，在极地冰盖上徒步数千米。在这样的环境中，只要你不停下脚步，你就不会死。冬泳者更能证明这一点，水会带走人体产生的热量，其速度远远快于空气。事实上，该实验室的一位

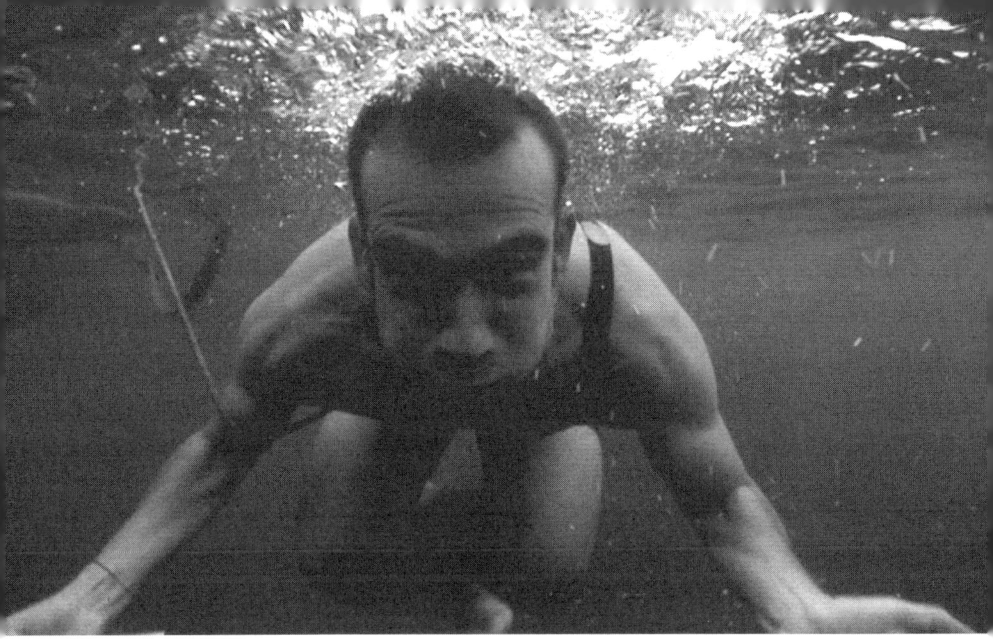

资深科学家希瑟·隆德刚刚参加完世界冬泳锦标赛。这个实验团队已经准备好和他们的实验对象一起经受每一次痛苦。

慢跑15分钟后，桑德的体温上升了1℃。他的手很暖和，T恤被汗水浸透了。只有他的耳朵呈现出低温状态——不到10℃。迈克按停了跑步机，让桑德的身体安全地恢复到正常室温，随后桑德穿着同样的衣服，进入了温暖的房间。

由于物理学而非生物学的原因，如果气温低于体温（37.5℃），理论上你可以通过让空气吹过皮肤来降温。事实上，在温暖的空气中，你需要一阵呼啸而过的大风来帮助自己散热。当气温高于体温时，即使在静

克里斯在北冰洋的冰山旁游泳。我对深海生物的恐惧盖过了寒冷带来的不适。我最难忘的是事后感受到的兴奋，现在我很想再回去重温一遍这种感觉。

息状态下，你也需要通过出汗来散热。在环境温度为 30℃的情况下慢跑，桑德的脸变成了红色并满头大汗。

一旦气温超过体温，不出汗你就无法散热。如果阻止身体排汗，或者身体产生热量的速度快于散热的速度，你很快就会死亡。当高烧达到 40℃时，人能够存活，但一旦超过 43℃，很少有人能够存活。

桑德慢跑了大约 10 分钟，已经很疲惫了。他满头大汗，为了保持速度而急速喘息，他的心率已经达到 130 次 / 分钟。

人体努力地保持正常体温。当一个人裸体站在静止的空气中时，身体会努力维持 25 ～ 30℃的温度而不消耗任何热量，这个温度称为热平衡温度。皮肤温度维持在 33℃时人体感觉是较舒适的，这个舒适度在世界各地是非常一致的。不管是在办公室还是室外工作，人们都会对 33℃的皮肤温度感到舒适。人类会通过自己的行动努力维持这一舒适感，包括随时增减衣服并对恒温器和空调进行微调。一旦气温超过 28℃，你就会出汗，而再冷一点，你就会发抖。这使得我们成了某种意义上的“热带动物”。20 世纪 50 年代，在一个可以测量热量变化的实验室里，研究者对北极和热带地区的哺乳动物及鸟类进行了一系列研究，选取了阿拉斯加和巴拿马的哺乳动物及鸟类作为研究对象。研究发现，北极大型哺乳动物（如北极狐）直到 -30℃时才开始颤抖。在几次北极探险中，我得到的关于哈士奇犬的经验是，它们完全可以露宿在 -40℃的户外。

如果你足够幸运活到死于体温过低的时候，你已经做得很好了；

大多数人在浸入水中的第一分钟就死掉了。

——迈克·蒂普顿教授

在 18 ~ 20℃的舒适环境中，你穿上衣服并坐下来工作。如果周围的环境温度逐步升高，你的皮肤就会通过增加血液供应量来散热。皮肤和肌肉中的温度感受器将与核心体温相关的信息发送到负责处理信息的下丘脑前部，下丘脑会发出增加皮肤血流量（高达 8 升 / 分钟）的信号，以排出更多汗液。

如果你不出汗，核心体温就会升高到危险状态。这对穿防护服的紧急服务人员或军事人员构成了严重威胁，它与个人意志是否坚强无关。如果你穿着密闭的衣服工作（也许是为了保护你免受传染病的伤害），只要工作大约 20 分钟，就会面临过热危险。

桑德已经慢跑了大约 20 分钟，气喘吁吁地想保持原有速度。他的 T 恤上满是汗水，汗水洒满了跑步机。他的心率现在是 160 次 / 分钟。在 30℃的实验室环境中，他的心脏不仅要源源不断地为肌肉提供富含氧气的血液，而且要通过向他的皮肤中灌注足够的血液来散热。此时，他核心体温上升的幅度同在 -20℃的环境中时一样，都是 1℃。正如迈克所述，身体是一个极好的散热器。

桑德跑不了多久了。他也可以继续坚持下去，但最终会脱水。一旦发生这种情况，排汗量就会减少，他的心脏就会竭力使高黏度的血液流向皮肤，迫使体表散失更多的热量。如果出现这种情况，即使他停止运动，体温仍将毁灭性地加速上升。最终，当体温达到大约 43℃时，就相当于他把自己煮了，高温会使他体内的蛋白质变性，也会使构成细胞膜的脂质液化，他的心血管系统将会崩溃，

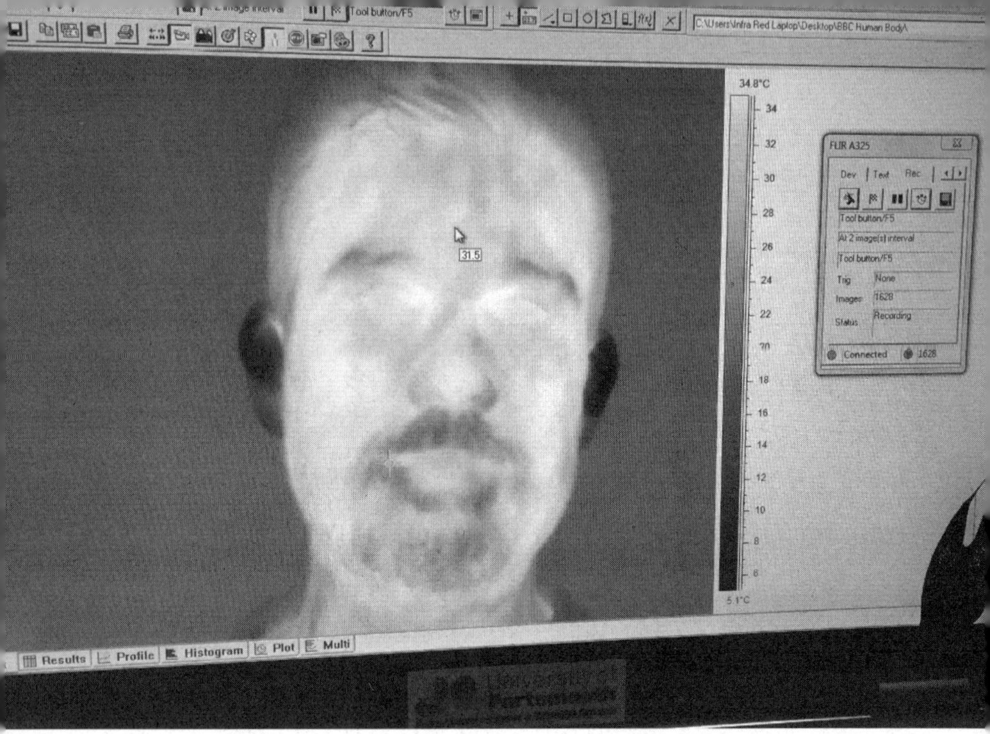

桑德在迈克·蒂普顿教授实验室的跑步机上。此时的环境温度为 -20℃，但只有他的耳朵处于低温状态。

器官将会衰竭，很快他就会死去。

迈克解释着这一切，同时盯着温度计上的读数。桑德一直慢跑着。当他的心率升至 180 次 / 分钟时，我们明显能够看出他在努力维持稳态。但当桑德从跑步机上下来时，他的体温仍然只比开始时略高。“理论上说，你本可以坚持更久的。”迈克好像在自言自语。

随着从赤道和热带地区不断迁移到寒冷的山区与北极地区，人类出现了越来越复杂的适应性行为。现代城市对人体核心温度几乎构不成任何影响。我们每个人的身体内都有一套自适应系统，这套系统能在一个巨大的环境温度波动范围内严格维持身体的核心温度，让我们得以生存。因此，即使穿着短裤在北极徒步或者穿越撒哈拉沙漠，我们体内的细胞也能够不受干扰。

冷颤

当谈到维持身体的平衡时，我们常常孤立地看待系统：热反应是一个系统，冷反应又是一个系统，低血糖或低氧的反应则是另外的系统，从颤抖、流汗到气喘，每个状态都会触发不同的系统做出对应的反应。但事实并不是这样，身体的反应相互联系且密切配合，这套生物化学系统深深根植于人体内部。

人体内的生物化学系统时刻都在应对各种各样微小的挑战。从错过午餐到爬楼梯，从严冬早晨的徒步到登山，外部环境的变化会引发人体一系列微妙的内在反应。有时外部环境的改变太大，我们甚至要为生存而战。

在冰冻的湖面上，人们凿开一个长方形的大窟窿，然后将自己的身体浸入冰冷的水中保持大约 1 分钟。人们声称这样做对身心都有好处：缓解压力、消除疲劳、调整情绪，还能够减轻哮喘和关节炎等疾病的症状。我在冷水中游泳已经好几年了，只为了在 30 多岁时，我能够变得比桑德强壮。我很喜欢这项活动，我认为这项活

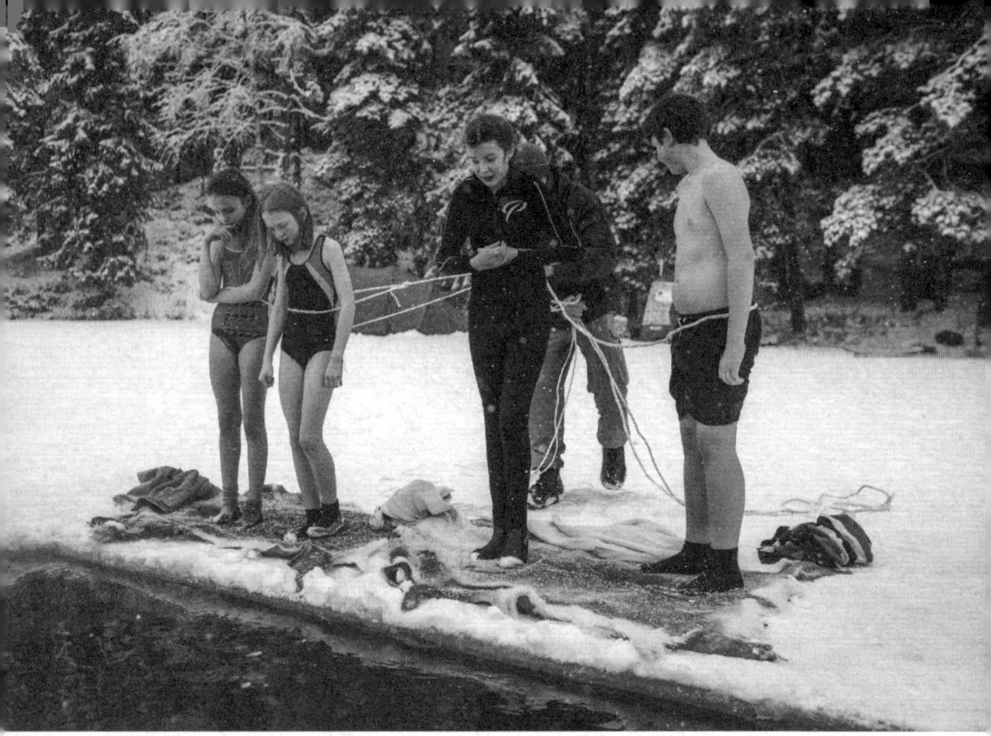

挪威艾克斯玛卡的孩子们正准备跳入冰冷的水中。

动的优点并没有被夸大。我是不是也应该像挪威人那样，把冬泳作为一场“成人礼”呢?

每年冬天，在挪威艾克斯玛卡，一群孩子走出小镇到达其周围结冰的湖泊。他们脱掉外套，只穿着泳衣和袜子，站在冰窟窿边缘，为他们人生中最紧张的时刻做准备，这将最大限度地挑战他们的生理极限。

出人意料的是，身体浸入接近 0℃的水中后，人并不会很快死亡。事实上，研究表明，人体温度降低到可能致命的低温状态需要大约 30 分钟，而身体应激反应引起的内在系统急剧变化才是最危险的。突然浸入冰冷的水中会导致俗称的“冷休克”，人几分钟内就会死亡。

“冷休克”开始时体表温度会骤降，这会导致皮肤的血管瞬间收缩，温暖的血液从四肢向身体核心集中。这是为什么呢？身体的首要任务是将重要器官的温度维持在37.5℃，随着血管的收缩和从四肢返回冷血等工作的增加，心肌负荷立即加重，从而导致心脏的电活动载荷骤然增加。这些对年轻体健的人而言，确实无所谓，但那些有心脏疾病的人则要避免在冷水中游泳，因为这会促使心脏加速跳动或出现颤动状态，甚至导致心脏骤停。

另一个应激反应是浸入冷水后，人会剧烈且急促地呼吸，导致在呼吸的那一瞬间呛水，这就是在冷水中溺亡者的普遍死因。但这只是其中一个原因。在寒冷的水中，我们的直接反应是颤抖和挣扎，这一内在反应会产生热量以及额外的肌肉活动，会导致肌肉产生越来越多的代谢活动副产品——二氧化碳。这些代谢物进入血液后，会提高血液的酸度。即使血液酸度上升到仅相当于一杯水中滴一滴柠檬汁时的酸度，都将是致命的，因为它会直接影响体内每一个细胞的生物化学活动。但人体有多个防御系统，它们每时每刻都在调节血液酸度，以使其稳定。

在你的动脉和脑干里有一束称为血管球细胞的专门神经细胞，它们不但可以检测血氧浓度，更重要的是可以通过检测血液中二氧化碳的浓度来监测血液酸度。如果血管球细胞检测到血液中二氧化碳的浓度有了微小的变化，说明血液酸度发生了改变，血管球细胞就会向延髓（脑干中控制呼吸的神经系统）发送信号，通过刺激膈改变呼吸频率，这时你会呼吸得更深、更快（换句话说就是过度换气），以降低升高的酸度。这是一种降低血液酸度的无意识的快速反应。

浸入冷水，第一次喘气后会有一段时间的急促呼吸，其目的是通过快速呼吸排出多余的二氧化碳，将血液酸度保持在安全范围内。在冷水中任何形式的运动都能触发这种应激反应。这一反应的启动不是直接由缺氧，而是由高浓度的二氧化碳控制的。

当然，人体通过急促呼吸可应对血液中酸度的升高，似乎这样做是多多益善的，但要谨慎为之，不要为排出二氧化碳而走向另一个极端。实际上过量排出二氧化碳是很危险的。血液中二氧化碳的过度减少会导致出现低碳酸血症，血液酸度会由酸性变为碱性。血液酸度的微小上升都可能是致命的，同样，反方向上的变化也可能是致命的。因此，像其他所有的稳态控制模式一样，人体要在应激反应程度和需要取得的有效效果之间获得平衡，这个过程称为闭环负反馈。

在隆冬时节浸入冷水游泳时发生的应激反应是人体稳态机制的一个极端，它揭示了人体保持内在平衡的系统是一个综合系统。外部单一环境因素的突然变化引起的人体应激反应，需要人体的各个系统协调应对，所有这些反应都是为了保持人体的稳态。

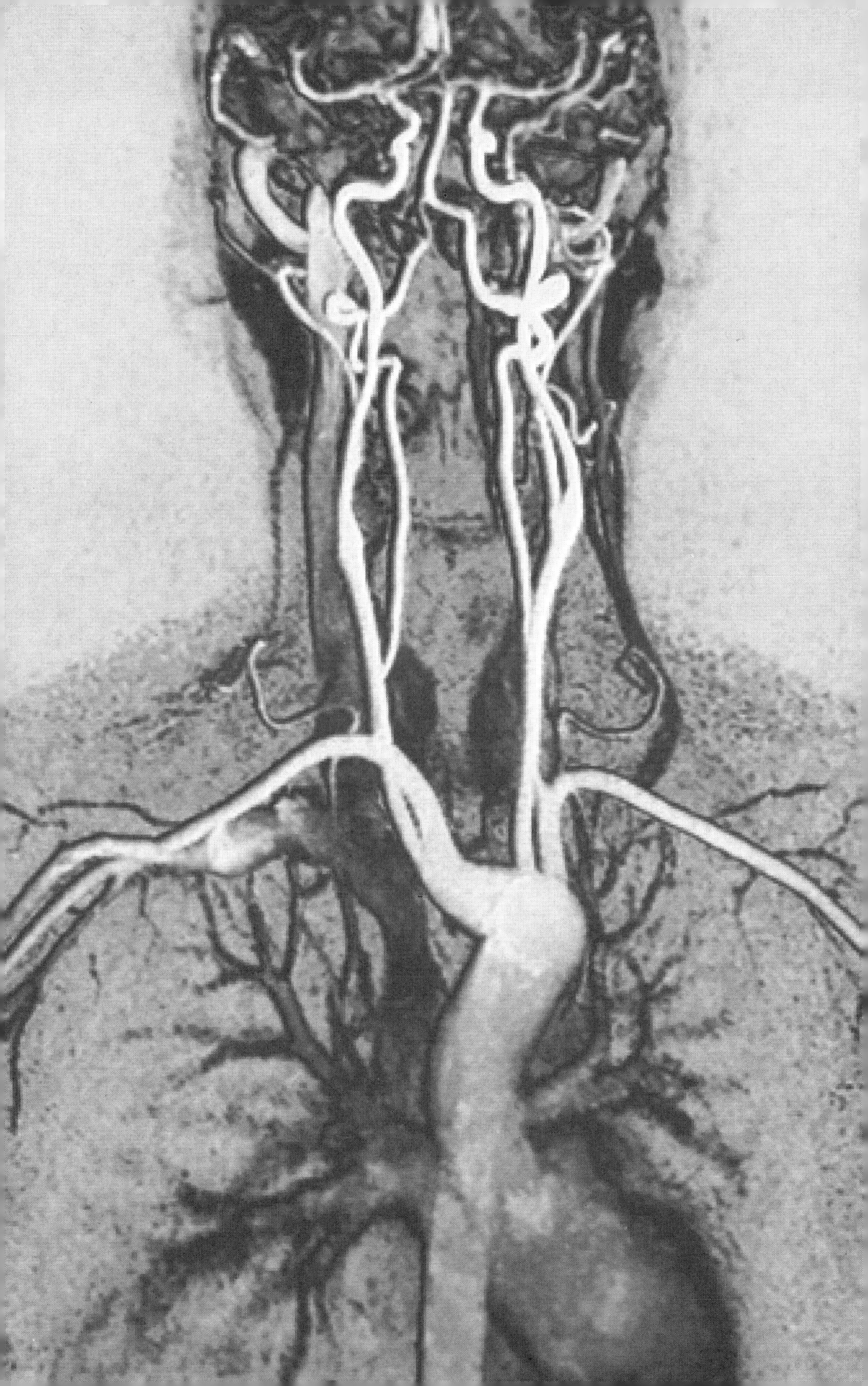

第 229 页图：45 岁女性正常颈动脉系统的磁共振血管造影扫描照片。底部中心是主动脉弓，它在心脏上方弯曲。从这些分支延伸出来的动脉有头臂动脉（左）、颈总动脉（中）和锁骨下动脉（右）。左右颈总动脉中的血液供应颈部，左右锁骨下动脉中的血液供应手臂。

胆小鬼

保持人体稳态的机制对生存至关重要。它不仅会在人体发生微小改变时做好应对的准备，而且建立了随时发出人体状态偏离信号的预警系统，这个预警系统是我们都体验过的情感——恐惧。

你害怕什么？为什么害怕它？许多人都对那种自认为有危险的特别奇怪的东西感到恐惧。桑德和我对鲨鱼都有着刻骨铭心的恐惧。以前桑德害怕蜘蛛，后来他养了一只名叫道格的宠物蜘蛛，就不再害怕了。除了个人的爱好，大多数人在面对很多事物时会产生恐惧感。如果你问一群人他们患有什么恐惧症，通常蜘蛛恐惧症和恐高症会名列前茅，蛇恐惧症和针恐惧症则紧随其后。尽管上述事物之间看起来没有必然联系，但将它们与恐惧症相关联的是，它们都以不同的方式威胁着体内稳态。无论是从高处坠落的失重威胁，还是破坏生物化学系统的毒液危害，所有这些都会危及人体内环境的精确平

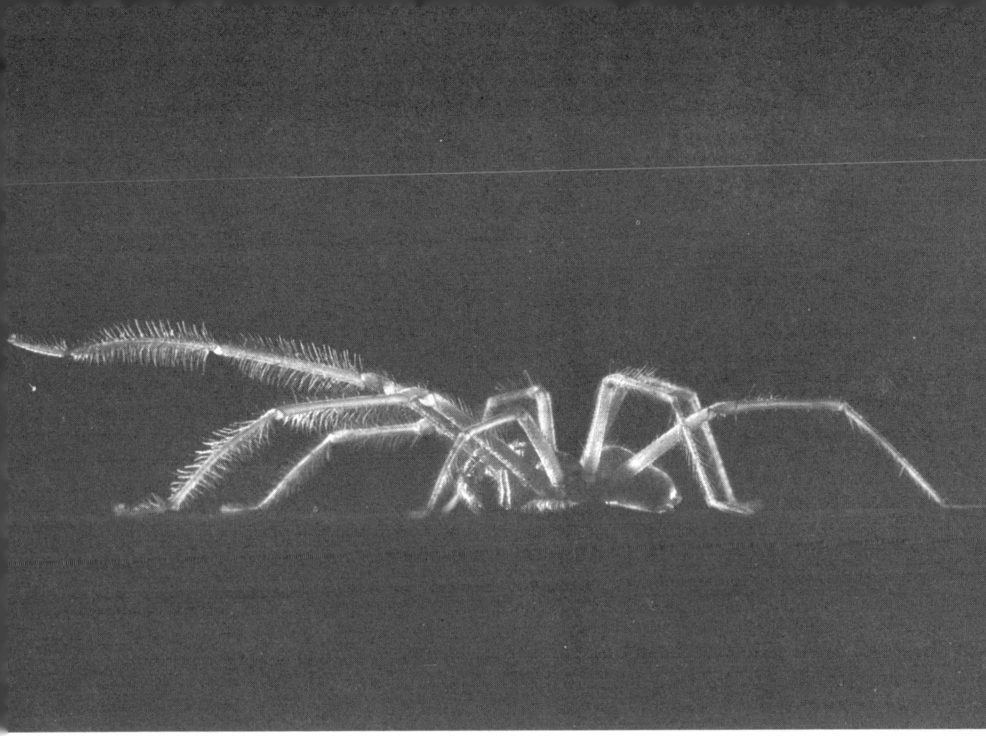

雄性宠物蜘蛛正在行走。蜘蛛恐惧症和恐高症是人类最常见的两种恐惧症。

衡。人体对周围环境中的事物的感知一直都是以最原始的反应方式表现的，比如肠胃空虚、手心出汗、心跳加速，这些都是恐惧时的普遍表现。

尽管恐惧对生存很重要，但我们似乎并不是生来就会感到恐惧。

在这里要感谢一项名为“可视悬崖实验”的奇特研究，该项研究是让一群刚会爬行的婴儿爬过一段可感知落差的道路。1960 年，康奈尔大学的吉布森和沃克主持实施了这项研究。现在我们已经了解到，从能够移动身体的那一刻起，我们就有了自主的、似乎与生俱来的对摔倒的恐惧，这种现象不仅存在于人类身上，在其他许多物种身上都有。通过莫罗反射实验，人们很早就观察到这种对摔倒感到恐惧的现象。我们应对摔倒的反应是做出一组非常特殊的肢体动作。研究认为，这来源于刚出生的婴儿离开母体失去控制的瞬间紧紧抓住母亲的动作。

另一种似乎与生俱来的恐惧就是对噪声的恐惧。从出生的那一刻起，人们普遍会对出人意料的声音产生惊恐反应，当突然出现大约 80 分贝或更大的噪声时这种反应就会被触发。惊恐反应是一种具有高度特征性的身体反应，包括缩颈、耸肩、弓背、四肢僵硬、绷紧肌肉等，以应对即将到来的“攻击”。1920 年，约翰斯 • 霍普金斯大学的美国心理学家约翰 • 华生进行了一个臭名昭著的实验，被称为“小艾伯特实验”。从法律和伦理上讲，这个实验在今天绝不会被允许进行，但当时华生获得了许可。这个实验以 9 个月大的健康男婴艾伯特为研究对象，探讨惊恐反应产生的恐惧是否与其他刺激有关。就像巴甫洛夫和他的那些垂涎欲滴的狗一样，华生将艾伯特对噪声的恐惧与一只大白鼠的出现联系起来。起初，这个孩子与动物互动时完全不会感到害怕。后来，每当他去触碰大白鼠的时候，都会听到一种巨大的令人痛苦的噪声（这种噪声是在他背后用锤子敲打一根钢筋产生的）。因此，他逐渐形成了一种根深蒂固的恐惧联想，这种联想导致他每次看到老鼠，即使没有任何声音，也会感到痛苦和焦虑。

这一实验以及许多其他有争议的后续研究，不仅证实了我们生来就对大多数事情无所畏惧，而且让我们认识到，随着我们的成长，

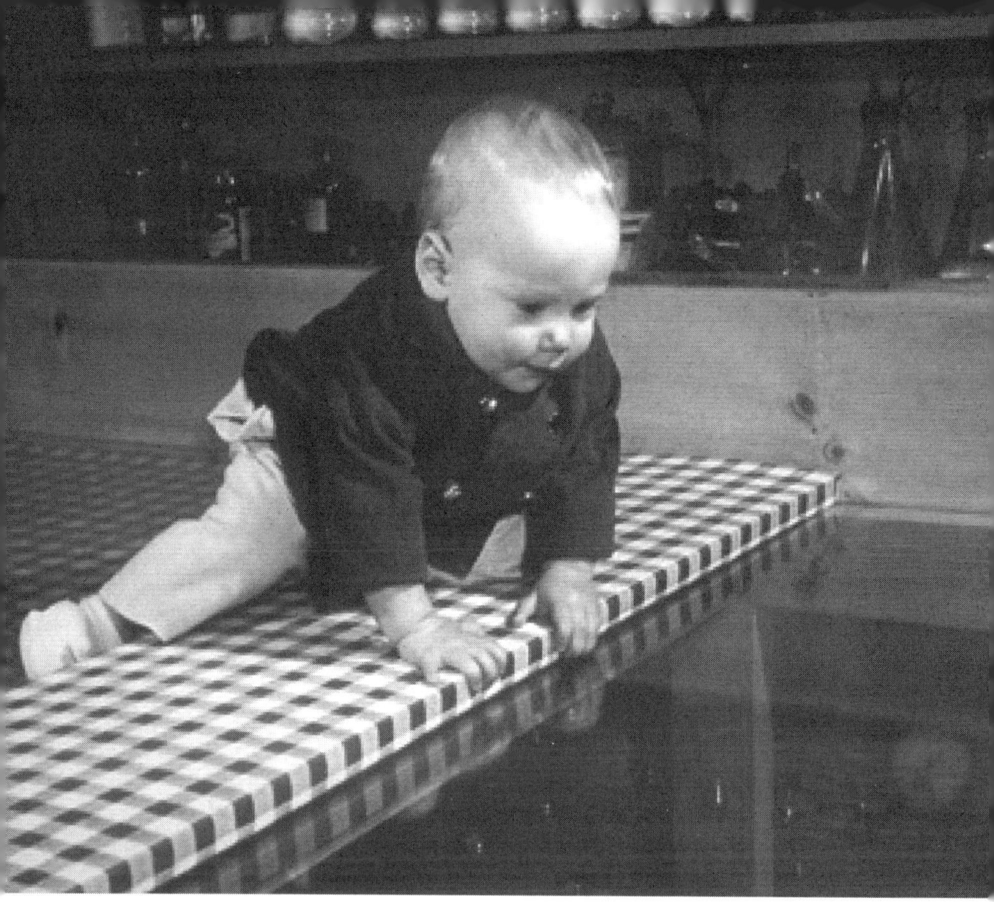

我们是如何从自己的经历和周围的人身上慢慢“习得”恐惧的。

所以，恐惧究竟是什么？为了理解恐惧的生物学基础，我们需要回顾一下大脑里那些古老的结构。这些结构存在于所有的哺乳动物、爬行动物以及鸟类，是我们产生恐惧反应的基础。

由埃莉诺·杰克·吉布森开发的“可视悬崖实验”表明，从我们能够移动身体的那一刻起，我们就对摔倒产生了一种自主的、似乎与生俱来的恐惧。

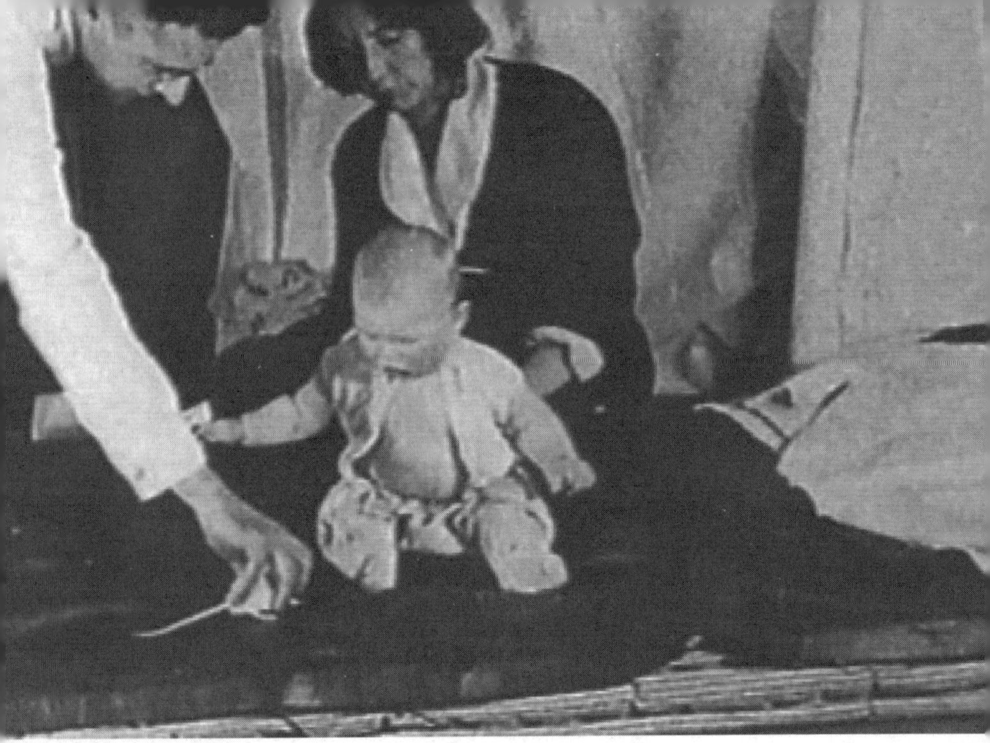

无所畏惧的女人

我们似乎从出生开始就有着一种恐惧心理，那就是对噪声的恐惧。1920年，约翰斯·霍普金斯大学的美国心理学家约翰·华生进行了一个臭名昭著的实验，被称为“小艾伯特实验”。

正如我们在本书前面看到的那样，当我们的身体，尤其是大脑，因意外事故或疾病而受损时，我们对人体的了解往往会加深。说到恐惧，有一个案例让我们对这种情绪在大脑中的产生方式有了更深入的了解。

SM经常出现在医学文献中，她的案例也是医学史上被研究和引用最多的一个。如果你看见她，很难发现她的外表或行为有什么特别之处。她已婚，是 3 个孩子的母亲，据说在美国的某个地方快乐地生活。她的身份仍然是一个秘密，这是为了保护她的隐私。她从未公开发过言，但她同意接受与她合作最密切的一位科学家的采访。爱荷华（又译为艾奥瓦）大学的丹尼尔·特内尔博士在采访中询问了这位女性她的奇妙生活，当被问及恐惧是什么时，她回答说："说实话，我真的不知道。"

SM 生下来就患有一种罕见的遗传性疾病，叫作类脂蛋白沉积症。这种疾病自 1929 年发现以来，只有几百人被确诊。患者的症状差异巨大，有的皮肤和黏膜异常（如口腔内壁），有的脑组织硬

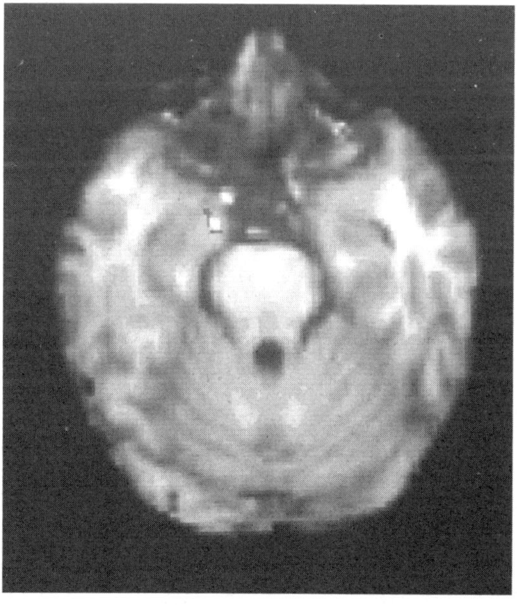

彩色正电子发射断层扫描图像显示了人对恐惧的反应。在这项研究中，研究对象观看了一系列男性的面部照片，这些照片展现了一个男人越来越明显的恐惧表情。活跃的脑部区域是左侧杏仁核，这表明这部分区域能够识别并对面部恐惧做出反应。

化造成神经系统异常。这是一种因基因缺陷导致的关键蛋白质的缺损，这种蛋白质参与了细胞的构建。在 SM 身上，这个缺陷并没有反映在她的身体上，而是表现在她的脑中的一个非常特殊的部位。在她的童年后期，她脑中一个被称为杏仁核的区域被完全破坏。这个杏仁状的区域几乎存在于地球上所

这幅计算机艺术作品展示了人脑内部。突出的区域显示了两个杏仁核。它们是脑部边缘系统的一部分，是脑部涉及情感、学习和记忆形成（尤其是对感觉的记忆的形成）的原始部分。

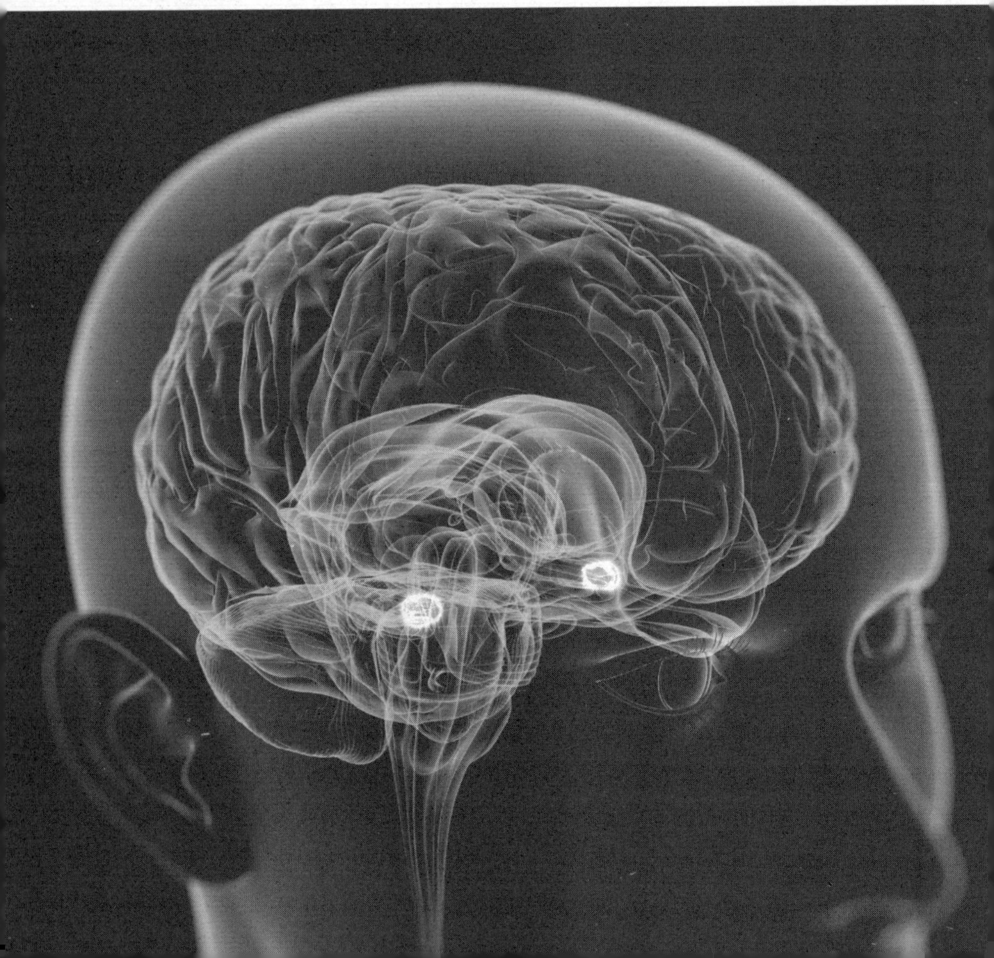

有脊椎动物的颞叶中，当它被移除时，将彻底影响我们感受恐惧的能力。

过去的大量研究表明：无论面对何种程度的恐吓刺激，SM 都感受不到恐惧。对她的早期研究发现，她无法识别别人脸上的恐惧表情。从她的生活中得到的证据表明，尽管遇到了各种各样的创伤和可能危及生命的状况，比如被刀尖和枪口顶着，她都没有表现出常见情况下应有的恐慌反应。在实验室里，研究人员测试了她对一系列不同刺激的反应，包括恐怖电影、搞怪的面部神情等。面对这些威胁，她仍然是平静的，经常表现出这些刺激好像根本不存在的样子。研究人员报告说，无论生活怎样对待她，她几乎总是保持着积极向上的心态，在社交上对尴尬的处境往往也毫不在意，这可能是我们中的许多人减少社交恐惧的一个“妙招”。

当然，SM 只是一个个例，而从单一研究结果推出广泛适用的结论必须具备一定的背景。经过多年的后续调查，毫无疑问，她确实为研究人员洞察杏仁核在产生恐惧情绪过程中的作用提供了一个深刻而有趣的佐证。

战斗或逃跑

恐惧可以说是一种在你还没来得及思考的时候就被触发的本能反应。当我们面对威胁或恐怖的情况时，它总是由杏仁核（即 SM

脑中严重受损的那部分）自动开启。

我们所有的感官，尤其是眼睛和耳朵，都在不断地监控着来自这个世界的所有威胁，向包括杏仁核在内的脑部的许多不同区域发送信息。作为边缘系统的一部分，杏仁核是我们情感体验的核心。在我们感知到威胁前，杏仁核监控着感官信息的输入，如果传送给杏仁核的信息暗示存在某种威胁，它就会立即做出反应，其速度之快，甚至会在感官系统感知到之前它就触发身体做出反应。由此产生的神经系统级联通过脑部的控制中心下丘脑，发送信号到肾上腺，刺激其释放肾上腺素，产生广泛的生理效应，以便我们做出战斗或者逃跑的反应。

肾上腺素几乎在瞬间就会发挥作用。肾上腺素进入心脏，心脏壁的起搏细胞被激活，心跳加快，促使血液在全身快速流动；肾上腺素还附着在肺部的细胞受体上，使气道扩张，呼吸频率提高，允许更多的氧气进入身体，脑部和感官的警觉性得以提高；在肝脏中，肾上腺素能够扩张血管，促使糖原释放进入血液，保证肌肉的活动。随着心跳的加快，血液中的氧气和葡萄糖趋于饱和，我们的身体已经做好了战斗或逃跑的准备。

这一切发生得如此迅速，以至于感觉系统都还没有感知到，这意味着在我们的视觉皮层有机会处理正在发生的事情之前，级联反应就已经开始了。

在肾上腺素激增后不久，战斗或逃跑反应的第二步就启动了，释放出应激激素皮质醇，使血压、血糖升高，抑制免疫系统，在面临持续的危险时，它能有效地抑制应激反应。只有在感知到威胁减弱时，应激激素的释放才会停止，与此同时身体会立即释放神经递

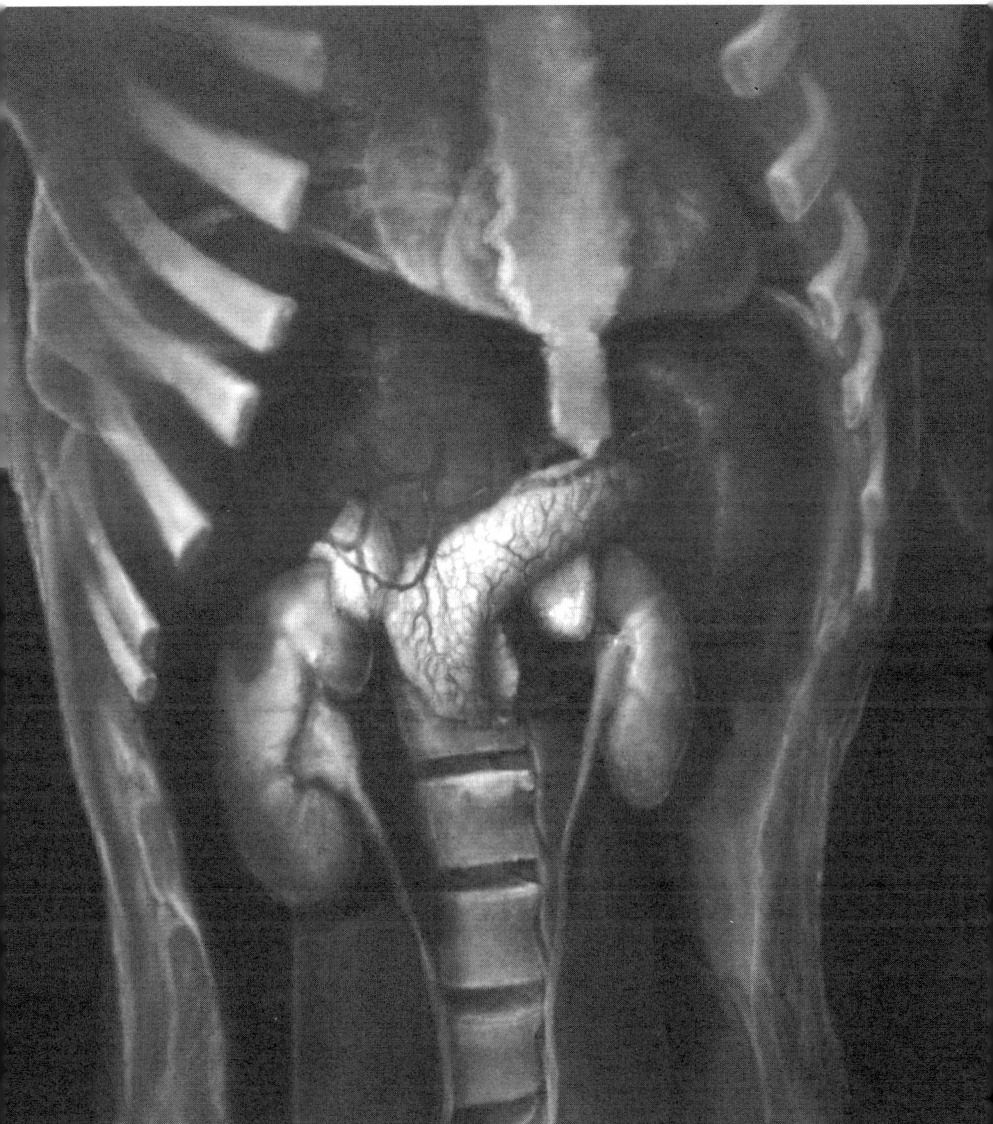

第 239 页图：由人体扫描数据重建的内分泌腺的三维可视化图像。位于肾脏上方的肾上腺具有重要的内分泌功能。

下图：在偏振光显微镜下获得的乙酰胆碱晶体图像。乙酰胆碱是一种神经递质，在传递肌肉-神经接头冲动的过程中起着重要作用。

质乙酰胆碱，激活被称为休息和消化反应的平行反应，以保持人体内部的平衡，防止应激反应失控。

战斗或逃跑反应系统的效率和速度令人难以置信，但这也意味着它很容易发出不真实的警报，因此，在威胁很小甚至没有威胁的情况下，我们也很容易受到战斗或逃跑反应的影响。要辨别这些虚假警报，需要脑中的另一个部分，即前额叶皮层参与。前额叶皮层能够产生有意识的思维模式，判断情况是否存在威胁，控制我们的逃跑本能，减少恐慌。

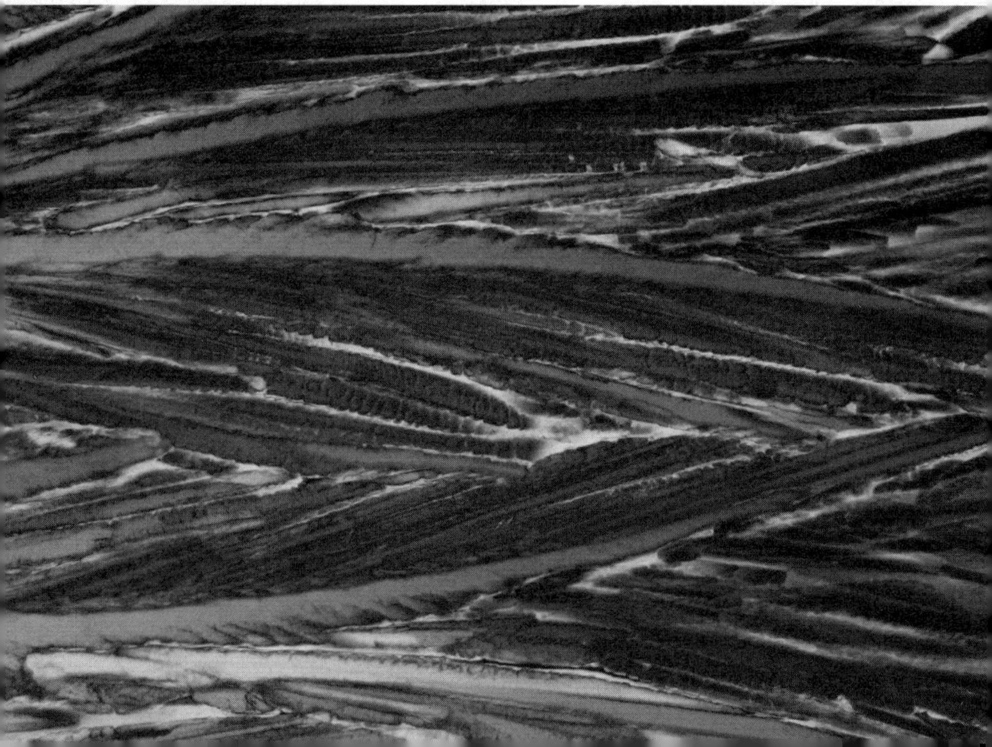

无论按照何种标准，我们对人脑的理解程度都已经算是非凡的了，以至于我们误认为自己已经完全理解人脑了。实际上，在某些方面，人们测量脑部活动的手段仍然不成熟。使用巨型磁铁，科学家可以非常精确地测量空间上血液在脑中的流动状况，但对时间上的流动状况无法测量。科学家可以告诉你，脑中的哪个部分正在获得更多的血液，但他们不能精确到脑中回路工作的毫秒级。你可以用头皮电极（脑电图检查中使用）精确地测量人脑在某段时间内的电活动，但不能在空间上测量。这些电极能够告诉你脑部电活动是否存在，但无法非常精确地定位其发生在脑中的哪个部位。如果你在神经外科手术中或动物身上使用精细的电极，你可以精准地定位，获知正在被激活的是哪个具体的神经元。但毫无疑问，这些技术还没有在健康志愿者中普遍使用。

因此，我们对人脑的理解来自动物研究和影像学，更主要的是通过研究脑部缺陷患者获得的。如果一个中风或脑部有缺陷的患者的脑部某一部位出现问题，那么这个部位通常应该发挥哪些功能的结论就会非常清晰。我们在这些方面取得了令人瞩目的进展。但是，近来神经科学的许多研究都是在实验室中论证证据，这些证据几乎是所有曾经有过类似生活经历的人都能从经验上知道的。例如，大多数人都知道，恋爱时的感受和担心时的感受是不同的，于是我们预测，在这两种状态下，脑部不同区域的活动可能看起来相当不同。现在，神经科学家也确实证明了这一点，但这充其量只是说明了这个问题。证明意识与物质的关联，感觉就像用华丽的词汇重新描述某个已知的事物。有一种说法是，当你看到你想要的东西时，你的基底神经节的腹侧纹状体就会亮起来，但这与我们在大热天想

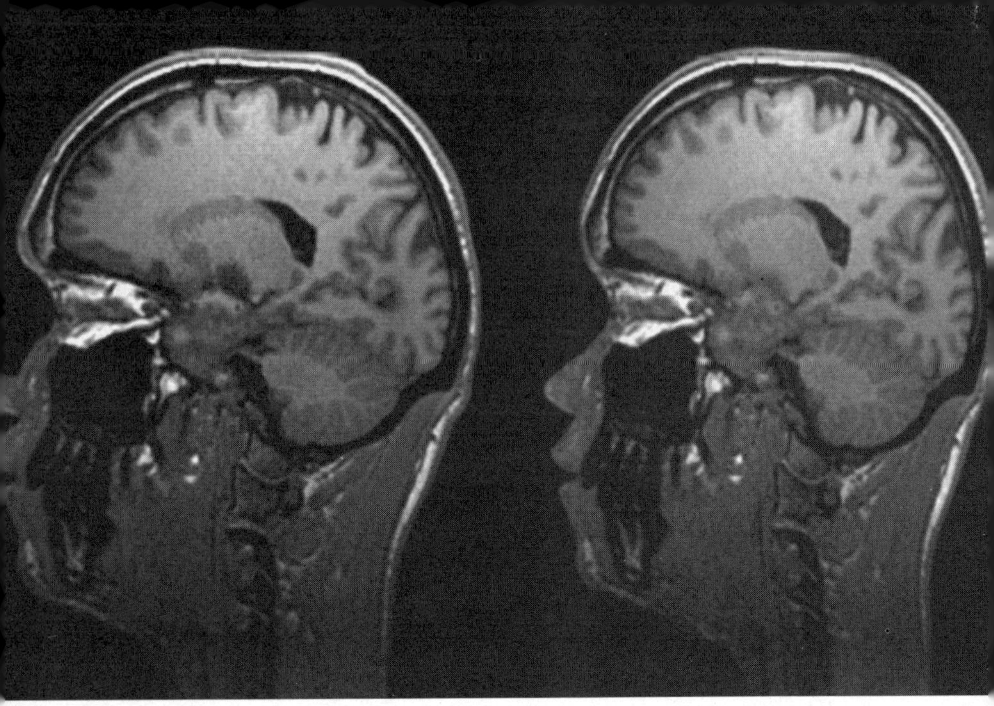

磁共振脑部扫描图像显示出两性在嫉妒方面的差异。左边是男性的反应，右边是女性的反应（二者叠加在同一个脑部扫描的模板）。研究表明，男性与女性的杏仁核（控制恐惧和攻击性）和下丘脑（控制性欲）的激活方式不同。

喝杯冰啤酒的体验一样，并没有什么更新的发现。

由此我猜测，前往斯德哥尔摩的卡罗林斯卡学院会见神经心理学家弗雷德里克·阿斯博士的收获并不会很多。他主要研究恐惧以及脑部对恐惧刺激的反应。神经解剖学从我记忆中消失的速度比我在医学院学到的知识消失的速度还快，但我希望他能提到杏仁核，或许还会提到一些我从未听过的脑部深部区域的结构。我本不指望他能改变我对脑部及其起源的看法，但他的确做到了。

我们将用到磁共振成像扫描仪，它有

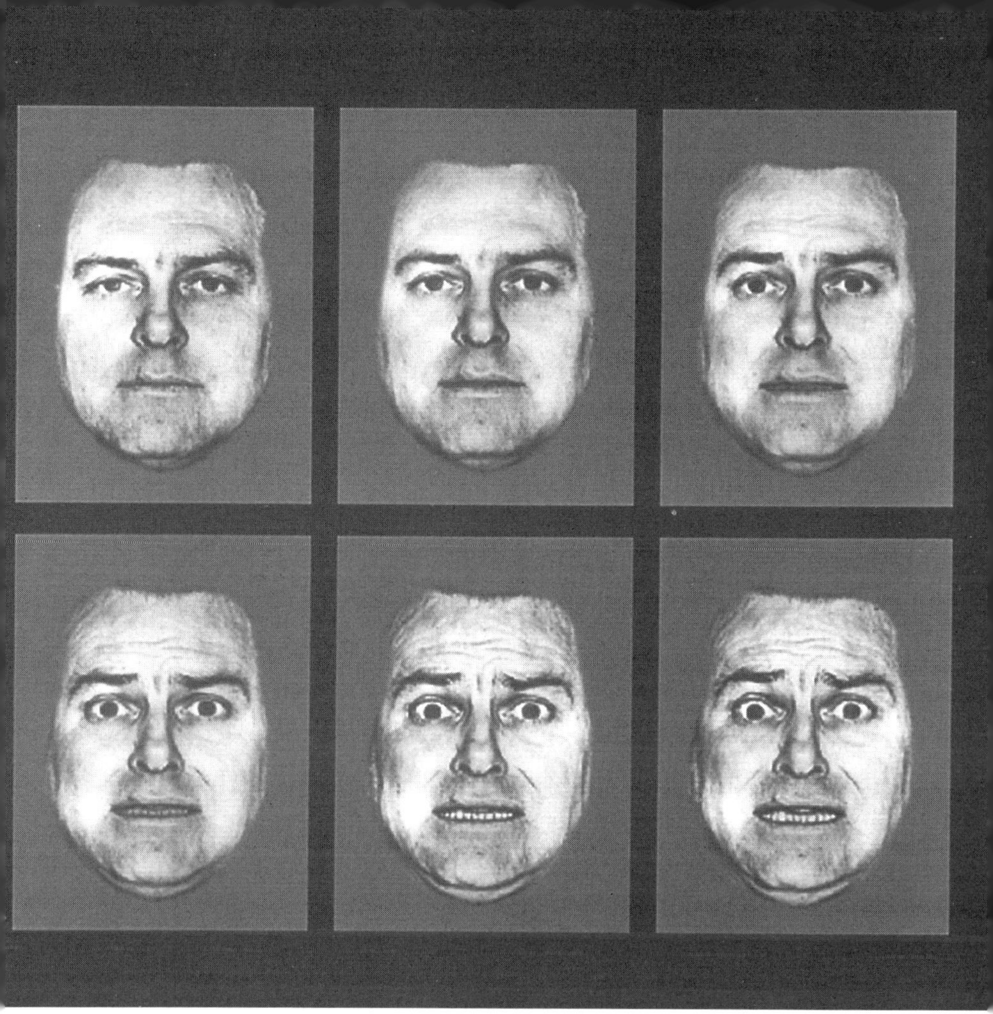

6 张同一男性面部表情的照片，显示了他在表达恐惧方面的进程。左上角的照片显示的是正常的面部表情；下面一行中间的照片显示的是典型的恐惧表情。从左上角开始，恐惧逐渐增加了 25%（上中图）、50%（上右图）和 75%（下左图）。右下角显示的是超出典型恐惧表情 25% 的恐惧加剧的表情。这些照片在一项研究中被用来测试脑部左侧杏仁核对恐惧表情的反应。随着表情中恐惧成分的增加，杏仁核表现出更活跃的活动，这表明脑部的这一区域对面部恐惧进行了识别并做出了反应。

一个巨大的磁管。它究竟是如何扫描脑部的？用简单的几句话可能解释不清。它利用足够强大的磁铁，激发脑中的水分子发出射电信号，再通过检测这些信号，判断脑中的每个部分有多少水，这样就能识别脑部的结构，也可以量化血液流量。这并不简单。

我被塞进“磁铁”里，头一动不动地被夹着，做着与弗雷德里克给许多志愿者做过的一样的测试。他们给我看了一系列蛇和蘑菇的图片，同时反复扫描我的脑部，观察血液流向不同区域的变化。我不害怕蛇，但我的脑部反应可以与那些害怕蛇的人进行比较，看看我的反应与他们的有何不同。为什么是蘑菇？因为当你给一个人看任何事物的图片时，他的脑部都会亮起来，所以弗雷德里克需要给受试者看一些其他的图片作为实验对照，从而减少噪声数据。在某些方面，蘑菇就像树林里的蛇一样，有时有毒，但至关重要的是，它们曾被用作心理学研究的对照，能让弗雷德里克确保两组志愿者对非恐怖的视觉刺激做出正常反应。

我仔细地看着这些蛇的图片，努力不让自己在扫描仪温暖的环境中打瞌睡。当我出来时，弗雷德里克给我看了几十张脑部的合成图像，这些图像都是经过同样的测试得到的。是的，杏仁核会发光。杏仁核被普遍认为是从 2 亿多年前进化而来的。它与情感的处理密切相关，尤其是对恐惧的处理。它虽古老但运转迅速。瑞典乌普萨拉大学的两名科学家进行了一系列经典实验，结果表明，恐惧的产生并不需要刻意地识别恐惧刺激。科学家们通过迅速地向恐惧症受试者展示蛇或蜘蛛的图片，使恐惧无法被有意识地处理，尽管如此，他们还是能够测量到受试者的恐惧反应。当你感到害怕时，首先发生的事情就是你开始出汗——这就是测谎仪测试的原理。

毋庸置疑，当你给非恐惧症受试者看蛇的图片时，你会发现他们脑部的前额皮质在杏仁核之后也亮了起来。前额皮质有很多不同的功能，大约占大脑表面积的 1/3。它最著名的功能是认知和情绪控制。弗雷德里克在这里把它描述为“骑手”。你可以把前额皮质想象成骑马者，把杏仁核想象成马，有时马会受到惊吓，但此时骑手仍然能够控制马。

以上内容并不仅仅是解剖学上的描述，它还向我们展示了脑中两个不同区域之间的交流，从中我们也看到了科学家进行科学探求的勇气。脑中原始的、古老的部分被更复杂的、更高级的中枢覆盖，这是人类独有的——其他动物没有如此发达的前额皮质。意识到这些后，弗雷德里克推动了一场更深入的讨论，这场讨论涉及人脑的进化和功能及其在整个人体系统中的作用。“高级人脑的大部分是抑制性的，它已经能够抑制低级人脑的简单反应了。两者对提高反应速度都有着巨大的作用，但随着人类的进化，更强的控制能力变得越来越重要。”

恐惧的调节就是一个很好的例子。与恶心、凝血、免疫力一样，几乎所有的身体反应和情绪都遵守适度原则，过多或过少的恐惧都有害。和所有这些进程一样，有一些古老的系统被新近的人类适应性进程精细地调控着。

从进化的视角来理解，弗雷德里克的团队所描绘的系统是有意义的。一个古老的快速反应系统与后来添加的独立模块共同参与了对人类恐惧的精细调控。与我们生理上的其他诸多方面一样，我们的恐惧反应似乎与现代世界格格不入。在大多数情况下，它们没有得到充分利用。从我们感到害怕的那一刻到脑中的杏仁核做出完美的应答，数月已过。这也许可以用免疫系统类比。正如缺乏刺激的免疫系统可能导致人们患免疫性疾病一样，未受刺激或受刺激不够的恐惧系统也可能导致恐惧症。纵观地球生命的历史，可能大多数雄性脊椎动物没有留下后代，而勇敢在一定程度上是增加留下后代机会的好方法。毕竟，在进化过程中，为配偶而战死相当于完全不战，无论采取哪种方式，你都无法留下基因。

埃里克·坎德尔因研究记忆是如何存储的而获得2000年诺贝尔医学奖。在他的《神经科学原理》一书中，只有小部分内容是关于脑部进化的，这也说明科学家们对脑部进化方式的认识还远远不够。在与弗雷德里克一起度过的12小时里，他向我阐述了一个组织原则，并将其与远古和现代人类的行为联系起来，为我提供了一种新的理解自己脑部的方式，他还指出了脑部如何与身体的其他部分产生联系。

寻求刺激

令人意想不到的是，我们可能非常喜欢恐惧感！现代世界提供了无数方法，让人们能够从恐惧中找到快乐。无论是恐怖电影、过山车还是蹦极，消费市场随时随地在向人们“兜售”恐惧，而人们也非常愿意为此买单，这又是为什么呢？

现代人喜欢寻求刺激的做法实际上深深根植于人类的进化历

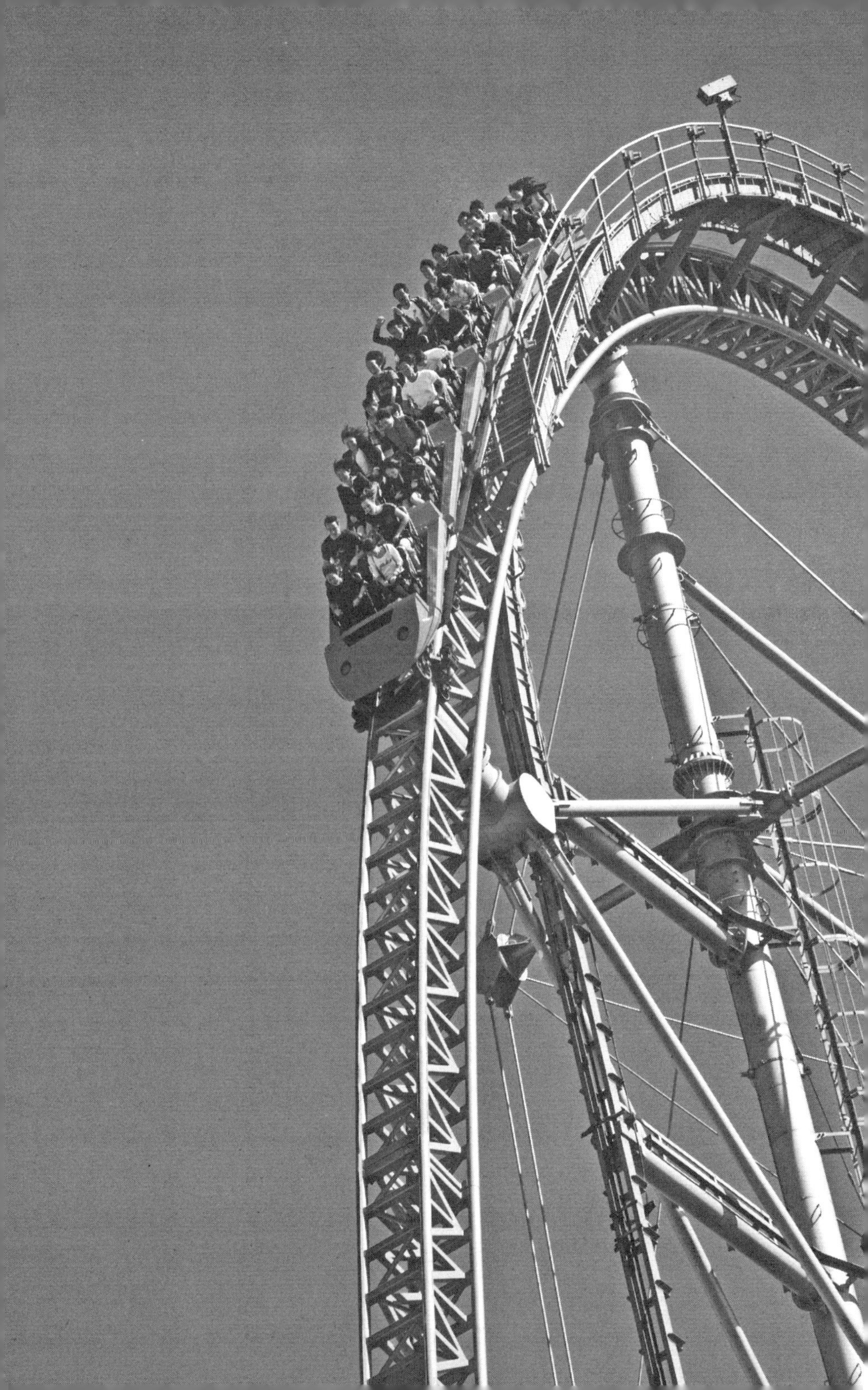

第 247 页图：过山车俯冲的刺激瞬间。

史。这是一种生存本能，在我们感到兴奋的时候，这种本能被用来取乐。在狩猎采集时代，这种来自经历大型狩猎风险后的奖赏在进化上是有意义的，因为狩猎成功有利于生存。

今天，我们可能不会为了养活村子里的人而猎杀一头野牛，但当我们坐上过山车或观看恐怖电影时，我们的体内会产生与远古时代人们捕杀野牛时同样的反应。当我们处于一种可怕的情况中，但又意识到它不会马上变成致命的危险时，体内会释放出让自己感觉良好的化学物质，如血清素和催产素，这些物质经由脑部进入血液循环系统。这是对冒险和生存的一种奖励，一种神经学上的鼓励。随着时间的推移，它将帮助我们作为一个狩猎物种发展出更好的适应行为。

通过强化成功的行为，这种对恐惧的反直觉反应使我们更有可能生存下来，这样做似乎会导致与寻求刺激相关的基因被选择出来。进化的选择是盲目的，但如果在寻求刺激的情况下，某些基因的存活率增加了，那么它出现的频率就会提高。最近的研究表明，即使在今天，寻求刺激的倾向似乎也蕴藏在我们的基因中。对有些人来说，这一点表现得淋漓尽致，对危险的沉迷确实把他们推向了危险的边缘。但对大多数人来说，利用合理的冲动把自己推入可控的危险是令人兴奋的事情之一，也是真实生活的一部分。

恶心的因素

恐惧能让我们与感知到的威胁保持一定距离，从而远离危险。在自然选择和进化过程中，控制恐惧和下调肾上腺素激增幅度的能力影响着人类的头脑，最终影响人类的行为。

此外，还有另一种情绪反应对人类生存至关重要，它是在我们生命最初的几个月里形成的，然后伴随我们一生。这种情绪使我们能够远离腐败食物或变质水的威胁。这一威胁我们肉眼看不见，但能通过一种叫作恶心的反应意识到它的存在。

瓦莱丽·柯蒂斯教授著有《不要看，不要摸，不要吃：厌恶背后的科学》一书。这本书通过不同寻常的人类经验描述了一次迷人的旅行。该书的作者是一位公认的专家，书的内容涵盖了包括食物在内的众多与人类息息相关的方面。我想它会卖得非常好，因为那些对科学和身体好奇的人一定会喜欢这本书。瓦莱丽却说："卖得一点也不好。我应该是所有人当中最应该知道这一点的，因为这个话题会让人们反感。"她在一个午后说出了这番话。下面这一切的发生使得这个话题变得极其有趣。

周日，克里斯和我邀请瓦莱丽来吃一顿恶心的食物。我们的理由是我们可以毫无顾忌地在她面前呈现恶心的东西。当然，在我们感到恶心的时候，探索恶心的价值会变得更有趣。事实证明，找到一个人并且为她提供并不那么好吃的午餐是一件相当容易的事。瓦莱丽到来的时候，桌上已经摆好了食物，餐盘中有以下东西：羊脑、羊眼球、牛睾丸、一个烤猪头、几种不同的干昆虫和蛆、臭鸡蛋，还有一个又大又臭的勃艮第奶酪。为了安全，大部分食物被水煮过，

克里斯在吃带有蜜蜂幼虫的蜂巢。

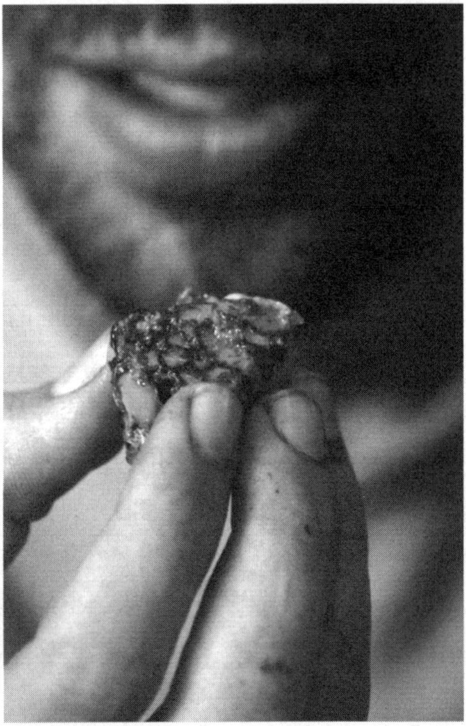

没有加调味料或酱料，然后被直接倒进碗里。厨房里很潮湿并且弥漫着硫黄味。大多数碗里的东西是灰色的，被凝结的脂肪和结缔组织包裹着。

克里斯和我吃过各种各样的食物。尽管桌上这些食材都可以食用，但除了在制作过程中确保食材安全外，我们都不想多看它一眼。即使是作为收藏品，它们的外观和气味也都令人不适。

为了娱悦气氛，我们还邀请了其他几个朋友一起用午餐。我们都坐了下来，嗯，开始试着吃吧。第一个挑战是吃羊眼球。看到你的食物正“盯”着你，这真的会令人感到不安。我们的朋友伊曼切了一块，尝了一口。为了不让其他人失望，克里斯也把一块食物塞进了嘴里。羊眼球比壁球略小，但二者的质地大致相同，只是它的背面（视神经）有很大的软骨，而且充满黏液（晶状体）。当克里斯咬了一口之后，他看起来像要吐了。不光是克里斯，我们所有人都一样。大家吃了不同的菜。对于昆虫我还可以接受，但牛睾丸很可怕。真正令人不舒服的事情发生在我切开鞘膜的时候，它的内部布满了起伏的血管，看起来和蠕虫一模一样。虽然这是一种让人不愉快的经历，但它也有令人兴奋的一面。这也许就像大家一起坐过山车一样，我们在这顿饭中表现得亲密无间。在用餐的大部分时间里，我们都紧张地大笑，因为我们都尝试了不同的食物，这些食物看上去可能会让我们生病，但实际上我们并没有因此而生病。

因为食物的外观，或者由食物引起的联想而让人做出非理性的情绪反应，进而放弃整桌营养丰富的食物，这一点是异乎寻常的。我们为什么要这么做？为什么我们对是否恶心有着如此敏锐的感知？

瓦莱丽是这样描述恶心的：

“我们的脑海中回响着祖先的声音，告诉我们要远离传染病和寄生虫。这一声音的出现是有原因的，它引导我们以对基因有益的方式行事，或者更准确地说，以对祖先基因有益的方式行事。”

她所指的祖先非常古老，甚至早于我们的“执行大脑”的进化时间。我们的“执行大脑”与控制包括恐惧在内的许多原始情感的脑区一样，能够吸收理性的争论，考虑各种结果，并从经验和科学中学习。

我极其不喜欢吃看起来像内部充满了蠕虫的牛睾丸，这一点极好地验证了她关于避免感染疾病的核心理论。她列出了一份清单，上面列举了在各种文化中几乎普遍令人反感的事物，所有这些事物都是潜在的感染源：粪便、脏水及受污染的食物，可能引致粪口病；皮肤损伤，可通过皮肤接触传播病原体；生殖器溃疡可能存在性传播疾病的风险；痰、鼻涕和使用过的纸都有令人感染呼吸道疾病的风险。总体来说，患者和人体的分泌物与排泄物（通常是患病期的渗出物、脓液和汗水）可能是多种感染的来源。

有证据表明，我们的恶心系统并不仅仅是进化的产物。即使在今天更卫生的环境中，它似乎也是有效的。那些恶心敏感度较低的人更容易患上传染性疾病。还有一个证据，当人们看到恶心的画面（而不仅仅是令人不安的画面）时，他们的免疫系统会做出反应。

无论是瓦莱丽还是我都不是在建议你歧视患者。但从进化的角度来看，这些反应恰恰具有评判性的成分。恶心一开始是一种本能地引导我们远离变质食物或不干净的水的手段，人类通过这些手段得以建立一个没有疾病横行的社会。人类是高度社会化的，因此我们面临着一个难题：我们必须在高度社会化带来的好处和感染传染病的风险增加之间寻求平衡。

寄生虫、病毒和其他一些疾病会利用人与人之间的亲密接触和人际交往进行传播，因此恶心感在某种程度上可以被认为是避免疾病策略中的一种情绪反应。

恶心是一个非常广泛且有影响力的行为集合，当然，瓦莱丽并不是完全赞同这些行为，而是为它们的存在和持续提供了一个新的、重要的解释。如果没有恶心，我们很难生活在城市里，很难在礼仪上达成一致，也很难阻止欺骗、偷窃和其他形式的社会陋习。道德厌恶对于培养大规模合作的能力至关重要。

吃完这顿恶心的午餐后，我们对彼此都感到有些恶心了，有些人对在其他情况下可能会喜欢的食物也感到恶心。有人把奶酪带回家了，但我不想要。人类能够用自己的想象力追踪可能的感染。它让我们能感知污染和跟踪潜在病原体的传播。尽管这顿饭做得和我吃过的任何一顿饭一样安全，最终我们还是用漂白剂擦洗了厨房。这顿饭的结尾似乎不合逻辑。

实际上，你可能会因为感到恶心而不想和别人共用一个饮水机，那样你就只能口渴着，不能保证健康。在饥饿状态下，你需要扩大食物备选范围。我们的恶心敏感度常常是处于最高水平的，这样我们就不会在每次饿的时候往嘴里塞变质的肉。但是恶心敏感度必须是可以调节的，这样才能让身体在特定的情况下产生适应。具有讽刺意味的是，对恶心的研究恰恰由于其功能的重要性而被忽视，而

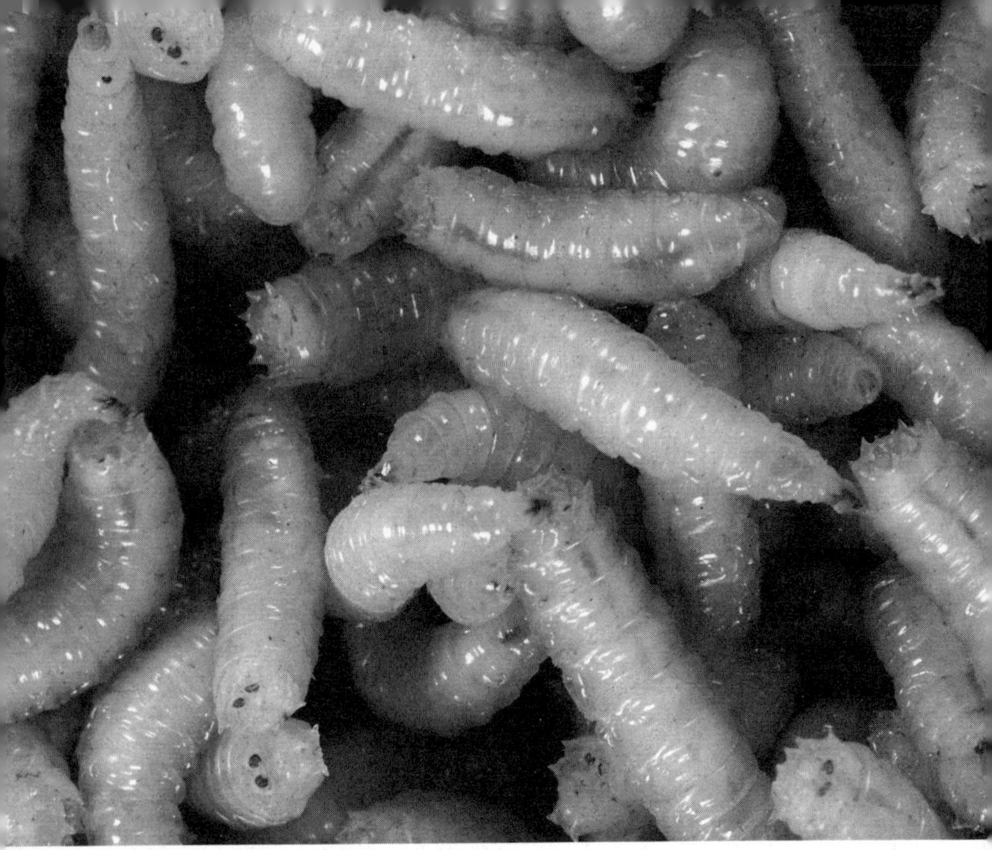

恶心本应是公共卫生和法理学等不同研究领域的一个中心话题。然而，现在几乎没有人喜欢谈论它，恶心成了人们讨厌的话题。

受到攻击

在生物学上没有什么是完美的。尽管人体在不断地努力与威胁及感染保持距离，但是每时每刻每个人的身体都不可避免地会遭受病原体的攻击。在生命中的每一分钟，你都被数以百万计的病原体所包围，你身体上的每一个可能被发现的开口都覆盖着病毒和细菌。

我们的身体是细菌的完美孵化器。人体以维持细胞存活为核心任务的精细平衡环境也为微生物提供了良好的居所。微生物一旦进入体内，就会植根于人体的每一个角落，数小时内就会致命。如果不加控制，人体会被细菌快速分解。

幸运的是，我们有一套非凡的防御系统：眼泪中富含抗菌剂；鼻腔中长有细毛、充满黏液，它们编织出了抗击感染的网，可以抓住微生物并阻止它们进入；耳道中有含酶的蜡状物，能够杀死接触到的病原体。但是，以上防线也并非万无一失，总有病原体可以绕过它们。我们呼吸的每一口空气中也有数以百万计的病原体。这些病原体中最狡猾的是病毒，一种大小为细菌的 1/100 的“杀手”，它偷偷地潜入人体的细胞中，“劫持”细胞内的感受器，以惊人的速度复制自己。人类与病毒的斗争是一部充满了胜利与失败的漫长战争史。现在我们要转向生存故事的下一个主题。

第 256 页图：感染人类免疫缺陷病毒的 T 淋巴细胞的扫描电子显微镜图。T 淋巴细胞表面呈块状，有大量不规则的突起。细胞表面较小的球形结构是人类免疫缺陷病毒颗粒在细胞膜上的出芽。血液中 T 淋巴细胞数量的减少是人类免疫缺陷病毒破坏免疫系统的主要结果。

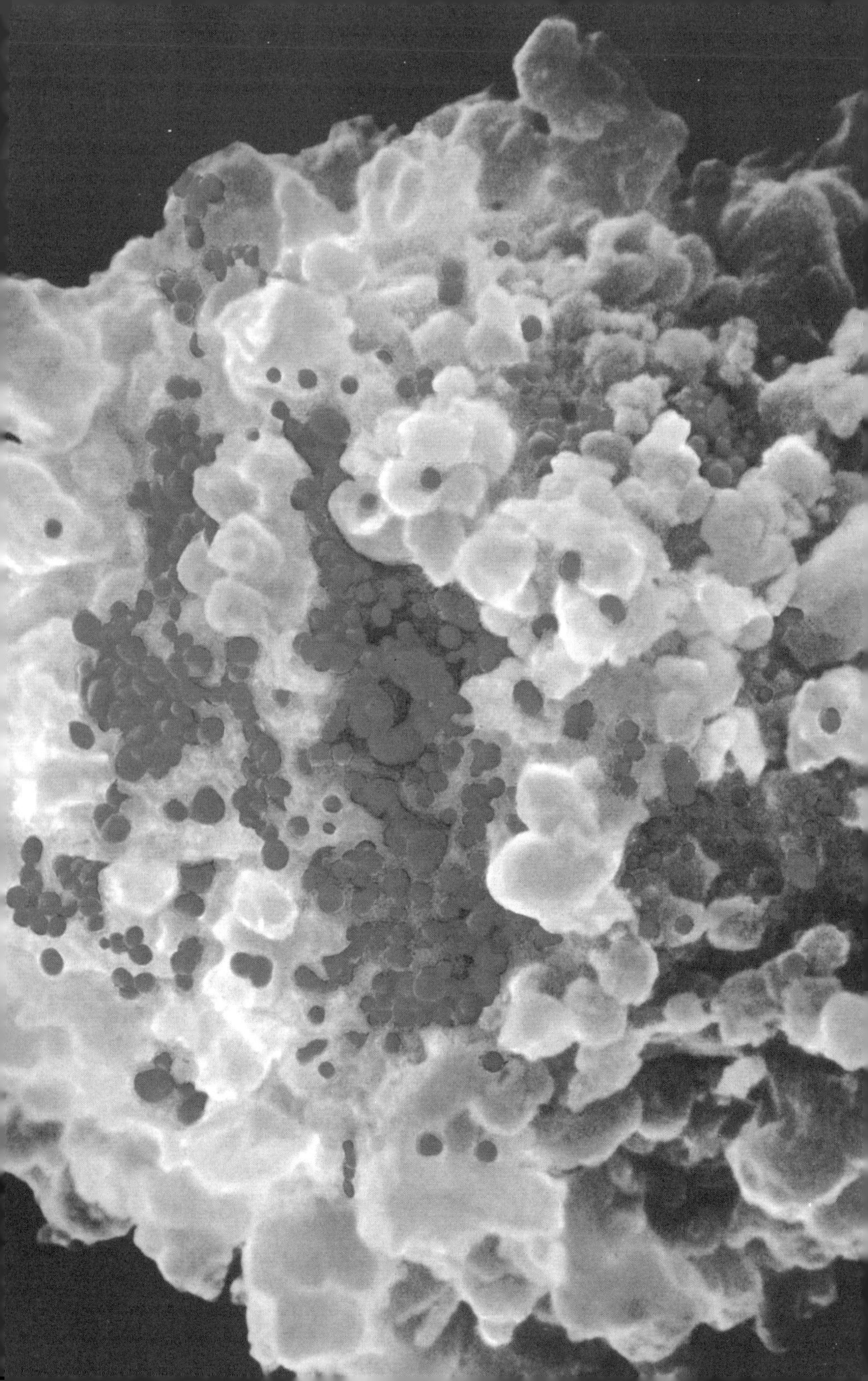

天生的“杀手”：NK 细胞

40 多年前，首例埃博拉病毒感染病例出现。这一疫情暴发的次数相对较少，但其死亡率之高令人难以置信——有些地方的死亡率竟高达 90%。这种病毒本身是一种单链 RNA（大约有 1.9 万个核苷酸），只编码 7 种蛋白质。虽然结构简单，但它的影响是致命的，它被世界卫生组织评为最高级的 4 级病原体。对感染该病毒的人来说，医疗护理效果甚微；即使最高水平的治疗，也无法保证能挽救患者的生命。基于这一点，控制该疫情的主要策略仍然是管控受感染的社区和个人，然而这种做法只比人类在 19 世纪处理流行病的方式稍微先进一点。

在今天，埃博拉病毒仍然是一个令人恐惧的存在，原因很简单，人体的主要防线免疫系统，仍然无法在埃博拉病毒立足于人体之前发现并摧毁它。由于尝试开发一种有效疫苗需要很长时间，人体仍然无力避免埃博拉病毒的强力破坏。（译注：美国食品药品管理局于当地时间 2020 年 10 月 14 日宣布批准了全球首个埃博拉病毒治疗药物：银马泽伯。）对于埃博拉病毒是如何有效避开人体的免疫系统，我们知之甚少，但我们知道，这种无法控制的威胁是罕见的。尽管每天都受到数十亿病毒细胞的攻击，但大多数时候人体的免疫系统足以抵抗病毒的入侵。在未来，为了抗击像感染埃博拉病毒这样的疾病，我们需要对病毒有更详细的了解，也需要了解如何激活免疫细胞。免疫细胞是一种我们刚刚开始认识的非凡细胞，是人体防御系统的核心。

西非中部的沼泽丛林有一种浓密多刺的植物，在这种丛林中打猎会被其刺破裸露的皮肤。我之所以知道这一点，是因为作为一名年轻的医生，我曾去过那里两次，并和当地人一起生活了几个月。在这期间，我们常常去打猎。一次，我们抓到了一只猴子，便立刻在丛林的草地上将它宰杀了，当时，我浑身都是血。自那以后，我便明白了是什么导致艾滋病在全球流行。

艾滋病的起源充斥着谣言、阴谋和荒诞。人们对造成艾滋病病毒传给人类原因的猜测有各种各样的版本。事实上，现在我们几乎能确切地知道它来自哪里。通过比较人类免疫缺陷病毒（引起艾滋病的病毒）和猿类病毒的基因序列，研究人员发现它们之间只有微小的差别，从而最后把病毒来源定位于喀麦隆、中非和刚果边境上的一群黑猩猩。利用同样的基因比较可以计算出病毒跨越物种屏障的大致时间。在 20 世纪早期，一个猎人杀死了一只感染了猿类免疫缺陷病毒的黑猩猩，病毒通过猎人身上的伤口进入了他的身体，这一事件导致了艾滋病大流行，如今已经感染了 6000 多万人，并导致其中超过一半的人死亡。

我被那些黑暗的、烟雾缭绕的森林所吸引，因为它们被认为是世界上最危险疾病的发源地。我的森林之旅丰富了我作为传染病医生和艾滋病科学家的职业生涯。作为医生团队的一员，我主要负责治疗由最危险的 4 类病原体的感染而患病的人。这些疾病具有高度传染性，极其危险，通常无法治愈，其中最著名的是埃博拉病毒。

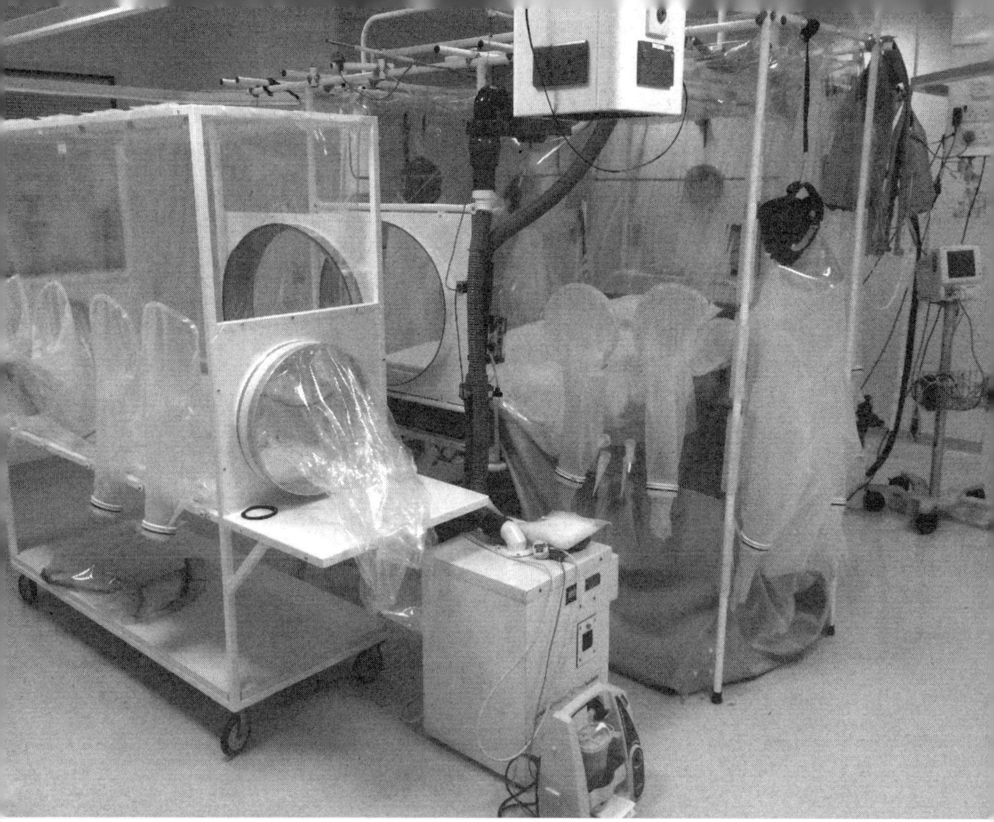

2014年，我度完蜜月刚回来，就收到领导的一封电子邮件，问我是否愿意到英国伦敦皇家自由医院的高级隔离病房轮班，照顾一名护士，这名护士在抗击埃博拉病毒疫情的工作中被感染了。拥有高级隔离病房的英国伦敦皇家自由医院是英国唯一能够对此类重病患者进行高水平治疗的机构，能够同时将患者与临床工作人员完全隔离。患者被安置在一个被称为特雷克斯勒隔离器的特殊帐篷里。帐篷的面料是透明的，在它的

英国的高级隔离病房，用于治疗致命的传染病。

第260页图：埃博拉病毒粒子从感染细胞中萌发的扫描电子显微镜图。埃博拉病毒是一种可怕的病毒，通常是致命的。

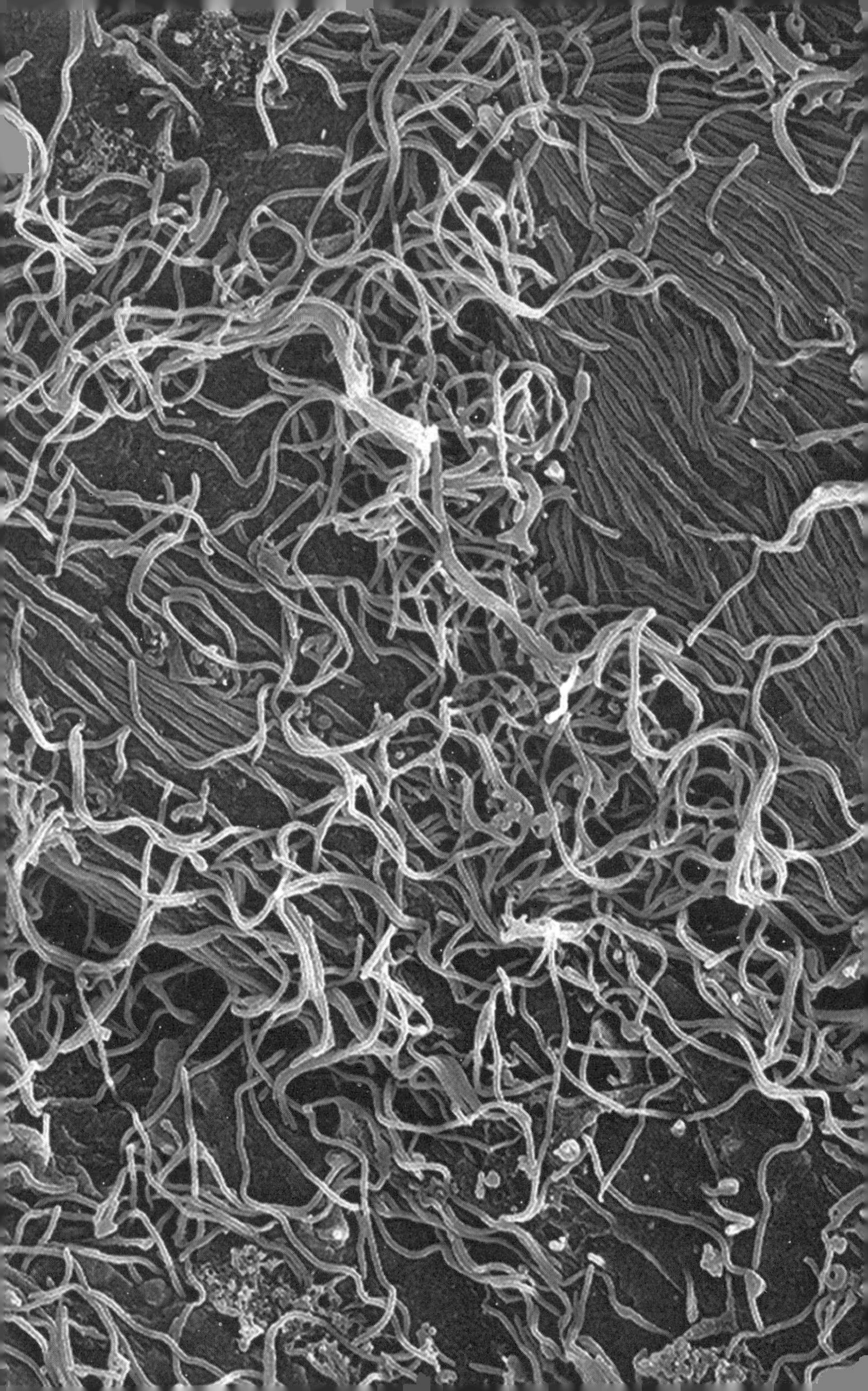

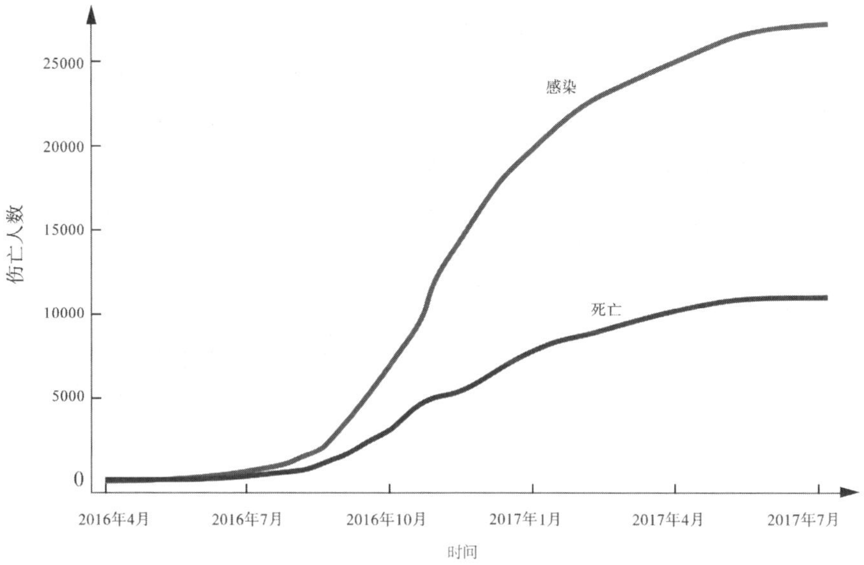

2016 年到 2017 年埃博拉病毒疫情发展情况。

外壁上有一个人体形状的凹陷，这样临床工作人员就可以把自己的整个上半身紧贴在外壁上，无须与患者有任何身体接触，也无须穿防护服。隔离器内部处于负压状态，如果有裂口，空气就会被吸进去，而不是被吹出。帐篷所在的房间里还有一个空气阀门，与医院外部空间相比也处于负压状态，空气只能流入而不能流出。临床工作人员从一个专门通道进入房间，淋浴后再离开。临床工作人员带入房间的所有东西都必须在离开时销毁，所以他们必须穿纸质内衣。

这是一个充满挑战的工作环境，我在帐篷里照顾的患者（一个感染了埃博拉病毒，另一个感染了拉沙病毒）都病得很重。但与我去西非的同事相比，这点工作微不足道。值得注意的是，在传染病医学中，正常人被患者感染的原因很复杂，大多数病原体，无论是病毒、寄生虫还是细菌，在诊所里都很难传播。但埃博拉病毒的情况并非如此，在某次疫情中，超过 500 名医护人员因感染埃博拉病毒而死亡。

埃博拉病毒感染人类的历史也许比其他任何病毒的感染历史更能够被精确地追溯。1976 年 8 月 26 日，在当时被称为扎伊尔（今刚果）的北部，一所小乡村学校的校长一周前外出旅行，回来后就出现了类似疟疾的症状。很快他就呈现出与疟疾显著不同的一系列症状，包括呕吐和腹泻，随后出现内出血和外出血。1976 年 9 月 8 日，在最初的症状出现 14 天后，他在一家教会医院死亡。当时，医护人员们正在这家医院治疗马尔堡病毒感染者，但他们并不知道，他们实际上一直在治疗首批感染埃博拉病毒的人类病例。当疫情开始蔓延时，与该校长有过接触的人都出现了类似症状。在接下来的 26 天，记录了 318 个病例，有 280 人死于这种疾病，病死率超过 88%。此次疫情在扎伊尔和苏丹几乎同时暴发，标志着这种特定类型的病毒性出血热成为人类病原体的源头。虽然不知道为什么会出现这种情况，但我们知道这种病毒最早可能存在于果蝠携带的“病毒库”中。因为研究扎伊尔的疫情，比利时医生彼德·皮奥教授和他的来自安特卫普热带医学研究所的团队将发现的病毒（从一名护士的血液中分离出来的）以附近的埃博拉河命名。选择这个名字是为了将新发现的病毒与最初发现它的城镇分离，但最终它把整个地区与可怕的传染病联系在了一起。

埃博拉病毒出现后，一个由科学家和医生组成的国际团队前往该地区，收集了流行病学数据和病毒样本，以便追溯这一传染病的起源。埃博拉病毒的致命性太强，但它无法在麻疹或艾滋病等人群中持续传播。它潜伏在一个未知的动物种群里，偶尔出现就会导致数百人死亡。以往大多数传染病通过关闭当地医院等基本措施就能避免持续传播，但这次的传染病大有不同，该病毒在西非迅速蔓延，造成了超过 2.5 万人死亡。

最初的几个病例可以追溯至几内亚某个村子的一名 2 岁儿童，该儿童在患病 4 天后死亡，症状包括发烧、黑便和呕吐。在接下来的 4 周里，他的母亲、祖母和姐姐相继去世。

对该村的详细调查追溯到一棵空心树，包括以上病例中的孩童在内的一群孩子过去常在其中玩耍。疫情暴发几个月后这棵树着火了，树一旦着火，寄居其中的蝙蝠就会从树上落下。孩子们在树下玩耍可能会接触到蝙蝠携带的大量病毒。虽然人们认为蝙蝠是传染源，但这些证据在很大程度上是间接性的。到目前为止，还没有人能够从携带病毒的蝙蝠身上获得与疫情中传播的病毒吻合的样本。

与其他疾病相比，埃博拉出血热和艾滋病这两种疾病除了救治与预防会耗费巨大的人力成本，其蔓延速度也异乎寻常。在大量蝙蝠出没的树下，孩子们每天都在玩耍。在非洲西部和中部的森林里，数千年来，人类一直在猎杀野生动物。但是，致命的病毒跨越物种屏障传播是非常罕见的。尽管每时每刻我们都会接触成千上万的病毒，而且在很大程度上这些病毒是科学界未知的，但我们居然能在这些“猛攻”中幸存，确实令人惊奇。

为了了解人体是如何做到这一点的，我去拜访了曼彻斯特大学的丹·戴维斯教授。丹从物理学家转行成为生物学家，在他的研究课题上，他很有天赋并且充满热情。他的研究对象是一种叫作自然杀伤细胞（NK 细胞）的免疫细胞，它们在人体内到处寻找癌细胞和病毒感染细胞。

当一个细胞被病毒感染时，NK 细胞会做一件巧妙的事情：它“取”下病毒的一部分，并将其与自身表面的 MHC（Major Histocompatibility Complex，主要组织相容性复合体）分子相连。比如，被称为细胞毒性 T 细胞的 NK 细胞能识别附着在细胞表面的 MHC 分子上的病毒蛋白碎片，它们就能知道细胞被感染了并杀死病毒。因此，许多病毒进化出一种策略，它们只是简单地将 MHC 分子从细胞表面移除，以防细胞毒性 T 细胞识别出病毒。丹解释说，病毒就像一群罪犯，它们在藏身之处拉上窗帘，这样就没有人能看到它们了。但 NK 细胞已经进化到可以杀死“拉上窗帘”的病毒。

如果 NK 细胞无法从人体细胞表面的 MHC 分子上获得相应的信号，那么它会假设细胞内有“罪犯”（病毒）在活动并摧毁细胞。

在进一步的进化过程中，一些病毒，如巨细胞病毒，已经学会制造假 MHC 分子。这些分子位于细胞表面，可以让 NK 细胞“放心”，就像在窗户上贴出一张全家共同用餐的照片，好让 NK 细胞放心。

丹发现，NK 细胞与神经元的共同点有很多。20 世纪 90 年代，人们注意到 NK 细胞之间会通过持续不断地短暂接触来交换彼此的信息。这些 NK 细胞的表面会形成蛋白质环，通过这些环来传递化学信息。这些环看起来就像神经元之间的突触。丹发

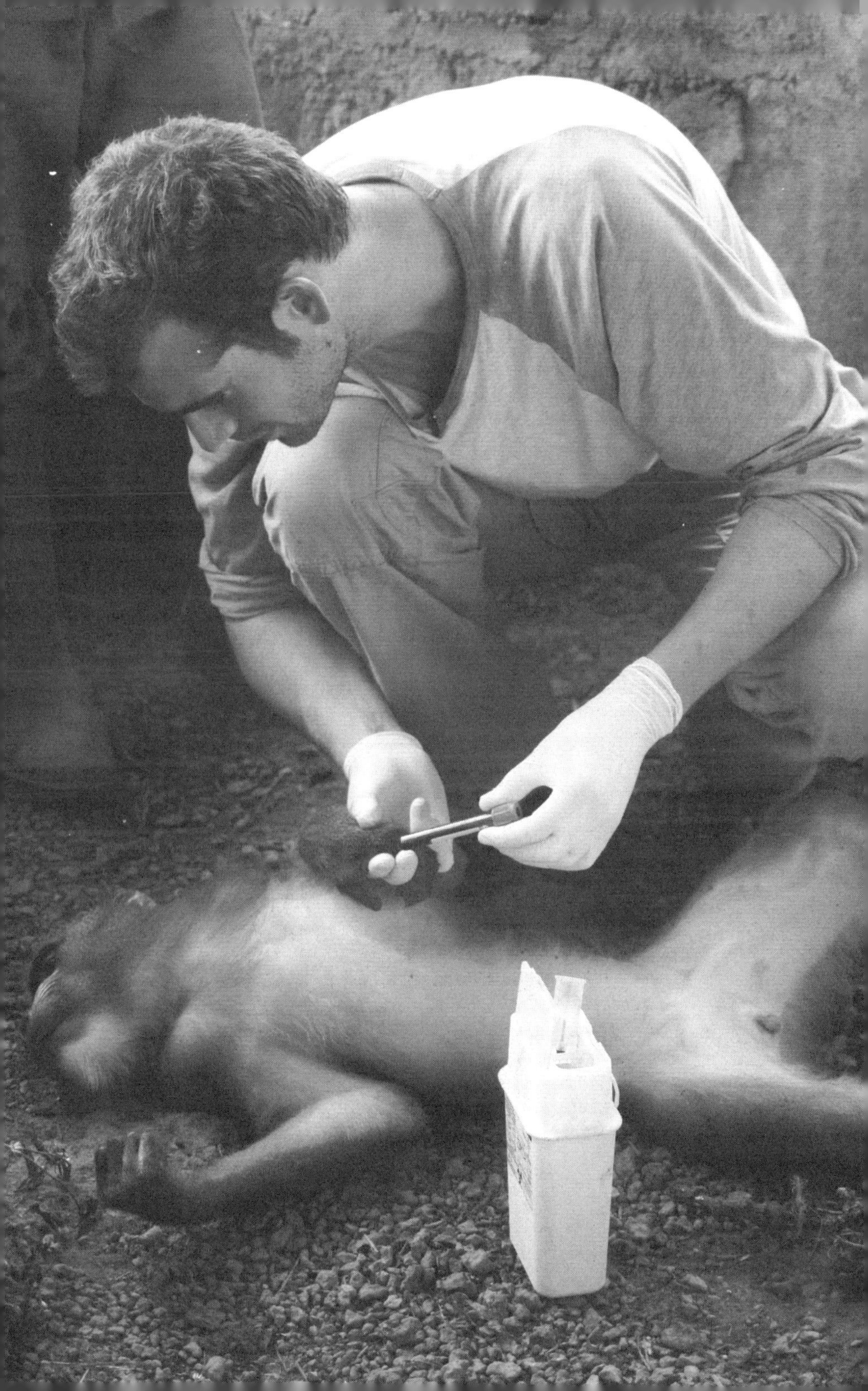

第 265 页图： 克里斯从加蓬的一只年轻雄性山魈身上提取血液样本，检测猴类免疫缺陷病毒。这种病毒与人类免疫缺陷病毒非常相似，可以利用人类免疫缺陷病毒检测的方式对其进行检测。

现，当 NK 细胞接触受感染细胞时，它们会产生相似的环状结构；如果 NK 细胞无法与 MHC 分子进行必要的接触，它们就会向受感染细胞释放高浓度的破坏性化学物质。

丹首先让我看了一段延时录像：一个培养皿中混合有 NK 细胞、受感染和未受感染的细胞，NK 细胞从一个细胞移动到另一个细胞，似乎在亲吻每一个细胞，当遇到一个受感染的细胞时，它会献上一个更持久的、最终致命的“吻”，致使携带病毒的细胞在高浓度破坏性化学物质的攻击下解体。接着他给我看了这些突触形成的图像，这些图像是从受感染细胞的角度进行观测而获得的。观察 NK 细胞时，我们使用的是精密且功能强大的显微镜，其分辨率高于光的衍射极限，简直到了“无视”物理学的地步。NK 细胞的表面聚集着一个可怕的橙色蛋白环，在环的中心有一个孔，就像外星人张开的嘴巴。这是一个高度组织化的动态结构，可以通过精确重组细胞的蛋白质骨架来实现。

病毒就像一群罪犯，它们在藏身之处拉上窗帘，这样就没有人能看到它们了。但

NK 细胞已经进化到可以杀死“拉上窗帘”的病毒。

——丹·戴维斯教授

我们很难知道所有的奇迹从哪里开始。也许对我来说，免疫系统与神经系统类似，也有记忆的，它能够从经验中学习，使用行动快速的细胞间的信号控制不同范围内的反应。就像神经系统一样，它的反应也需要很好的平衡，反应太少人体就会被感染，反应太多人体就会患上自身免疫性疾病。最后，就像神经系统一样，它是模块化的，保留了古老的组成部分，并在进化过程中增加了复杂的层次，以实现更精细的控制。NK 细胞是人体免疫的第一道防线，它们粗糙而狂野，但它们能够激活下一道防线，即适应性免疫系统，该系统能够识别并记住威胁，以便在下次遇到威胁时做出更好的反应。

尽管人体有着不可思议的复杂性，但它从来没能完全战胜病毒。免疫系统和神经系统两者的突触的形成使细胞间的交流变得异常活跃，但这仍是病毒可以利用的一个过程。人类免疫缺陷病毒和其他病毒可能不喜欢在血液中逗留，因为它们很容易受到抗体和白细胞的攻击，它们更希望尽快在细胞之间传播。人类免疫缺陷病毒感染白细胞，并进化，以“劫持”那些本应阻止其进一步蔓延的突触。通过与免疫突触相同的方式修饰细胞骨架，病毒可形成病毒性突触，该突触起着导管的作用，使病毒得以迅速而有效地传播，完全不受细胞外免疫系统的“监管”。

免疫系统与病毒的搏斗一刻都没有停止过。它们之间的平衡状态偶尔也会被打破，但只要我们活着，就说明在病毒感染发生之前免疫系统已经用非凡的力量识别并摧毁了它们。

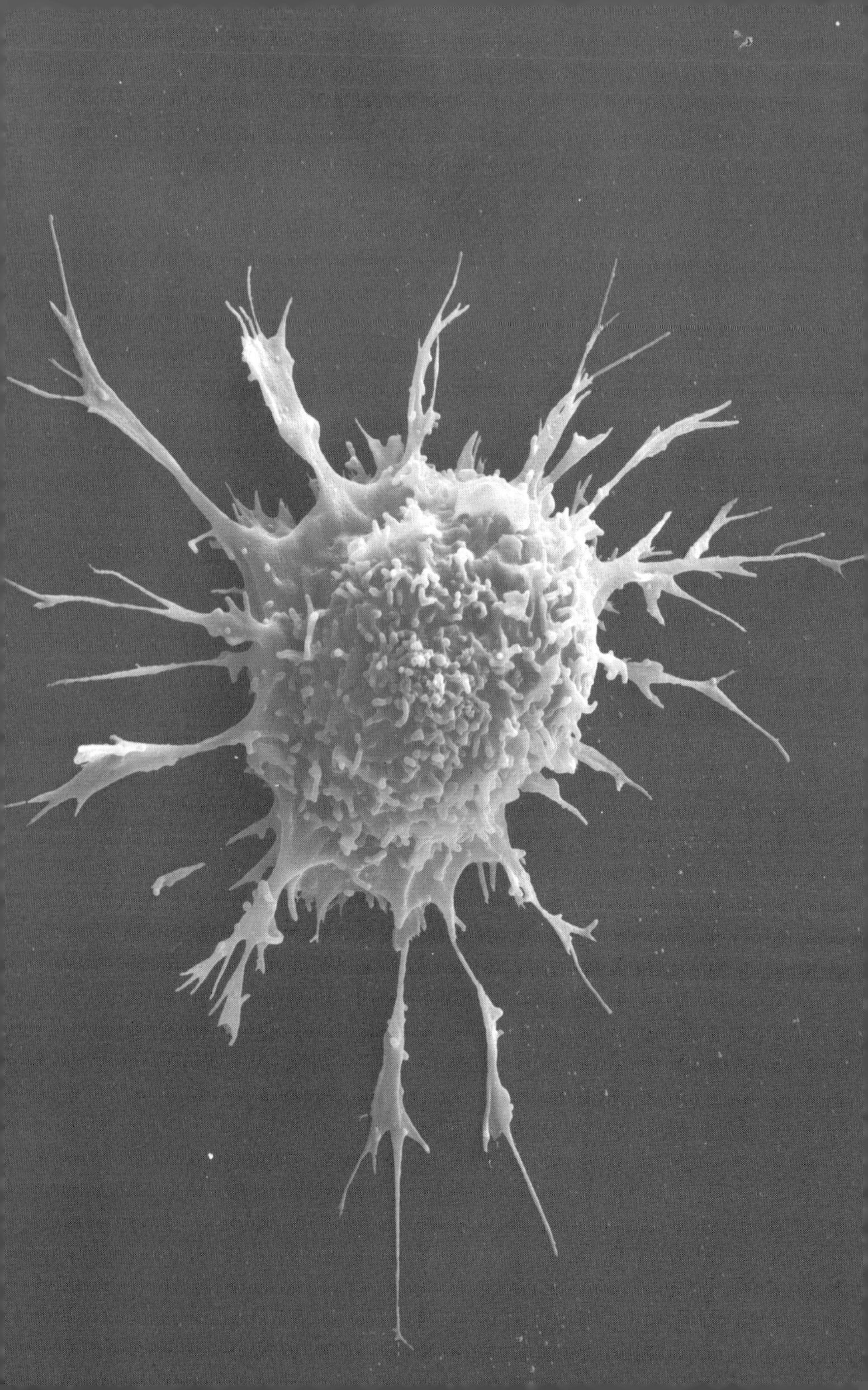

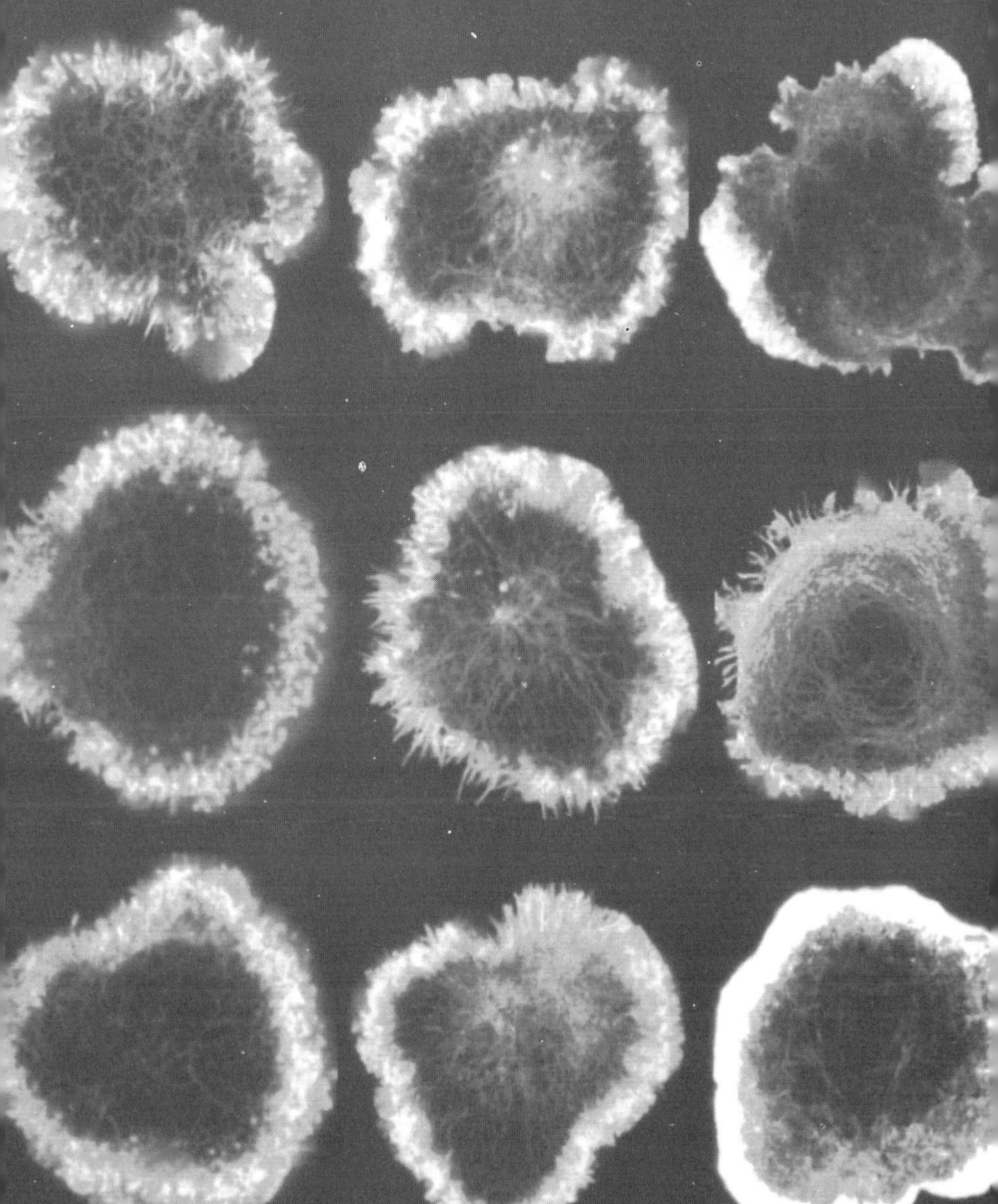

第 268 页图：NK 细胞的扫描电子显微镜图。NK 细胞是一种白细胞，是免疫系统的组成部分。它们能识别被病毒感染的细胞或肿瘤细胞上的某些蛋白质或抗原，并将其摧毁。

第 269 页图：免疫突触肌动蛋白环的超高分辨率光学显微镜照片。你可以通过突触的入口从一个细胞观察到另一个细胞。通过环的嵌入，破坏性化学物质可以以一种具有高度特异性的方式传递，从而集中摧毁细胞。

第 271 页图：NK 细胞与另一个细胞形成一个免疫突触。

这是人体的一个秘密。直到现在，免疫系统检测并摧毁隐藏在人体内病毒那一刻所发生的一切仍然未知。当我们吸气时，肺泡的内膜就成了对抗病原体的主战场。在这里，我们的免疫系统“全副武装”地面对微生物的入侵。

白细胞（如 NK 细胞）永久地驻扎在肺泡的内膜里，检测受感染的外来细胞，其反应速度是能否阻止入侵病原体蔓延的关键因素。在这场战斗中，免疫系统拥有一个精巧的秘密武器——记忆。它是一个由血管和淋巴结组成的复杂系统，负责协调免疫系统对攻击的反应，有专门的白细胞负责提取入侵者的样本，并将其带回淋巴结，在那里已经建立了病原体样本库，其中保存了过去遇到过的入侵者的样本。

如果入侵的病原体被识别出来，就会触发专门针对它的定制抗体，数十亿定制抗体会涌入血液并摧毁入侵者，这是免疫系统最有效的反应方式。它不仅使我们的身体对感染的反应更快，而且这意味着我们一生中遇到的入侵者的威胁越多，我们摧毁病原体的能力就越强。

这就是人们常说的免疫力。

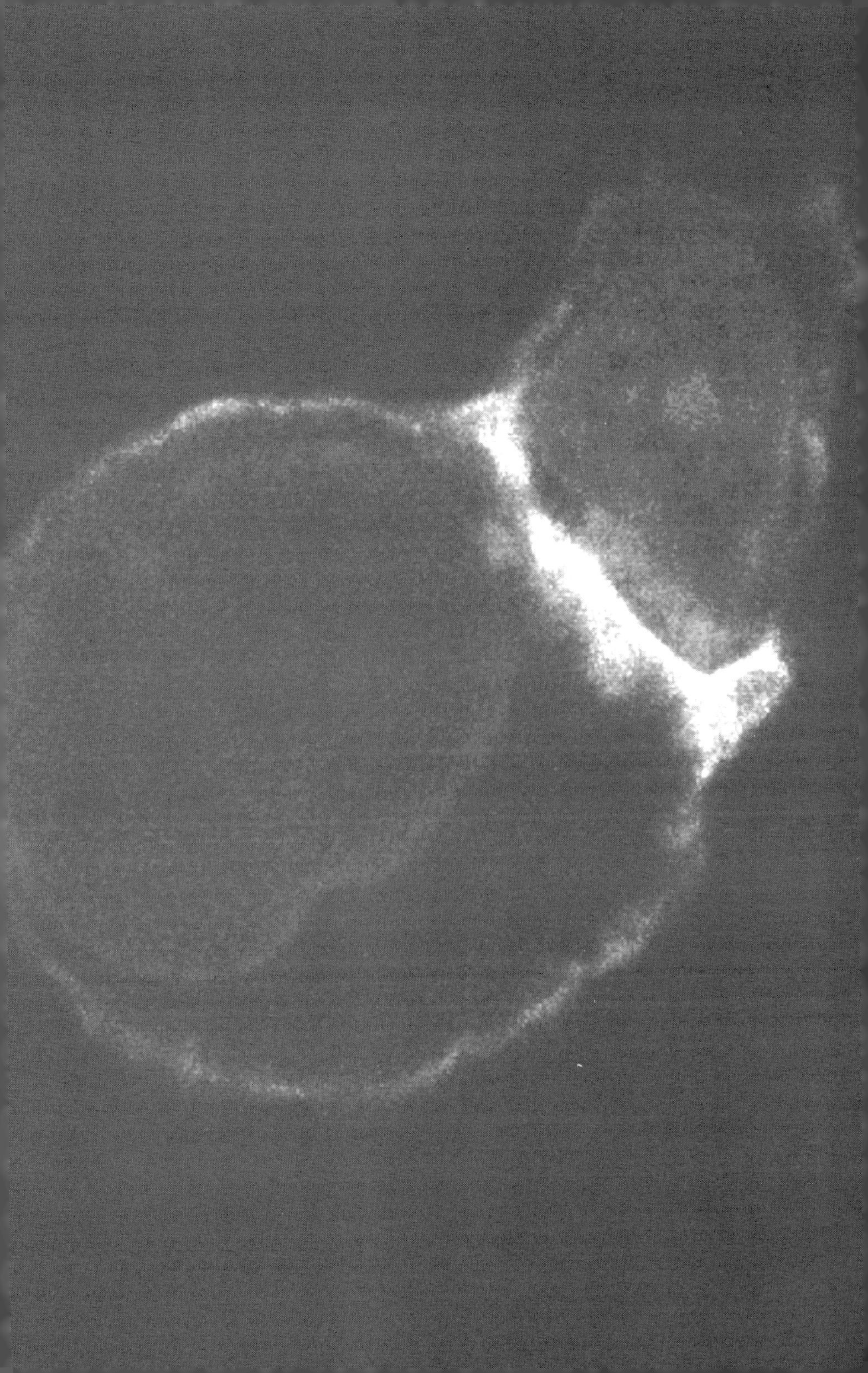

自我修复

正如我们在本章看到的，人体会竭尽全力维持自己的内在平衡，从生命的火花在受精的那一刻迸发开始，它每一天、每一秒都在维持着这种平衡。为了做到这一点，人体进化出了预警系统，试图让我们远离伤害，并开发了一个非常复杂的免疫系统，以抵御甚至最致命的细菌和病毒的威胁。但我们生活在一个无序、危险和不可预测的世界，这意味着无论采取多少预防措施，我们还是有可能受伤，好在我们已经具备了应对身体受伤的非凡能力。

像所有的专业舞者一样，凯特·伯恩是一位“魔术大师”。从外表来看，她似乎就是宁静和优雅的化身，她在地板起舞，轻松自如。这缘于她多年的努力和奉献。然而，在她平静的外表下，隐藏着一个灰暗而惨痛的秘密，一个她分享给每一位舞者的秘密，那就是要到达艺术巅峰必须艰辛付出。

芭蕾是美与残忍的结合。我的脚趾断了，每当我的脚碰到地板时，疼痛都会直接穿过我的腿，我能感觉到我所有的关节都在疼，疼痛从我的臀部一直延伸到肩膀，再到脖子……太痛苦了！

——凯特·伯恩

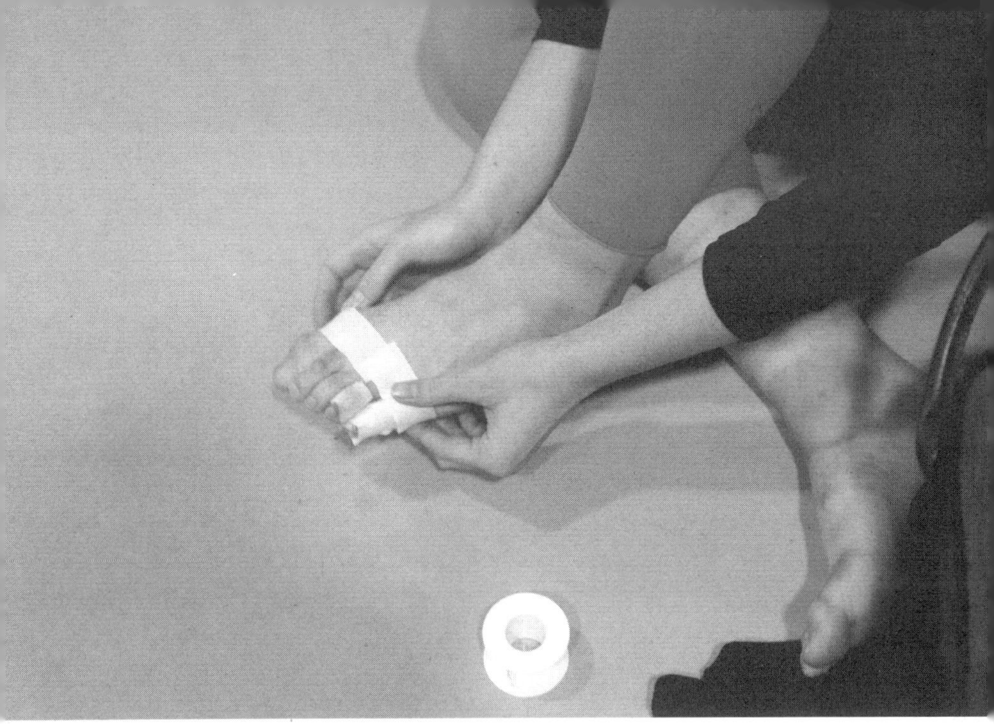

第 273 与 274 页图：芭蕾舞演员在芭蕾舞彩排前的准备工作。每一个芭蕾舞演员的脚每天都在遭受各种摧残和破坏。

在任何一双芭蕾舞鞋的光鲜外表下，你看到的都不会是美丽的风景。每个舞者的脚看起来都像在与地板进行自由搏击，而不是在轻抚地板，因为它们每天都在遭受摧残，舞者为此需要持续接受治疗。专业芭蕾舞演员要延长职业生涯并走向成功，必须依靠贴膏药、冰浴，更严重的甚至需要长期理疗和医疗支持。但是无论我们做什么来治疗表面上的伤害，都比不上人体惊人的再生机制的力量，它持续地保护着我们。

每一次我们的身体受伤，从很小的擦伤到很深的伤口，在受伤处都会出现一种不

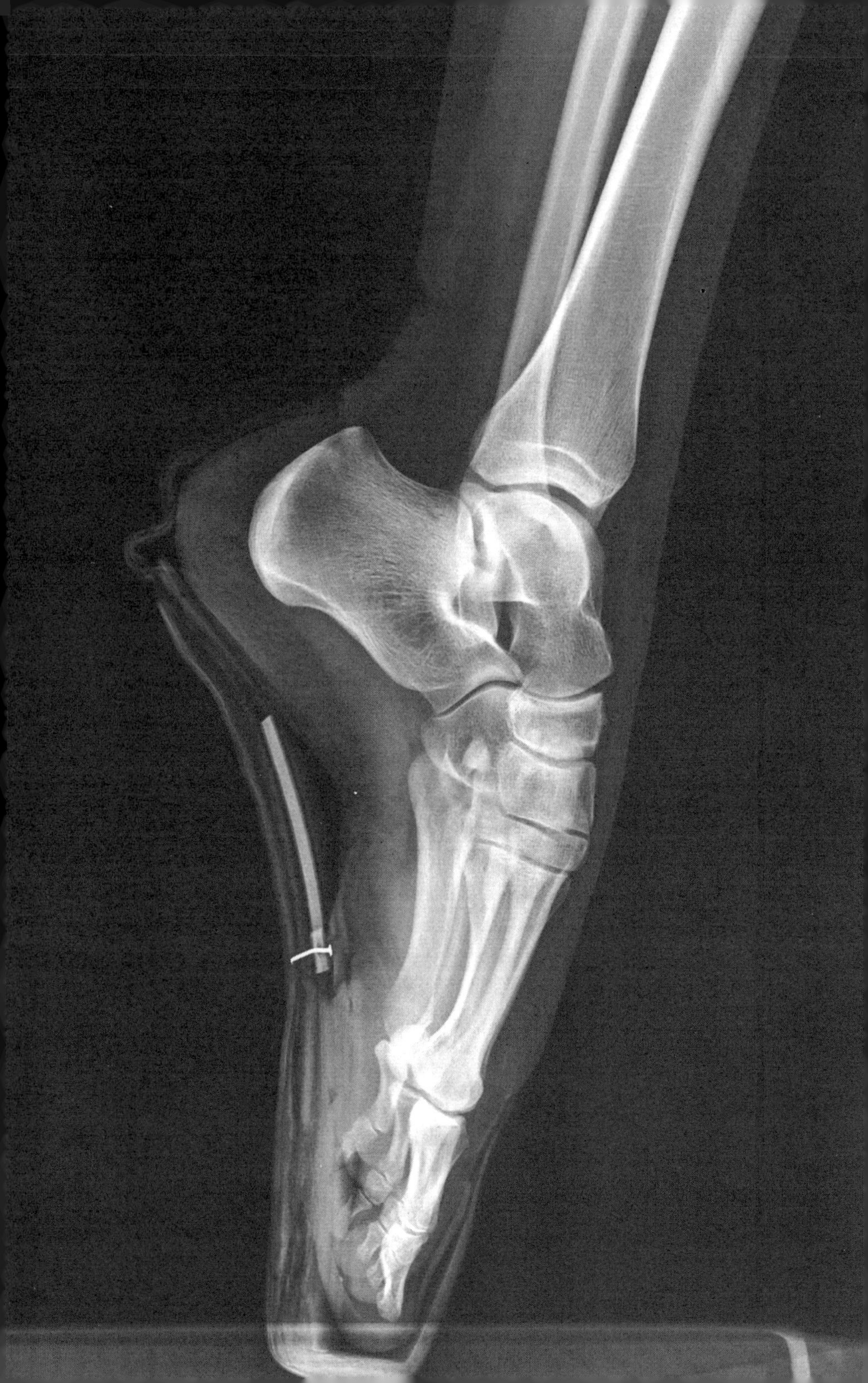

同寻常的协调反应，以防止损伤进一步加深或感染，并最终修复该区域。

以芭蕾舞女演员的脚趾流血为例，在一天的高强度练习后，她受伤了，我们看看音乐停止后会发生什么。伤口愈合的过程分为4个关键阶段：止血（凝血）、炎症、组织修复和组织重建。

首先是快速止血反应。为了维持内部的平衡，人体迫切需要在受伤后几秒内就做出反应。即使是极少量的出血也必须迅速制止，否则身体维持自身平衡的能力就会迅速失去控制，这种情况常见于存在凝血障碍的血友病患者。为了防止这种情况发生，芭蕾舞女演员流血脚趾的伤口周围将立即发生下列改变：首先血管收缩以限制血液流向该区域，同时血液中的微小成分，即血小板，开始在伤口周围行使至关重要的黏附功能，从而引发化学级联反应，接着产生由纤维蛋白和血小板组建的网状结构，起到堵塞的作用，以减缓和防止进一步出血。

如果出血的直接危险得到控制，就会进入下一阶段——炎症。在这一阶段，白细胞，尤其是巨噬细胞，会涌入该区域并消灭任何渗入此处的细菌，它们也会移除受损或死亡的细胞，为修复做准备。为了促进这种反应，另一种叫作嗜碱性粒细胞的白细胞会释放组胺到这个区域。这会导致该区域的血管变得更加通透，巨噬细胞会离开血管，直接进入受损组织。组胺还会导致血管扩张，使血液中的血浆渗入周围组织，引起伤口处特有的红肿。

人体的感觉网络也会被创伤激活。皮肤中的神经纤维，即C型神经纤维，会因损伤而变得敏感，并根据损伤的严重程度来控制和调节化学物质的流动，从而产生疼痛的感觉。疼痛是一个我们不

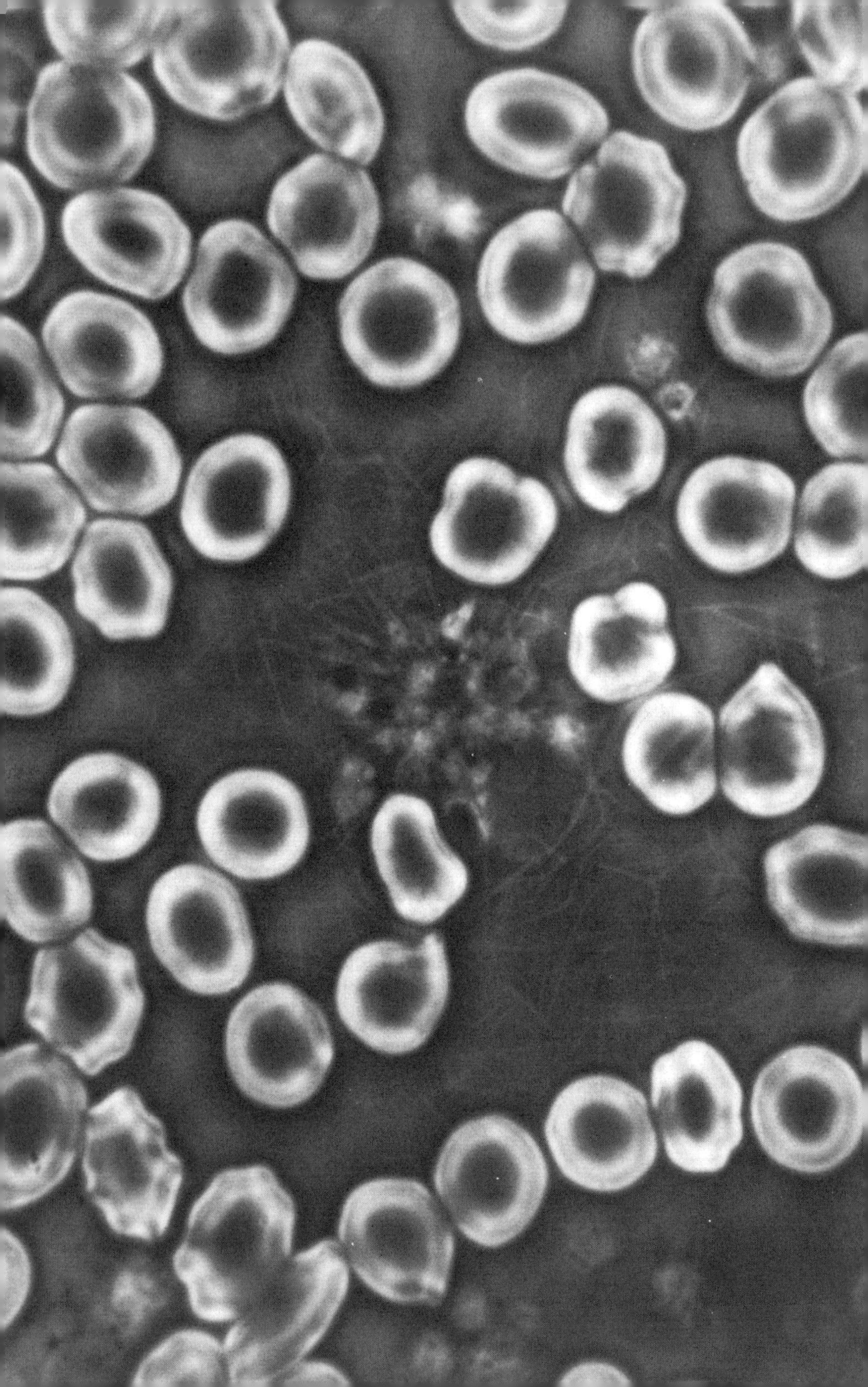

能忽视的警告，它能确保受损区域不会受到进一步的伤害。

第 276 页图：人类凝血涂片的电子显微镜照片，血浆中可见纤维蛋白。

疼痛有什么意义?

当我们的脚趾踢到树桩，或手指被裁纸刀划伤时，疼痛感似乎成了人类进化的残酷游戏。为什么我们不能简单地意识到一种感觉，并理智地知道如何避免它出现，而必须忍受它呢？就像神经学研究经常做的那样，为了理解一种感觉的功能，你需要观察那些没有这种感觉的人。

麻风病是最著名却最不为人所了解的疾病之一。导致人们患这种病的是一种与结核病有关的细菌——麻风分枝杆菌。我几乎可以肯定，正在读这本书的你不会明白这是一种能够导致极端贫困的疾病。

众所周知，麻风病患者受到侵蚀的身体部位是外周组织。在 27 ～ 30℃的环境下，麻风分枝杆菌生长缓慢，会感染皮肤和周围神经组织。由于对这些生长缓慢的细菌的免疫反应是神经受损的主要原因，麻风病是世界上最常见的可治疗的神经病变（神经功能障碍）之一。在今天，每年仍有数十万新病例出现，美国每年也有约 200 个新病例（包括少数与犰狳接触而感染的病例）。

麻风病很少致命，感染的主要后果之一是由于缺乏痛觉而造成的轻微创伤，没有痛觉的组织很快就会被侵蚀。每天你都在不断地做一些细微的动作，以确保你的组织不会死亡或被侵蚀。比如拿出鞋子里的小石头，或者迅速放下烫手的茶杯，这些细微的动作能够保护你免受损伤。我曾在刚果一个叫莫亚姆巴的村庄工作了几个月，当时一名患有严重麻风病的男子被人叫去把家里的炊具从火上移走。由于他感觉不到疼痛，所以他的组织因这种日常的细微损害而被严重破坏。同样，对于不能行动的患者，比如不能自主在病床上翻身的患者，我们发现其褥疮的发展非常迅速，如果治疗不当，很快就可能致命。可见，疼痛能保护你免受伤害。

麻风病也揭示了疼痛的一个奇怪性质。当周围组织麻木时，患者同时会遭受慢性或长期的神经性疼痛。这种疼痛与疼痛刺激无关，而是起源于中枢神经系统、脊柱或脑部。这种疼痛没有生物学功能，人们对它的了解也不多，但通往脑部的神经通路似乎对微弱、无害的刺激更为敏感，这些刺激被解释为疼痛刺激。

脚趾踢到树桩是一种伤害性疼痛刺激，每天我们都可能经历这类情况。这种疼痛分别由两种神经纤维传导，即 A-δ 型神经纤维和 C 型神经纤维。A-δ 型神经纤维向脊髓传递快速信息，C 型神经纤维则传递慢速信息。据推测，这些神经纤维的输入可以被其他感觉输入的激活所打断（如摩擦受伤的脚趾）。这就是“门控理论”，它改变了我们对疼痛的理解。虽然我们现在认为它过于简单，但它推动了大量具有广泛临床意义的研究。

最小的幸存者

今天，我们比以往任何时候都更加详细地了解人体为生存而战的过程。我们已经介绍了年复一年维持内部环境稳态的复杂控制网络，这个网络拥有令人难以想象的细致程度。保护我们的有像恐惧或恶心这样的内置情绪，它们引导我们远离危险；还有一个 24 小时不间断“巡逻执勤”的免疫系统，它负责由内而外重建人体的修复机制。所有这些知识不仅让我们加深了对人体内在运行机制的理解，而且让医学获得了巨大的进步。当人体无法保护自己免受创伤、不适或疾病侵害时，医生可以利用这些知识，以极高的精度和技巧实施治疗。从缝合伤口而不留下疤痕，到腹泻时用一小袋盐代替水，再到现代医学提供的最极端的干预措施（这些干预措施通常是在重症监护室里做的），它们被用于控制人体内所有的稳态机制，包括氧气、二氧化碳、葡萄糖、水等指标，并在病情极其严重的情况下维持这些指标的正常。我们越了解身体生存的机制，就越能在身体脆弱的时候得到帮助。

在伦敦圣托马斯医院的新生儿重症监护病房，这一点体现得最为明显。每一天，这里的团队都利用最前沿的知识来挽救处于生死边缘的微小生命。重病监护病房中监护的是早产 4 个月，也就是怀孕 23 周就出生了的超早产婴儿。在这个生存能力的灰色地带，能否存活是不确定的，许多出生在这个时段的婴儿都无法活下来。但是，尽管这些婴儿在出生时存在不能独立呼吸、没有任何消化食物的能力、心脏发育不全、血管渗漏、贫血、不成熟的免疫系统无法抵抗感染、有大量未成熟的感觉器官等缺陷，但是先进科学技术的采用，使这些婴儿中的一部分可以获得如同子宫一样的环境，在他们能够独立生存之前能对他们进行养育。

如今，我们能够为这些婴儿提供的技术支持的水平仍在不断提高，有时我们很难预测和想象下一步能达到什么水平，但医学研究总是在为人类制造惊喜。

最近，在费城儿童医院的一个科研实验室中，科学家们开发了一个系统。该系统在人工子宫内模拟怀孕母亲体内的环境，使早产的羔羊存活了数周。模拟羊水袋内含有一种与羊水成分相似的混合物，当胎儿被输送进去时，他 / 她就沉浸在数加仑的羊水中。置换胎盘相当于一个连接脐带的心肺机器，它通过提供含氧血液来维持胎儿的存活，并把脱氧血带走。尽管该系统仍处于开发的最初阶段，但它似乎已经具备了一定的功能并且是可行的。希望有朝一日，即使是微小的生命也能通过在这样的“子宫”里多待几周而得到挽救。

这是一项非凡的研究，似乎真的应该出自科幻小说，而不是科学期刊《自然》。这是我们为生存而战的最前沿，这是一场我们每个人每天都在进行的战斗，这更是一场人类共同努力拓展医学研究边界的文明的较量。